何华临证经验集萃

主编 郭健 何华 周生花

U0222544

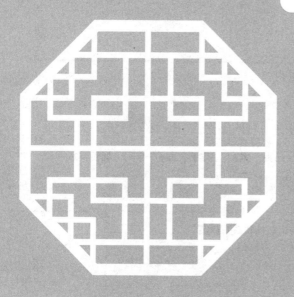

河南科学技术出版社
·郑州·

※河南省卫生健康委员会立项资助项目

图书在版编目（CIP）数据

何华临证经验集萃/ 郭健，何华，周生花主编. —郑州：河南科学技术出版社，2021.11（2023.3重印）

ISBN 978-7-5725-0598-0

Ⅰ.①何…　Ⅱ.①郭…　②何…　③周…　Ⅲ.①中医临床—经验—中国—现代　Ⅳ.①R249.7

中国版本图书馆CIP数据核字（2021）第186342号

出版发行：河南科学技术出版社

　　地址：郑州市郑东新区祥盛街 27 号　　邮编：450016

　　电话：（0371）65788613　65788625

　　网址：www.hnstp.cn

责任编辑：武丹丹

责任校对：董静云

封面设计：张　伟

责任印制：张艳芳

印　　刷：三河市同力彩印有限公司

经　　销：全国新华书店

开　　本：787 mm × 1 092 mm　1/16　印张：16.5　字数：284 千字　插页：2

版　　次：2023 年 3 月第 3 次印刷

定　　价：198.00 元

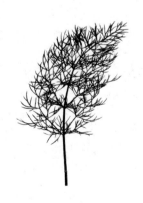

在举国取得抗击新型冠状病毒肺炎初步胜利的时刻，何华教授送来了她的书稿——《何华临证经验集萃》。静心展阅，受益匪浅。今略谈感悟，与读者共飨！

何华是一位从事中医内科临床工作的医生，几十年如一日，勤勤恳恳地为患者服务，踏踏实实地读书做学问，从不张扬，从不浮夸，堪称中医事业的传承者，百姓健康的守护者。

中医内科所包含的内容非常广泛，前人称为"大方脉"科。何华不仅在脑病方面有专业特长，在心血管疾病、脾胃病及杂病方面亦有专攻。她跟随名老中医李鲤教授坐诊多年，深得其经验精髓，对传统名方如保和丸的应用，可谓娴熟有加。余受其启迪，不时应用保和丸治疗内科杂病，疗效如期。这不但是对传统方药的继承、发扬，也是一种"守正创新"的学风。

时光如梭，岁月如河，何华业已到了退休年龄，但她没有从学术上退休，而且还在继续为患者看病。人到了这个年龄，常常会回顾过去的经验与教训，这是人生的转折点，也是继续发挥余热的起点。何华正在这个节点上，筹划着怎样为中医药事业多做贡献，怎样为患者送去更多的健康和快乐。这部书稿正是她对过去几十年临床经验的总结，也是奉献给中医百花园里的一枝奇葩！

她的这本书稿内容丰富，案例翔实，语言简练，立意明确。其中对经方的应用贴切临床，对时方的选用有理有据，对经验的积累有根有源，对杂病的治疗颇有特长。这些经验不但对年轻医生有益，对我们这些老年人也颇有启发。

何华是一位善于学习的医生，希望她在本书出版之后，继续学习经典，继续把脉看病，继续笔耕不辍。希望之后能看到她更为精彩的著作出版。

余虽年逾八旬，但还能在临床上为患者送去一点健康和快乐。特别希望能与年轻人在一起共同探讨学术问题与临床经验。正是基于这种想法，余对何华的著作写了一点感想，目的是互相激励，共同提高，唯此而已。故乐为序！

毛德西

2020 年 6 月 20 日于郑州

我出身于医学世家，1978年考入河南中医学院（现河南中医药大学）中医系（本科五年制），从此跨入了神圣的中医殿堂，与中医结下了不解之缘。在校期间，成绩始终名列前茅，并有幸接受李振华和张磊国医大师等著名中医前辈授课。1983年毕业后，至今工作近40年，始终坚守在中医临床一线岗位，承古纳今，中西合璧，将中医医疗、教学、科研相结合，辨病辨证结合，经方时方结合，在诊治神经内科病、老年病和内科杂病方面积累了丰富的经验。

20世纪90年代我参选了河南省中医管理局"112跨世纪人才工程"培训班，荣获"112跨世纪人才"荣誉称号。2009年我承担了本单位名老中医工作室的创建工作，为更好地传承名老中医学术思想和临床经验，培养高层次中医药临床人才，提高中医药诊疗水平和科研能力，一直努力着。2012年参选国家中医药管理局"全国优秀中医临床人才"研修项目，荣获"全国优秀中医临床人才"荣誉称号。2018年当选国家中医药管理局"全国老中医药专家学术经验继承工作指导老师"，组建了相应的中医学术传承团队，搭建了良好的工作平台。在此期间，组织门下弟子，查阅古今文献，将验案、验方等学术经验归纳整理，积少成多，由博返约，历时2年有余，编撰而成《何华临证经验集萃》一书。

《何华临证经验集萃》分为"治学理念及临床经验""临证用药与验方解析"和"临证医案"三大部分，涉及学术思想、临床经验、临床验案整理、有效疗法探索、临证心得阐述、常用验方析义、临床用药心得和诊余漫谈等内容。可供广大中医药临床工作者、中医药院校师生学习参考。

工作室成员在本书编写过程中，不辞劳苦，辛勤笔耕，在此表示感谢！本书初稿承蒙毛德西前辈审阅并作序，嘉勉后学，不胜感激！

书中如有错漏之处，尚望前辈及同仁、读者不吝斧正。

何 华

2020年6月于郑州

中医药学经过数千年的不断发展、完善，形成了独具特色的理论体系和诊疗模式，而且结合时代特色不断发展创新，时至今日，幸得国家政策大力支持，倡导继承发展中医事业，积极挖掘整理名老中医的学术思想、诊治经验、用药特色、临床验方，这也是继承发扬中医事业的重要组成部分。

何华教授，主任医师，硕士研究生导师，全国老中医药专家学术经验继承工作指导老师，全国优秀中医临床人才，河南省中医管理局"112跨世纪人才工程"临床专家。她从事中医临床工作近40年，有自身独到的学术思想、思辨特点、用药风格和诊疗方法，临床经验非常丰富，深得同道认可和患者赞许。

何华教授经常教导我们要理论扎实，勤于临床，善于学习别人的长处，弥补自己的不足，这样才能不断进步。所以她对同道、同事以诚相待，谦和谨慎，互相交流学习，共同提高。临床遇到疑难病，一是查阅古今医籍，向古人要思路与方法；二是拜访名医大家，学习其学术思想及宝贵经验。学术上主张师古不泥，病证相结合，经方时方相结合，中西结合，灵活变通。

本书由何华教授门人弟子整理而成，对何华教授的学术思想、临床经验、临床验案、有效疗法探索、临证心得阐述、个人验方析义、临证用药心得、诊余漫谈等系统整理。由于编者水平所限，不能详尽论述何华教授学术精华，书中可能存在错谬之处，但望能抛砖引玉，衷心希望医道同仁不吝赐教，以期我们进一步完善提高。

本书编委会

目录

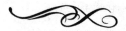

第二篇　临证用药与验方解析

第一篇

治学理念与
临床经验

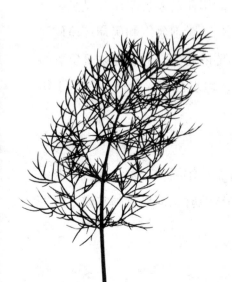

第一章　学术渊源、治学理念

一、学术渊源、治学之路

1. 勤学善思

何华老师自幼酷爱中医学，家学渊源，幼承庭训，存济世活人之心，有成大医之志。她在河南中医学院学习期间，系统地学习了《药性赋》《黄帝内经》（以下简称《内经》）《伤寒论》等中医启蒙及经典著作，以及各科基础理论，为临床实践打下了良好的基础。宋代朱熹在《性理精义》中云："为学之道，莫先于穷理。穷理之要，必在于读书。"河南中医学院图书馆丰富的中医药学文献资源，汗牛充栋，使得何华老师如鱼得水，得以不断汲取知识。她勤学善思，博闻强记，理论水平不断提高，同时积极临床实践，努力提高临床诊治能力。

学习任何一门本领，都不外乎"勤""记""思""悟"四字，勤读书，强记忆，善思考，用心悟，苦中作乐，反复如此，才能有所得，并将之付诸临床实践，临证才能游刃有余，有茅塞顿开之感。

本科学业虽然完成，但这仅仅是学医的第一步。毕业后参加工作，又是一个新的学习阶段。何华老师毕业后在河南省中医院工作，学习氛围和医疗环境使何华老师在实践的道路上更进一步，其对学习孜孜不倦的态度、对患者认真负责的品德，都使她离成为一名大医更近。她志存高远，坦坦荡荡，从来都是严于律己、宽以待人。

2. 医者仁心

何华老师师从李振华、张磊等国医大师和李鲤、郑绍周、李发枝等著名老中医，从他们身上学到了高尚的医德情怀和丰富的临床经验。何华老师常说，医生是一个非常崇高的职业，医学是关乎生命的大事，医者仁心，医德为先，学医首先要学会做人，做人要严肃、勤恳、真诚，对待患者认真负责是作为一个医者的基本要求，学会了做人然后再谈学医。古代医家张仲景、华佗、孙思邈、董奉等都可被奉为"再世菩提"，是大医之典范，要以此为准，以此为基，体现"医者仁心""大医精诚"的精神品质。

3. 重视读书、读医案

何华老师主张必读经典。经典著作是中医理论的源泉，有了熟读乃至重点篇章能够背诵的硬功，博览各家各派，才能抓住重点。老一辈中医药专家之所以能引经据典，脱口而出，如数家珍，就是因为年轻时下过一番苦功。经典读熟了，以后临床才可能有豁然贯通之妙。尤其在青少年时，奠基更为重要。如《内经》《难经》《伤寒论》《金匮要略》《神农本草经》等经典是医家普遍重视的，是学医必读之书。何华老师读《内经》，结合自身临证经验，将"治未病"思想用于中风病防治，遵《素问·上古天真论》"法于阴阳，和于术数，食饮有节，起居有常，不妄作劳""虚邪贼风，避之有时，恬淡虚无，真气从之，精神内守，病安从来"，主张因时因地因人制宜，总结出防治中风的思路与方法。她在脑病、老年病及脾胃病方面多有建树。

除了经典，何华老师认为如《汤头歌诀》《药性赋》《濒湖脉学》等基础性著作也应受到重视，此类著作读起来朗朗上口，应该加以背诵，才能更好地应用于临床。经典著作中的条文，乃是从无数病例中总结出来的具有规律性的东西，也就是俗话所说的"万变不离其宗"之"宗"。记住它，就能在临床上触发灵感，开阔思路，触类旁通，别出心裁。

何华老师认为各家学说也必须博览，相互参证，方能逐步深入。识见既多，思路既广，临证之际，自能应付自如。

另外，何华老师还善于做笔记，这是读书过程中不可或缺的一个环节。古人讲"不动笔墨不看书"，养成良好的做读书笔记的习惯，有助于强化记忆、提高阅读质量、积累学术资料。前人读书，讲究"眼到、口到、心到、手到"，所谓"手到"，就是记笔记。尽管当今获取资料的方法简便、高效，但从读书的角度讲，记笔记仍然很有意义。

何华老师强调还要善于读医案，因为医案是医家的实践记录，是真实生动的第一手资料，一部好的医案，就是一位医家数十年的经验结晶，一定会有很多宝贵的东西值得借鉴和学习。读医案，可以从中领悟名家的辨证思路和用药经验，融会贯通，为我所用，对临床大有裨益。

4. 重视调理脾胃

脾胃为后天之本、气血化生之源，脾胃居中焦，为升降之枢纽。何华老师对于脾胃病的治疗，师从著名老中医李鲤教授，与李老的学术思想一脉相承。她认为脾胃病治疗，要遵循《素问·藏气法时论》的治疗原则，"脾苦湿，急食苦以燥之""脾欲缓，急食甘以缓之，用苦泻之，甘补之"。对纳运失常者当分为：能纳不能化者，其治在脾；能化不能纳者，其治在胃；既不能纳又不能化者，脾胃同治。治脾必开胃，治脾必调阴阳，即扶脾阳益胃阴。例如：脾胃虚弱，出现胃脘隐痛，喜温喜按，神疲乏力，泛吐清水，纳谷不香，舌淡，苔滑腻或薄白而腻，脉沉细而滑，此乃脾胃虚弱，中气不足，中阳不振，胃失其养所致，治以健脾理气和胃，常选香砂六君子汤加减治之。方中酌加枳壳、沉香等，以增强理气止痛之功。若泛酸、胆汁反流者，加左金丸、煅瓦楞子，或加干姜、栀子等。若湿阻中焦，脘腹满闷者，加藿香、厚朴、佩兰以芳香化湿和胃。若肝胃不和，见胃脘胀痛、嗳气泛酸等，常见于慢性胃炎，多由情志所伤，肝胆郁结，肝气犯胃，胃失和降，用柴胡疏肝散加减治之。

5. 重视未病先防，既病防变

何华老师治未病思想体现在整个治疗过程中。中医"治未病"理论始于《内经》，由汉代张仲景《伤寒论》和《金匮要略》阐述，后经历代医家丰富与发展。何华老师认为治未病是防治中风的首要条件，提倡应当顺应四时变化，注意养生，防患于未然，使人体处于阴平阳秘的健康状态。慎起居，调寒温，从而降低心脑血管负荷；节饮食，戒烟酒，杜绝生痰之源；谨劳作，远房劳，达到恬淡虚无、精神内守，使气血协调平衡，提前干预，预防疾病。

二、承古拓新、广拜名师

1. 拜师访友

在临床中总会遇到解决不了的难题，应先查阅文献书籍，"他山之石，可以攻玉"，在书中仍找不到解决方法，可向老前辈及同道虚心求教。何华老师曾多次拜访李振华、张磊、李鲤、郑绍周等老先生，学习他们的思路方法、临床经验。如第一届国医大师李振华，力倡东垣的"内伤脾胃，百病由生""善治病者，唯在调理脾胃"，临床注重保护脾胃，形成了治病重视脾胃的学术思想。他辨治脾胃病，强调肝、脾、胃的关系，提出"因虚致实，因实致虚，虚实交错"的病机理论和"脾宜健，肝宜疏，胃宜和"的治疗原则。张磊国医大师善用经方治疗杂病，遣方用药精专且用量考究，常以常治杂、以奇治杂、以杂治杂、以简治杂、以守治杂、以变治杂，其中涤浊法治疗神经系统疾病效果甚佳。李鲤教授，临证推崇寓补于消法，擅长保和丸加减一方多用，将保和丸加减化裁为培土荣木汤、培土益母汤、培土生金汤、培土制水汤、和中宁志汤、和中宁心汤、和中利胆汤、消痰通络汤等，疗效卓著。郑绍周教授，提出补肾益气法治疗缺血性中风，倡导补肾、活血、化痰，认为病本肾虚，虚中有实，提倡重在补益、补中有泻的治疗方法，临床疗效显著。他们医德高尚，品行高洁，不仅精通经典，而且文学功底深厚，但他们从不满足，活到老学到老，为我们树立了榜样。聆听他们的教诲，学习他们的经验，可逐渐拓宽诊治疾病的思路，逐步提高临证水平。多年来何华老师时时处处注意学习积累，在临床中不断摸索总结，自己也有所领悟。

2. 承古拓新

何华老师认为要想成为一名合格的中医，必须要探本溯源，博采众家，深研经典，通晓诸家，认真掌握中医经典内容，领会其要旨，才能打牢基础，掌握登堂入室之门径。但师古不能泥古，要在古人的基础上创新，只有承古拓新，加强临床实践，取众医家之所长，善于融会贯通，不断总结，才能有所提高。书有古今之分，是相对而言，无论古书、今书，都是传承与发展的产物，都有新的部分，需认真研读，取其精粹。临床实践更为重要，"读万卷书不如行万里路"。再就是向同道学习，切磋析疑；向群众学习，博收广集散在民间的偏方、验方，不断充实自己，甚至患者用的有效方剂，也值得学习参考。在前人的基础上发掘新的亮点，结合自己的临床经验，创造出新的理论，指导新时代病证的辨证治疗，做到古今结合，才能提高临床疗效。

三、辨证辨病、病证结合

辨证就是以四诊八纲为主要手段，综合临床各种症候表现，研究疾病的病因、病机及发生发展的规律，认识和辨别疾病的部位、寒热、虚实及传变转归等，然后确定治疗的方法。一般来讲，证是由病产生，由于病在人体内可造成器质性病变，出现人体抗病反应亢进或减退的现象，这即是证。证有严格的阶段性，不同阶段出现不同的证，有时只反映人体患病之后某一方面的异常变化。

如：脑中风是复杂的病变，在其发生、发展过程的某一阶段，都可同时出现几个不同的证。而中风病反映了其发生、发展以至结束的全过程，全面反映了一种疾病在人体各方面的异常变化。依古人之训，结合现代医学之精华，运用现代科学理论和工具，通过物理、生化等各方面的检查，做出较正确的诊断，且从病因学角度找出治疗依据，确定治疗原则，消除致病因素，促进机体康复，这是医学的重大发展。因此，何华老师主张辨病和辨证有机结合起来。中风病不同时期、不同阶段所表现的症状不同，辨证分型亦有所不同，所以治法又有所不同，治疗时因人、因时、因地制宜，分别辨证论治。病和证之间存在辨证关系，二者不能截然分开。有病才有证，辨证方可识病，证因体异，药随证变。

辨病不但要辨中医的病，还要辨现代医学的病，辨现代医学的病是在寻找病源、明确诊断的基础上，针对病源用药，实际上也是一种对因治疗。它的意义在于借助现代医学手段，在有条件的情况下尽量明确诊断，防止误诊、误治。还可以开阔诊断治疗思路，借助生化指标及影像特点，便于观察临床疗效。

应系统学习中医理论及辨证方法和辨病技巧，如仲景治伤寒以六经辨证，治杂病以脏腑经络辨证；叶天士治温病以卫气营血辨证；吴鞠通治温病以三焦辨证等。因临床上病因繁多，病情多变，病机复杂，变化多端，加之气候、情志等影响，多种病证经常同时并见，所以辨证论治时，一定要综合考虑，审明主症，辨清病名，找出病的症结，切中病机，而且要结合现代医学手段，首先辨病，明确诊断，再综合临床症状，详辨病因、病位、病性、病机，确定治疗原则及治疗方法，随之遣方用药，精当配伍，方能获得良效。

根据患者症状辨病结合辨证，分清疾病本质、病因、病机，从而遣方用药。如中风病辨治，中风病多在内伤积损的基础上，复因他邪触发，使机体脏腑阴阳失调，气血逆乱而发病，其基本病机总属阴阳失调，气血逆乱，病理基础为肝肾阴虚，治疗上多以补虚、活血、化痰、通络、熄风、开窍等法，结合现代手段，明确为出血性或缺血性中风，有利于提高临床疗效。如失眠辨治，失眠症日渐增多，西药副作用大，中医治疗有独特疗效，其病理变化为阴盛阳衰、阴阳失交，与心肝脾胃密切相关，治疗上补其不足、泻其有余、调其虚实，加上安神镇静药物，配合精神治疗，可以明显提高疗效。

第二章 临床经验

第一节 脑病治疗经验

何华老师从事脑病诊疗工作近40年，积累了丰富的临床经验，尤其对脑病、老年病和内科杂病经验丰富，多有创新。以下为何华老师治疗脑病方面的经验总结。

一、失眠的治疗经验

失眠属中医"不寐"范畴，是以经常不易入睡为特征的一种病症。失眠症临床表现症情不一，轻者难以入寐，或寐而易醒，醒后难以再寐，醒后则疲乏，或缺乏清醒感，甚者彻夜不能入寐。有的患者对失眠产生焦虑和恐惧感，痛苦万分。失眠病原因甚多，如思虑过度，内伤心脾，情志失调，阳不交阴，水火不济，导致心脾两虚，阴虚血亏，心肾不交，痰火扰心，瘀血阻滞，心神失养，以及宿食痰火等，均可引发失眠。何华老师根据失眠的发病和临床表现，将其分为5个不同类型，其辨证治疗用药分述如下。

1. 心脾两虚失眠

此多由思虑劳倦，伤及心脾，或因月经过多，失血不复，久病虚弱，老年人气血虚衰所致。心主血而藏神，脾生血而主思。思虑用脑过度，劳逸失调，致使阴血耗伤，心血伤则神失所养，导致失眠。临床表现为失眠多梦，甚至难以入睡，心悸健忘，神疲乏力，面色萎黄，舌淡，苔薄白，脉沉细而弱。治以益气养血、宁心安神。方用归脾汤（黄芪、白术、茯神、龙眼肉、酸枣仁、人参、木香、当归、远志、甘草）加味治疗。若心血不足较甚，失眠较重者，可加生地黄、熟地黄、百合、制首乌、夜交藤、柏子仁增强养血安神之功；梦多易惊者，加珍珠母、龙骨、牡蛎等镇静安神。

2. 阴虚血亏失眠

由于产后失血，营血未充，或劳神营血暗耗，虚火内生，上扰心舍，阴不足于下，神不安于上，故失眠。临床表现为心悸失眠，头晕梦多，口咽干燥，汗出，胆怯易惊，大便干，小便黄，舌质红，苔少，脉细数。治以滋阴养血安神。自拟安神八味方加减（茯神、生龙骨、生牡蛎、酸枣仁、合欢皮、百合、夜交藤、丹参、北沙参、麦冬、生地黄、石斛、生白芍、远志、琥珀、炙甘草）。方中北沙参、麦冬、石斛、百合养心阴；生地黄、酸枣仁、生白芍、夜交藤、丹参、茯神、生龙骨、生牡蛎、远志、琥珀、炙甘草养心血，定惊安神。若易惊易醒，加龙齿、磁石镇静安神；若大便秘结，加桑葚、黑芝麻滋阴养血润便。

3. 心肾不交失眠

常由于禀赋不足，房劳过度，或劳伤心脑而致。经云"脑为髓之海""肾主骨生髓"，脑与肾关系极为密切，肾阴耗伤，而不能上济于心则心火内炽，不能下交于肾，肾阴虚则志伤，心火盛则神动，心肾失交则神志不宁，故出现心烦不寐，梦多易惊，五心烦热，头晕耳鸣，腰膝酸软，心悸健忘，多疑多虑，梦遗滑精，口干舌燥，舌质红，脉细数。治以滋阴补肾，镇静安神。方用甘麦大枣汤合交泰丸加减。可加生地黄、桑葚、枸杞子、白芍、百合、黑芝麻、五味子滋阴补肾；酸枣仁、远志、麦冬养心安神；竹茹、龙齿、磁石、紫石英除烦安神定志。

4. 痰火扰心失眠

由于思虑太多，或过食肥甘，或肝气被郁，以致脾失健运，聚湿生痰，痰郁而化火，痰火扰心，故出现心烦失眠，寐时噩梦纷纭，易惊易醒，伴胸闷烦躁，胆怯心悸，情绪易于波动，纳差，兼见头晕、头痛、恶心等，舌质红，苔滑白而腻，脉弦细或弦滑。治以清热除烦，化痰和胃。方用加味黄连温胆汤（黄连、竹茹、枳实、半夏、陈皮、茯神、远志、石菖蒲、胆南星、甘草）。若胸闷、急躁易怒，加生白芍、生石决明、郁金、全瓜蒌、合欢皮平肝理气，化痰安神；若心烦、口苦，加牡丹皮、栀子清泄肝胆郁热，且能除烦；若纳差，加白蔻仁、建曲化湿醒脾，理气和胃；大便秘结，加瓜蒌仁、大黄化痰通腑。

5. 瘀血扰神失眠

多由情志抑郁，肝失条达，气滞血瘀，或因久病正气耗伤，瘀血留滞，而致心脉瘀阻，心神失养，故出现入睡困难，情绪不稳，易于惊醒，噩梦纷纭，甚至彻夜不眠，久治不愈，伴有烦躁不安，胸闷气憋，面色晦滞，目眶发黑，舌质暗紫，或边有瘀斑，脉沉细或弦滑。治以活血祛瘀，镇静安神。方用自拟活血安神汤（桃仁8 g，红花10 g，当归12 g，川芎12 g，熟地黄15 g，柴胡15 g，白芍12 g，桔梗10 g，枳壳10 g，川牛膝12 g，黄连8 g，丹参15 g，甘草9 g）加减。酌加酸枣仁、夜交藤养心安神；加龙齿、磁石、琥珀镇静活瘀安神。若兼见气郁痰结，导致顽固性失眠者，重用法半夏15 g、夏枯草15 g。半夏能祛扰心之痰浊，特别是痰郁夹杂者，每多用之，配夏枯草交通阴阳，使阴阳调和。

二、从六腑论治失眠思路探析

失眠的发生总属阳盛阴衰，阴阳失交，如《类证治裁·不寐论治》载："阳气自动而之静，则寐；阴气自静而之动，则寤。不寐者，病在阳不交于阴也。"本病的病理性质主要是痰、火、瘀、虚，涉及的脏腑不仅有心、肝、脾、肾，更与胃、胆、膀胱、大肠、小肠、三焦关系密切。

1. 胃与失眠

胃者，属阳明，主受纳，为水谷之海，仓廪之官。关于胃与失眠的关系，早在两千多年前的《内经》中就有"胃不和则卧不安"的记载。《素问·逆调论》对此有详细论述："不得卧而息有音者，是阳明之逆也，足三阳者下行，今逆而上行，故息有音也。阳明者，胃脉也，胃者六腑之海，其气亦下行。阳明逆，不得从其道，故不得卧也。"《张氏医通》认为，脉滑数有力不眠者，乃因中有宿滞痰火，此为胃不和所致卧不安，论述也颇有见地。胃不和病因病机复杂，实证大概为暴饮暴食，宿食停滞，嗜食肥甘厚腻、辛辣生冷或浓茶、咖啡、烈酒等导致肠胃功能受损，中焦气机不畅，而使"卧不安"发生；虚证可由情志不畅，或过食寒凉伤胃之药，或由他病经久不愈，损伤脾胃正常升降功能。根据以上分析，失眠与胃的关系可分为：肝胃不和，肝气犯胃；思虑伤脾，脾胃虚弱；痰湿中阻，瘀而化热，痰热内扰；胃失和降，胃火上逆，胃热阴虚。以上病因病机最终导致胃气失于和降，浊气上犯，扰心动神，因而无法获得正常的睡眠。对于其治疗，应循古遵经，加减变通，《医学心悟》载："有胃不和卧不安者，胃中胀闷疼痛，此食积也，保和丸主之。"故保和丸治胃不和则卧不安证成为经典的用方，何华老师临床上常以保和丸为基础方，加减化裁，屡试不爽。

2. 胆与失眠

胆者，为少阳相火，中正之官，决断出焉。胆与失眠关系密切，有人从胆冷、胆虚、胆火和痰在胆经论述了胆与失眠的关系，且列举了《圣济总录》关于胆对失眠的记载："胆虚不得眠者，胆为中正之官，足少阳其经也，若其经不足，复受风邪则胆寒，故虚烦而寝卧不安也。"以此作为论点来论述，认为胆的功能正常与否，直接影响到胆主决断和胆主少阳枢机，最终影响到胆病失眠的病理状态是否发生。临床上常见胆气不足之人，决断无权，以致伤神累心，在受到某些刺激时，则多有易惊恐、遇事不决、失眠、多梦等精神情志异常的病变。其病机可归纳为素体胆虚，胆失疏泄，郁而化痰，痰浊内扰，胆胃不和，故临床上常采用《三因极一病证方论》所载具有理气化痰、利胆和胃之功效的温胆汤治疗。

3. 膀胱与失眠

《素问·灵兰秘典论》曰："膀胱者，州都之官，津液藏焉。"膀胱的主要功能为贮存和排泄尿液，诸病皆干之。尿液为津液所化，尿液的形成依赖于肾的气化作用，下输于膀胱，并调节膀胱的开阖，最后排出体外。膀胱气化功能的发挥，是以肾的气化作用为生理基础。肾和膀胱的气化功能失常，膀胱开阖失司，则小便不利，或为癃闭，或尿频、尿急、尿痛及尿失禁等，而使患者夜卧不安，睡眠时间少，睡眠质量差，许多患者深受其害。另外，从经络循行上讲，膀胱经位于人的背部，属阳，是十二经脉中循行路径最长、联系组织脏腑最多的经脉。膀胱经为一身之巨阳，具有统摄阳分、调节阳脉经气的作用，所以，膀胱经为整个经络系统的核心，全身经脉之气均可注入足太阳膀胱经。膀胱经与心、肾关系密切，首先膀胱经与肾经相表里，可以调节肾脏功能；其次，膀胱经通过经别与心直接联系，可以影响心神，导致失眠发生。膀胱经循行"从巅入络脑，还出别下项"，说明膀胱经与脑有着密切的关系，脑为元神之府，主导人的精神意识思维活动，心神不藏、脑神失养或五脏之神不调，都可导致失眠发生。因此，膀胱与失眠关系密切，临床上从膀胱气化着手论治失眠，辨证施治，多有良效。

4. 大肠与失眠

大肠为传导之官，主要功能为传化糟粕。大肠的传导变化作用，是胃的降浊功能的延伸，且与脾的升清、肺的宣降及肾的气化功能密切相关。大肠传导失司，可导致排便异常。如大肠湿热，气机阻滞，则腹痛腹泻、里急后重、下痢脓血；若大肠实热，则肠液干枯而便秘；若大肠虚寒，则水谷杂下，肠鸣泄泻。因此，大肠功能失常会影响正常的起居规律，从而也会直接或间接地影响睡眠。大肠与肺相表里，肺与大肠的生理联系，主要体现在肺宣发肃降与大肠之间的相互为用关系。若大肠传导失常，排便不畅，燥屎久留，则肺失宣降，肺气上逆而出现咳喘，呼吸不畅，若夜间频发，必然会使人睡眠不安。从大肠论治失眠，主要采用调肠之法，使腑气顺，胃气和，则由之而起的失眠可愈。

5. 三焦与失眠

三焦是上、中、下三焦的总称，亦有"孤府"之称。三焦有主持诸气，总司人体气化活动的功能。三焦与失眠关系密切，有相关文献记载为据，如《灵枢·邪客》："今厥气客于五脏六腑，则卫气独卫其外，行于阳，不得入于阴。行于阳则阳气盛，阳气盛则阳跷陷；不得入于阴，阴虚，故目不瞑。"《医学源流论》曰："三焦火之道路，能引二火相交。"若三焦不畅，则营卫两气出入不利，阳不入阴，则目不瞑。何华老师据三焦与失眠的关系，将其分为上焦失眠、中焦失眠和下焦失眠。上焦失眠的病位主要在心、肺二脏，中焦失眠的病位主要是胃，下焦失眠的病位主要是肝与肾。《伤寒论·辨太阳病脉证并治》云："伤寒八九日，下之，胸满烦惊，小便不利，谵语，一身尽重，不可转侧者，柴胡加龙骨牡蛎汤主之。"该条文系太阳误下后，邪气弥漫三焦，出现上焦"胸满烦惊"，中焦"一身尽重"，下焦"小便不利"，三焦同病，则出现"不可转侧"，何华老师认为本方为治疗三焦失眠的良方。

6. 小肠与失眠

小肠为受盛之官，其主要功能为受盛化物和泌别清浊，即对食物进行消化吸收和排泄。小肠受盛化物的功能失调，则可见腹胀、腹痛，或为腹泻、便溏；泌别清浊的功能失常，可导致水走肠道，而见大便溏泄、小便短少等症。二者皆可影响睡眠。另外，手太阳小肠经与手少阴心经相表里，小肠经受邪可传于互为表里的心经，出现心烦、失眠、口舌生疮等症。

7. 验案举隅

杨某，女，43岁，职工，已婚，2019年6月3日初诊。主诉：入睡困难2年余。现病史：患者自述入睡困难，眠浅易醒，梦多，醒后不易入睡，每晚睡眠3小时左右，且质量较差，白天易发困，头晕昏沉，时有头痛，饱食后胃泛酸，不能进食生冷，纳食较差，胃脘饱胀，嗳气明显，晨起口苦口臭，心烦不安，悲伤欲哭，平素怕冷，手脚冰凉，浑身发冷，夏天症状亦不能缓解，全身乏力，不敢开空调或电扇，出汗少。大便时干时稀，咳嗽、用力时尿液外溢，月经周期正常，色暗有血块，常叹息，叹息则舒服。诊其舌质暗，舌体胖，苔白腻，脉沉弦稍滑。血压（BP）130/75 mmHg（17.3/10.0 kPa，1 mmHg约相当于0.133 kPa）。既往史：患者曾患"子宫肌瘤""慢性浅表性胃炎""阑尾炎"。过敏药物：磺胺类。中医诊断：不寐。西医诊断：失眠症。辨证：痰瘀互阻，肝血不足，虚热扰神证。治法：和中化痰，养血安神。方药：保和丸合酸枣仁汤加减。处方：陈皮10 g，法半夏10 g，茯苓20 g，炒莱菔子10 g，焦山楂10 g，焦建曲10 g，连翘12 g，酸枣仁25 g，川芎12 g，知母10 g，茯神20 g，甘草10 g，生姜3片，大枣5枚（切）。7剂，日1剂，水煎取汁250 mL，分2次服（注：以下方剂用法多同此，不再一一注明）。

二诊（2019年6月12日）：服上药后，纳食增加，入睡好转，睡眠转佳，可睡眠4小时左右，但仍早醒，难再入睡，舌苔稍退，咳嗽尿出仍有，余症稍有改善。察其舌质淡红偏暗，苔白稍厚，脉沉弦滑。有时手关节疼痛，久坐后双膝关节发僵。守上方加秦艽12 g、当归12 g、黄芪20 g以祛风除湿，益气通络，酸枣仁用至30 g，茯神用至30 g。7剂。

三诊（2019年6月19日）：服上方后，睡眠明显好转，偶有早醒，胃脘部不适等症状好转，走路较前有力，头蒙减轻，咳嗽尿出仍有。察其舌质暗，舌体大，苔薄白稍腻，脉沉细滑。守上方加远志10 g，乌药10 g，益智仁20 g。7剂。

守上方加减共服汤药30余剂，睡眠明显好转，身体乏力明显改善，精神好转，头脑较前清醒，纳食可，二便调。

按语：本案所患系痰瘀互阻，肝血不足，心神失养之不寐。患者脾胃素虚，痰浊内盛，脾主运化和胃主受纳功能受到影响，故失眠，入睡困难，饱食后胃泛酸，不能进食生冷，饮食量少，所谓"胃不和，卧不安也"。其舌质暗，舌体胖，苔白腻，脉沉弦稍滑，也是脾虚湿盛的表现。何华老师认为：一方面，脾胃为五脏六腑之海，若中焦失和，化运不足，胃气不顺，痰食积滞化热扰心，便可出现不寐；另一方面，脾胃为后天之本、气血生化之源，气血生化不足，则易致肝藏血不足，肝血不足，虚热内扰，心神失养而致不寐。故治疗以保和丸合酸枣仁汤加减。方中保和丸消食和胃，荡涤胃肠之滞，使痰食积滞尽去，气机调畅；

酸枣仁汤清热除烦，养血安神，该方酸收与辛散并用，补血与行血结合，具有养血调肝之妙。二诊、三诊稍加黄芪、远志、乌药、益智仁、当归等益气活血通络兼以固涩之药。诸药合用，标本兼治，共奏和中宁心、养血安神之功，使经年顽疾向愈。

8. 讨论

失眠病因病机复杂，影响因素繁多，临床上从单纯某一脏或某一腑或其他某一方面论治很难获效，而兼顾他脏，从整体上调和脏腑阴阳则临床疗效较为满意。从胃论治失眠，古已有之，但扩大为从六腑论治失眠，不失为对辨证思路的拓展，因此，从六腑辨证治疗失眠，或六腑为主兼顾其他论治失眠，值得在临床上加以实践推广。

三、癫痫病辨治思路与经验

癫痫是一种反复发作性神志异常的病证，亦名"痫病"，俗称"羊癫风"。临床以突然意识丧失，甚则仆倒，不省人事，强直抽搐，口吐涎沫，两目上视或口中怪叫，移时苏醒，一如常人为特征。发作前可伴眩晕、胸闷等先兆，发作后常有疲倦、乏力等症状。痫病是一组由不同病因所引起，脑部神经元高度同步化，且常具自限性的异常放电所导致，以发作性、短暂性、重复性及刻板性的中枢神经系统功能失常为特征的综合征。每次发作称为痫性发作，反复多次发作引起的慢性神经系统病症则称为癫痫。在癫痫病中，具有特殊病因，由特定的症状和体征组成的特定的癫痫现象称为癫痫综合征。属于中医"痫病"范畴。目前中西医对癫痫尚缺乏有效的根治方法，现将治疗癫痫思路浅述如下。

1. 肝风夹痰、气机逆乱为基本病机

癫痫源于痰、火、积、瘀、虫、惊，而尤以痰邪作祟最为重要。五志过极化火，炼液成痰；或饮食不节，损伤脾胃，失于健运，聚湿生痰，积痰内伏，或随气逆，或随火炎，或随风动，迷塞心窍，扰乱神明而致痫证。正如《医学纲目》说："癫痫者，痰邪逆上也。"故有"无痰不作痫"之说，痰浊聚散无常，故致痫发无定时。又认为人体内诸气运行有其正常规律，猝受惊恐，引动肝风，气机逆乱，致逆气上巅犯脑，脑窍闭塞，故出现猝暴昏仆、四肢抽搐症状，而发癫痫。如清代陈梦雷《古今图书集成·医部全录·小儿惊痫门》所说："癫疾者，逆气之所生也，故因气上逆而发为癫疾。"此外，情志所伤，或操劳过度，耗伤

肝肾之阴，水不涵木，阴虚阳亢，阳化风动；或五志过极化火，火热炽盛，燔灼肝经，阳热亢盛则化而为风，痫证始作。

2. 清肝熄风、降气豁痰为重要治法

痫证之作，因肝风夹痰、气机逆乱所致，故痰消、气降、风熄则发作自止。治疗本病的关键当以清肝熄风、降气豁痰为要。主张癫痫发作时着重治标，可以中西合用，针药并用，发作间期可应用中药汤剂或配制丸药常服，以防痫证再发。若症见昏仆，不省人事，四肢抽搐，息粗痰鸣，口吐涎沫，胸闷，心烦不宁，口苦咽干，便秘溲黄，舌红，苔黄腻，脉滑数者，属痰火上扰，蒙蔽心神，予以定痫汤或散加减。药用：天麻12 g，煅青礞石30 g，海浮石30 g，丹参24 g，川贝母5 g，焦建曲12 g，半夏12 g，胆南星10 g，全蝎8 g，蝉蜕10 g，石菖蒲12 g，蜈蚣2条，郁金10 g，大黄6 g，甘草9 g。水煎服，每日1剂。或按比例增加剂量，研末后装胶囊，每服4粒，每日3次。本方天麻、煅青礞石降气消痰，平肝熄风镇惊，为君。海浮石与煅青礞石相须为用，可增清肺化痰之力；川贝母、半夏、胆南星、石菖蒲燥湿化痰，清热熄风，共为臣药。蜈蚣、全蝎、蝉蜕熄风止痉；丹参、郁金凉心热，散肝郁，行气活血，共为佐药。大黄导泻下行，荡涤痰浊，使从肠腑下泻，以宣通清窍；焦建曲入脾胃经，善消食和胃而化痰浊，重用之既可疏解生痰之源，又兼顾护胃气之意，为使。诸药相合，共奏豁痰降气、熄风镇痉之功。

若症见牙关紧闭，两目上视，四肢抽搐有力，面赤身热，眩晕，或头痛而胀，大便秘结，舌质红绛，脉弦滑者，属风火亢盛，上犯脑窍，治以重镇潜阳，清热泻火，佐以涤痰定痫之法。方以《金匮要略》中风引汤加减。药用：石膏30 g，寒水石12 g，滑石20 g，牡蛎30 g，龙骨30 g，赤石脂18 g，白石脂12 g，紫石英20 g，大黄10 g，干姜9 g，桂枝9 g，胆南星10 g，地龙12 g，全蝎8 g，郁金10 g，甘草6 g。方中石膏、寒水石、滑石咸寒以泻火；牡蛎、龙骨、赤石脂、白石脂、紫石英重镇以潜肝阳之亢；妙在大黄苦寒泻下，使热盛风动得以平熄；反佐干姜、桂枝之温以制诸石之咸寒；郁金、胆南星、地龙、全蝎清化热痰，熄风止痉；甘草调和诸药。

3. 病案举隅

刘某，男，19岁，学生，濮阳市人，于2018年5月21日就诊。主症：反复发作性突然昏仆，四肢抽搐，口吐白沫，两目上视3年余。现病史：3年前患者因生气后突然出现昏仆，四肢抽搐，口吐白沫，两目上视。近来发作较前频繁，约

半个月发作一次，常因用脑过度、疲劳或情绪波动等因素而诱发。2天前发作一次，症如上述，5~6分钟自行苏醒，醒后头沉重，四肢无力。口服丙戊酸钠、苯巴比妥效果不佳。平素痰多，时感神疲乏力，纳食一般，小便可，大便稍干，舌淡红，苔白滑而腻，脉弦细而滑。曾查脑电图示：轻度异常；头颅CT未见明显异常。诊断：痫证。辨证：肝风夹痰，上蒙清窍。治法：清肝熄风，降气豁痰。方药：定痫汤加减。天麻12 g，瓜蒌15 g，石菖蒲10 g，郁金12 g，全蝎8 g，生地黄10 g，胆南星10 g，僵蚕10 g，地龙12 g，知母10 g，建曲15 g，竹茹10 g，法半夏10 g，甘草6 g。15剂，水煎服，日1剂，分2次温服。

二诊（2018年6月13日）：服上药后，癫痫症状未发，吐痰较前减少，舌淡红，苔薄白而腻，脉滑细。守上方，去瓜蒌，加天竺黄9 g，皂荚1.5 g，以化痰止痫。继服20剂。

三诊（2018年7月4日）：服上药后仅发作1次，症状较前轻，约1分钟即苏醒，醒后精神如常，但大便干结，余无其他不适，舌脉同上。仍按上方加玄参12 g，全瓜蒌12 g，以达清热润肠镇惊之效。此方研末加工为水丸，每日3次，每次8 g，水冲服。巩固疗效，以防复发。

按语：癫痫多由痰、火、瘀为内风触动，致气血逆乱，蒙蔽清窍而发病。以心脑神机受损为本，脏腑功能失调为标，其脏气不平，阴阳偏胜，心脑所主之神明失用，神机失灵，元神失控是病机的关键所在。其病位在心脑，与肝、脾、肾关系密切。此患者素体痰湿较盛，郁久化热，痰热壅盛，上蒙清窍，发为癫痫。方中以生地黄、知母、瓜蒌、竹茹、建曲养阴清热化痰；天麻、石菖蒲、郁金、法半夏、僵蚕、胆南星、地龙、全蝎熄风化痰，醒脑开窍；后以天竺黄、皂荚增强祛风痰止痫之功。热清痰化，风除痫止，效果明显。

四、从心肝论治神志病

现代人生活紧张，精神压力大，精神心理疾病日趋增多，从中医方面来看，多属于中医"不寐""惊悸""郁证""痞满""癫证""百合病"等范畴。临床多表现为情绪低落、心慌胸闷、烦躁不安、胃脘痞满、疼痛、失眠、多梦、担心害怕、多疑善虑、坐卧不安、畏寒汗出、乏力、全身多处不适等。何华老师临证多年，从心肝辨证治疗，多获良效。

《灵枢·本神》是中医论治神志疾病的基础，论五脏虚实病证突出精神神志症状，其中精神病症以心肝为主。心主血，为神之主；肝藏血，魂归于肝。两精相搏谓之神，随神出入者谓之魂，神是指人的生命活动，魂是指与生命一起产生的意识活动。故人的精神意识主要为心及肝所主。正常情况下，人可以控制情绪，和喜怒而安居处。正如《灵枢·平人绝谷》云："血脉和利，精神乃居。"一旦七情过于紊乱，如《灵枢·本神》云："心怵惕思虑则伤神，神伤则恐惧自失……肝悲哀动中则伤魂，魂伤则狂忘不精，不精则不正。"情志失调扰动气机，气血失调，痰浊内扰，脏腑精气内伤，会出现情绪紊乱，以及严重的精神症状和躯体症状。

人的高级思维意识活动，称为神，思维意识活动出现异常，可称为神志病。人的神志活动与五脏均相关，但与心肝（胆）关系最为密切。心藏神，主血脉；肝主疏泄，性喜条达，肝脏的疏泄条达功能正常，则气血和顺，血脉通畅，运行无阻，心神舒畅。心与肝的功能相互关联，维持正常的神志功能。胆主决断的功能在神志活动上也有一定作用。神志活动异常，影响心肝主神志的功能，出现以下病证改变。

（1）肝郁心气虚证：精神紧张，情志抑郁，影响肝失疏泄功能，则肝气郁结，见心烦易怒，抑郁不乐，胸胁满痛，善太息。肝郁则易化火伤阴，出现口苦、咽干、心烦不宁。心藏神，精神紧张日久，心神浮越，重则神不守舍，出现心气虚的情况，而见惊悸、不寐。一是肝气郁，一是心气虚，虚实夹杂，为神志病多见之证。治以疏肝解郁，益气镇惊。方用柴胡疏肝散合安神定志丸加减。常用药：柴胡、陈皮、枳壳、香附、川芎疏肝活血、开郁止痛；朱砂、黄连镇心安神，泻火除烦；生地黄清热滋阴，当归、芍药养血柔肝，缓急止痛；甘草调药和中。若见狂躁不安，喜怒无常，骂詈叫号，不避亲疏，可合用生铁落饮；若见肝郁化热，可加牡丹皮、栀子。

（2）心胆气虚证：心主神志，胆主决断，劳心伤神，出现心胆气虚，则见惊惕不安，气短倦怠，不寐，噩梦纷纭，舌质淡，脉沉细等。治以益气镇惊，安神定志。方用安神定志丸合酸枣仁汤加减。常用药：人参、茯苓、甘草益心胆之气；茯神、远志、龙齿、石菖蒲化痰宁心，镇惊安神；川芎、酸枣仁调血养心；知母清热除烦。若心肝血虚，惊悸、汗出者，重用人参，加白芍、当归、黄芪以补养肝血；肝不疏土，胸闷、善太息、纳呆、腹胀者，加柴胡、陈皮、山药、白术以疏肝健脾；心悸甚，惊惕不安者，加生龙骨、生牡蛎、朱砂以重镇安神。

（3）心肝郁热证：精神紧张忿怒，导致心神浮动，心火内生，影响肝气条达，郁而化热，出现心肝郁热证。临床表现为心中炽热，失眠，心悸，怔忡不宁，多怒烦躁，情绪不安，舌质红，苔黄腻，脉弦滑或弦数等。治以疏肝泻热，养血除烦。方用丹栀逍遥散合酸枣仁汤。常用药：牡丹皮、栀子、柴胡疏肝解郁，清泻肝热；酸枣仁、当归、白芍、川芎养血安神，柔肝缓急；白术、茯苓健脾益气；甘草和中缓急，调和诸药。

（4）心火亢盛、痰热内扰证：本证多见于狂证，由于精神过度刺激，五志过极化火，气机逆乱，郁而生痰，痰热内结，扰于神明，神不守舍，而见精神亢奋，狂躁不安，打骂不避亲疏，以阳盛为特征。所谓"重阳则狂"，脉象多见滑实有力，舌苔燥或薄黄。治以清心泻火，涤痰醒神。方用生铁落饮加减。若痰火壅盛而舌苔黄垢腻者，同时用礞石滚痰丸逐痰泻火，再用安宫牛黄丸清心开窍；若阳明腑热，大便燥结，舌苔黄燥，脉实大者，可暂用小承气汤，以荡涤秽浊，清泻胃肠实火；久病面色晦滞，狂躁不安，行为乖异，舌质青紫有瘀斑，脉沉弦者，此为瘀热阻窍，可酌加牡丹皮、赤芍、大黄、桃仁、水蛭；若神志较清，痰热未尽，心烦不寐者，可用温胆汤合朱砂安神丸主之，以化痰安神。

（5）心气阴两虚、痰瘀互结证：本证多见于癫证，前人云"重阴则癫"，但癫证绝非阴证。如《灵枢·癫狂》云："癫疾始生，先不乐，头重痛，视举目赤，甚作极，已而烦心。"病因情志不遂，日久不解，忧虑成疾。肝气失于条达，气机不畅，导致痰浊内生；气滞日久，导致瘀血内阻，痰瘀交阻；忧思过度伤心，心气不足，郁火伤阴，导致心肝阴虚。临床可见精神抑郁，表情淡漠，语无伦次，静而少怒，思维混乱等表现，故癫证并非阴证。癫证多由心气虚、肝气实以及痰浊、瘀血、火热扰于心神所致。治以益气养阴，清化痰瘀。方用生脉散合癫狂梦醒汤。若见蕴热者，加黄连、黄芩以清之；有蓄血内结者，加服大黄䗪虫丸，以祛瘀生新，攻逐蓄血；不饥不食者，加白金丸，以化顽痰，祛恶血。

五、脑小血管病的辨证论治经验

何华老师认为脑小血管病归属于中医"中风""痴呆""健忘""郁病"等范畴，根据多年临床经验，结合现代医学研究，提出新论、创立新法、拟定新方。

何华老师认为脑小血管病的形成具有特定的病理基础，即元气亏虚是脑小血管病发病的根源，痰瘀交阻是脑小血管病形成的关键，久病入络是脑小血管病反复发作、进展的重要机理。据此，她提出了补气通络消痰法防治脑小血管病，临床应用效果颇佳。

1. 发病的根源是元气亏虚

何华老师认为本病的根源是元气亏虚。人体气血化生除与脾胃运化息息相关，骨髓亦协同为之，是以髓之乏源，气血亏虚，脑络失养亦可见神机失用，头不利，视物昏眩等。肾主骨生髓，上通于脑，肾精禀赋先天，并受脾胃濡养，肾之兴衰，不仅影响骨骼发育，亦影响脑髓、脊髓充盈。肾与脑髓不仅是化生关系，且在经络上相互连接，并且存在着升降互济关系。《内经》有云："年四十而阴气自半也，起居衰矣。"故年迈体衰，脏腑虚损，肾精不足，髓海空虚，脑髓失养而发生脑小血管病。元气是人体最基本、最重要的气，是维持生命活动的最基本的物质和原动力。元气不足，或升降出入失常，则百病皆生，引发多器官多系统功能失调，其中以心脑血管系统功能紊乱最为多见。或由于肝肾亏虚，阴不制阳，肝风内动，风邪携痰浊瘀血上扰脑脉，亦可致脑脉失养而发生脑小血管病。或因忧思过度，劳倦伤脾，饮食不节，脾失健运，生化失常，气血虚弱，脏腑失养，气虚则推动无力，血虚则脉络失调，致使脑神失养，功能紊乱而发生脑小血管病。《素问·评热病论》认为"邪之所凑，其气必虚"；张仲景认为"络脉空虚、风邪入中"是中风病的主要病机；《太平圣惠方》提出："气血俱虚，精神离散，恒多忧虑，耳目不聪，故令心智不利而健忘也。"王清任认为："人行坐动转，全仗元气。若元气足，则有力；元气衰，则无力；元气绝，则死矣。"由此充分说明，元气亏虚贯穿于脑小血管病发展过程的各个阶段，因此补充元气对脑小血管病的治疗最为重要。

2. 形成的关键是痰瘀交阻

何华老师认为脑小血管病形成的关键是痰瘀交阻。《仁斋直指方》指出，气为血帅，气行则血行，气止则血止。《医林改错》曰："元气既虚，必不能达于血管，血管无气，必停留而瘀。"气为推动血液运行的原动力，气虚则无力推动血液运行，血流迟滞，形成血瘀。元气不足，脾胃之气亦损，加之现代社会起居无常、饮食无节，损伤脾胃，运化失司，以致痰浊内生；痰瘀胶着，阻于脑之脉络，导致脑神失养，形成脑小血管病。古代医家对痰瘀在中风发病中的机理多有论述，《明医杂著》云："所以古人论中风偏枯、麻木、酸痛、不举诸症，以血虚、死血、痰饮为言。是论其致病之根源。"可见痰瘀交阻于脑之脉络为脑小血管病发生的关键环节。现代医学研究认为，脑动脉粥样硬化是脑血管疾病的病理基础，而脂质代谢失常是形成动脉粥样硬化的重要因素。而这些危险因素与中医学的痰浊、瘀血不谋而合。

3. 久病入络是反复发作、进展的重要机理

张仲景开辛温通络、虫药通络之先河。清代叶天士有所发展，提出"久病入络""久痛入络"之观点，并广泛运用于临床。后世多有发挥，朱良春发展丰富了虫药通络理论及临床，近贤吴以岭发展完善了络病理论体系，于临床有重要意义。脑小血管乃脑内之络脉，脑络属于脏络、阴络。《灵枢·邪气脏腑病形》曰："十二经脉，三百六十五络，其血气皆上于面而走空窍。"《备急千金要方·三焦脉论》说："营者络脉之气道也，卫者经脉之气道也。"络脉是气血津液输布的桥梁和枢纽，是维持脑功能内稳态的重要结构。脑小血管病的发生与虚、痰、瘀有关，病机为多种因素扰乱元神、壅滞经络而致元神失养，导致脑小血管病的发生、发展。现代医学研究认为，络病表达了血液的黏滞性及血管本身的病变。脑小血管病的发生发展与络病密切相关。因此治疗与预防脑小血管病，不仅要改善血液的黏滞性，更要改善血管内皮细胞功能，从而防止血管硬化的发生，阻止脑小血管病的发生、发展。络病一旦形成，必然存在络脉的器质性病变，这些器质性病变往往难以消除，就成为络病反复发作的重要因素。络病以气病为基础，络病必伴血病，络病既可以引起脏腑功能失调，还会引起结构损害。因此，以卒中、认知障碍、精神情感异常、步态障碍、尿便障碍为主要表现的脑小血管病往往反复发作，经久不愈。何华老师认为，根据"久病入络""久痛入络"理论，可以充分认识脑小血管病的病机特点，对临床防治脑小血管病具有重要意义。

4. 补气通络消痰是根本治法

脑小血管相当于络脉，络脉的气血有双向流动和满溢贯注的特点，络脉病变多表现易滞易瘀的病机特点，脑小血管病多与瘀血有关。临床上多局限于化瘀通络治法。何华老师认为脑小血管病以元气亏虚为本，血瘀、痰浊、邪入络脉等为标。故在临床治疗中应总以培补元气为关键，兼以化痰祛浊、活血化瘀、搜风通络，以求邪去正安。基于脑小血管病的基本病机，何华老师在此理论基础上遣方用药，防治脑小血管病，临床上取得了理想的效果。常用药物有黄芪、人参、当归、丹参、三七粉、土鳖虫、全蝎、水蛭、牡蛎、浙贝母、石菖蒲、胆南星、远志、瓜蒌、益智仁、肉苁蓉、制何首乌等。其中人参、黄芪培补元气；丹参、三七粉、当归活血祛瘀；久病入络，全蝎、土鳖虫、水蛭为虫类药物，不仅能够

破血逐瘀，尚能入络脉，逐瘀通络，化瘀与通络并举；益智仁、肉苁蓉、制何首乌补肾健脑益智；浙贝母、牡蛎、石菖蒲、远志、胆南星、瓜蒌不仅能够消痰，且能通腑，推陈出新，荡涤一切痰浊瘀血，使血脉通畅，气血调和。诸药合用，共奏补气通络消痰之功，达到气旺、痰消、络通、脑健之目的。临床上根据不同时期相兼症状的不同，临证加减。现代医学研究证实活血化瘀中药不仅有扩张血管，降低血流阻力，增加血流，改善循环，促进代谢，抗血小板聚集，预防血栓形成的作用，且可保护细胞、稳定细胞膜、清除自由基、改善微循环功能。补肾中药可有效增强细胞能量代谢，增加胆碱能神经细胞数量与功能，强化神经营养因子表达，减少神经毒素生成，改善认知功能。

综上所述，何华老师认为对脑小血管病的防治应针对疾病的主要病因病机，并在疾病发生发展的各个阶段，根据其主要症状，视其标本虚实，辨证辨病相结合，进行有效的干预，防止进展加重，符合中医未病先防、既病防变的"治未病"学术思想。

六、帕金森病的辨证治疗经验

帕金森病是一种常见的进行性神经系统退变性疾病。中老年人居多，临床表现以进行性运动迟缓、肌强直、震颤及姿势反射障碍为主。属中医"震颤""振掉""风证"等范畴。本病多由于气血虚衰，肝肾阴亏，肝风内动，风火痰瘀所致。《素问·至真要大论》"诸风掉眩，皆属于肝"的"掉"即指震颤。

本病多由劳倦内伤、情志失调、饮食不节、先天不足等多种致病因素长期相互影响，导致肝脾肾损伤，肝肾精亏，髓海不足，累及脑髓，形成正虚邪恋，瘀血痰浊内停，虚实互见，本虚标实。随着病程的延长，病情逐渐加重，气血两虚，血瘀风动之象日益加重。从以上病因病机不难看出，虚实夹杂，但总以肝肾不足为主。治疗时应在滋补肝肾的基础上，根据病情发展的不同阶段、不同症状，辨别虚实、标本缓急轻重，表现为风动震颤明显者，治以标实为先，当从虚风、痰热、瘀血的偏盛，病情进展情况加以辨证，如肝肾亏虚，夹杂风动，或气血亏虚，气滞血瘀，肝阳上亢，阴虚风动等，酌情辨证施治，灵活达变。

1. 肝肾阴亏

年老体弱，肝肾素虚，或房事不节，摄固不慎，肝肾精血亏损，水不涵木，风阳内动，筋脉失养，发为震颤。治以滋肾阴补肝血，佐以平肝潜阳之药，方用杞菊地黄汤加生白芍、天麻、钩藤、生龙骨、生牡蛎、天冬等。

2. 气血亏虚

多因劳倦过度，饮食失调，或思虑内伤，心脾虚损，以致气血不足，筋脉失其濡养。故出现震颤，头晕眼花，肢体倦怠，舌淡胖大，脉细弱。治以益气养血，熄风通络。方用归脾汤合天麻钩藤饮加减治之。方中可酌加何首乌、枸杞子、生白芍补养肝血，佐以重镇之品如磁石、生龙骨、生牡蛎、紫石英等；若见阴虚征象，五心烦热，口干舌燥，加玄参、生地黄、知母、黄柏等。

3. 气滞血瘀

多因气机失调，气滞则血凝脑络，瘀血生，脑络阻，脑失所养，又因血瘀易生风，故出现头摇肢颤。治以活血化瘀，熄风化痰通络。方用自拟方活血化瘀消痰汤（丹参20 g，赤芍12 g，川芎15 g，石菖蒲10 g，桃仁10 g，红花10 g，厚朴24 g，怀牛膝12 g，地龙12 g，夏枯草12 g，白芥子10 g，丝瓜络20 g，生牡蛎20 g）。

4. 肝阳上亢

多由于肝郁气滞，郁久化火，火极生风，火盛炼津为痰，以致肝风挟痰上扰巅顶。故出现头晕头痛，面红目赤，肢体震颤，舌红苔少，脉弦细而滑。治以平肝熄风，化痰醒脑。方用镇肝熄风汤或羚羊钩藤汤加珍珠母、磁石、龙齿等。

5. 阴虚风动

多属心、肝、肾阴虚。心主神明，肾主脑，肝主情志，三脏功能失调，心阴虚，心血失养，则心烦失眠，躁动不安；肝为风木之脏，木赖阴精涵养，肝主筋，金以柔润为和，木少滋荣则风阳内动，风动则头摇肢颤，血不荣筋则肢体僵直等症作矣。往往因情志波动而诱发。对此类型患者，常以补益心肾、调肝治之。方用甘麦大枣汤加生地黄、麦冬、生白芍、百合、酸枣仁、桑葚、黑芝麻等。治疗本病不用重镇之品，其症状明显缓解，屡收效验。

第二节　经方应用体会

何华老师长期从事中医临床工作，主张以经典理论指导临床，以临床实践反证经典理论，在实践中学习发扬中医经典。何华老师最为推崇仲景之学，对其研究颇深，临床上常用经方获效。

一、小柴胡汤

小柴胡汤首载于张仲景的《伤寒论》，被誉为"少阳机枢之剂，和解表里之总方"。《伤寒论》第96条记载："伤寒五六日，中风，往来寒热，胸胁苦满，默默不欲饮食，心烦喜呕，或胸中烦而不呕，或渴，或腹中痛，或胁下痞硬，或心下悸、小便不利，或不渴、身有微热，或咳者，小柴胡汤主之。"原方："柴胡（半斤），黄芩（三两），人参（三两），半夏（半升，洗），甘草（炙）、生姜（各三两，切），大枣（十二枚，擘），上七味，以水一斗二升，煮取六升，去滓，再煎取三升，温服一升，日三服。"此条说明小柴胡汤证属半表半里证，为少阳胆经的病证。作为治疗"半表半里证"的佳方遗世至今，今医家若言"半表半里"必言"小柴胡汤"。从方药组成看，柴胡苦平，气质轻清，入肝胆经，可透泄少阳之邪，疏泄气机之郁滞，使少阳半表之邪得以疏泄，为君药。黄芩苦寒，气味较重，清泻少阳胆腑半里之邪，为臣药。柴胡之升散、黄芩之降泻，相伍而用，是和解少阳的基本结构，疏解少阳半表半里之邪。胆气犯胃，胃失和降，以半夏、生姜为佐药，调和胃气，降逆止呕；邪从太阳传入少阳，因正气虚损，故佐以大枣、人参健脾益气，既能扶正祛邪，又能益气以御邪内传，正气旺盛，则邪无内向之机。炙甘草为使药，既助参、枣扶正，又能调和诸药。故此方为和解之良方。

不论是前人还是时人，都多言小柴胡汤疏利少阳气机，使热势退减，邪去身安。此方对难出难转病邪的治疗时机把握重在病邪的传转状态，而不仅仅局限于少阳之中。仲景恐后人拘泥文义，故而在后文第101条强调："伤寒中风，有柴胡证，但见一证便是，不必悉具。"何华老师认为小柴胡汤为和解少阳之基本方，少阳经脉循布胸胁，位于太阳、阳明表里之间，伤寒邪犯少阳，病在半表半里，邪正相争，正胜欲拒邪出于表，邪胜欲入里并入阴，故往来寒热；邪在少阳，经气不利，郁而化热，胆火上炎，而致胸胁苦满、心烦、口苦、咽干、目眩；胆热犯胃，胃失和降，气逆于上，故默默不欲饮食而喜呕。临床应用广泛，常治疗感冒、疟疾、慢性肝炎、胆囊炎、胆汁反流性胃炎、胃溃疡等邪踞少阳、胆胃不和者。另外，何华老师认为多种致病因素均可导致少阳枢机不利，如瘀血、痰湿、湿热、气滞等，在临床实践中注重抓主症，即条文中所言"但见一证便是"，从调理气机升降的角度治疗杂症，临床应用十分灵活。若胸中烦但不呕者，为热聚于胸，去半夏、人参，加瓜蒌清热理气宽胸；若渴者，为热灼伤津耗液，去半夏，加天花粉生津止渴；腹中痛，是肝气乘脾，则去黄芩，加芍药柔肝缓急止痛；胁下痞硬，为气滞痰郁，则去大枣，加牡蛎软坚散结；心下悸，小便不利者，为水气凌心，则去黄芩，加茯苓利水宁心；若不渴，外有微热者，是表邪仍在，则去人参，加桂枝解表，温覆微汗愈；若咳者，系素有肺寒留饮，则去人参、大枣、生姜，加五味子、干姜温肺止咳。何华老师根据多年临床经验，对于小柴胡汤的加减应用体会，总结以下两个要点。

（1）据主症判断小柴胡汤证：按照《伤寒论》第263条和96条，可以将小柴胡汤的主症概括为：口苦、咽干、目眩、往来寒热、胸胁苦满、默默不欲饮食、心烦喜呕。从方证角度来辨析，往来寒热、胸胁苦满是柴胡证，口苦咽干、心烦是黄芩证，喜呕、默默不欲饮食是半夏证，人参、甘草、姜枣是为健胃扶正而设，临床根据症状应用，往往需要抓住这几个主要症状群。

（2）据病位判断小柴胡汤证：《素问·阴阳离合论》曰："太阳为开，阳明为阖，少阳为枢。"吴昆解释说：太阳在表，敷畅阳气，谓之开；阳明在里，受纳阳气，谓之阖；少阳在表里之间，转斡阳气，犹枢轴焉，故谓之枢。《说文解字》云，枢，户枢也。少阳受邪，正邪纷争，进退于表里之间，必影响开阖枢机，故少阳病病机以机枢不利所致的寒热错杂、虚实相兼为要。张仲景创小柴胡汤，以辛开苦降、补虚泻实为宗旨，达到燮理少阳、调和枢机之目的。但临床上如何判断为半表半里少阳证成为应用小柴胡汤的关键，据何华老师的经验，少阳半表半里证表现纷繁复杂，涉及症状太多，且没有特异性，临床应用时不妨用排除法，因病位之分，在人体无非在表、在里、半表半里，临证查验，确无表证，仔细辨别也无里证，便可从少阳半表半里病位施治。

（一）小柴胡汤应用验案

1. 小柴胡汤加减治疗寒热往来案

张某，男，28岁。主诉：寒热往来已半年余。患者半年前因阑尾炎，在郑州市人民医院行阑尾切除术后，出现寒热交替。热时，脱衣而热不去，但体温不高；冷时，加被而冷不解。常伴汗出乏力，劳后加重。每日发作1～2次，每次持续约1小时。一直以术后感染等治疗，症状时好时重，痛苦非常。现症见：往来寒热，汗出乏力，劳累后加重，口干，食欲不振，欲呕吐，体重明显减轻，苔薄黄，脉弦数。消化系统彩超未发现异常，尿常规在正常范围，血常规大致在正常范围，血生化在正常范围。消化道肿瘤标志物：阴性。腹部彩超：未见明显异常，胆囊壁粗糙。胸部平片：双肺纹理增强。心脏彩超及心电图：未见明显异常。肾脏彩超：未见明显异常。诊断：少阳证。治以和解少阳。处方：柴胡15 g，党参15 g，黄芩9 g，半夏9 g，竹茹9 g，生姜9 g，大枣6枚。7剂，水煎服，日1剂。药后诸症好转，为巩固疗效，上方去竹茹，加沙参12 g，又进7剂，诸症均基本消失。随访半年，未见复发。

按语：何华老师认为此病例病程已长达半年，往来寒热、食欲不振、口干、欲呕、脉弦并见，为邪入少阳之证，因苔薄黄，有热，故加竹茹凉润止呕。仲景云："有柴胡证，但见一证便是，不必悉具。"故给予柴胡汤，药到病除。

2. 小柴胡汤加减治疗功能性低热案

王某，男，32岁。主诉：低热1年余。患者1年前受凉感冒后即出现咽喉疼痛、发热，畏风怕冷，测体温38.5 ℃，查血常规提示上呼吸道感染，静脉应用抗生素1周后咽痛好转，体温降至37.5 ℃左右始终不能退却，反复查血常规及胸部平片均无异常，辗转各大医院均未查出病因，最终诊断为"功能性低热"，遂前来就诊。刻诊见患者形体瘦弱，自觉上半身及颜面部发热，身困乏力，胸脘痞闷，不欲饮食，不畏风，无怕冷，微汗出，大便黏腻不成形，舌淡，苔黄厚腻，脉弦细。患者此次就诊前曾服用中药2个月余，数易其方，效果不佳，查看既往病例，所用方剂为青蒿鳖甲汤、知柏地黄汤、三仁汤等。细问病史，患者近1个月晨起测体温均在正常范围，体温从中午时分开始升高，觉身困乏力明显，在37.5 ℃左右波动，至夜晚时分体温稍降至37.2 ℃，随之身困乏力减轻。当从少阳论治，合用利湿化浊法。以小柴胡汤加减。处方：柴胡30 g，黄芩12 g，姜半夏15 g，炒杏仁9 g，白蔻仁9 g，生薏苡仁30 g，滑石30 g，竹叶10 g，厚朴12 g，苍术12 g，藿香10 g，羌活9 g，炙甘草6 g。7剂。患者诉上方服至第3剂，周身清爽，体温已恢复正常，胃纳恢复，大便成形；7剂服完，长达1年的顽症告愈。

按语：该患者低热缠绵不愈长达1年之久，发病初期为不慎受凉感冒，经治疗后表证解除，刻诊时未见恶寒、怕冷等表证，其证已不在表，细查其症状，有明显的发病时相，即每天发热的时间为中午至傍晚，定时而发，脉弦细，此为久病邪气盘踞，郁于少阳半表半里病位之间，正邪相持，正气胜则邪却，正气无力抗邪则病进，正邪胶结缠绵难愈。少阳枢机不利，则气机升降受阻，三焦气化失常，脾胃健运失常，水液失布，聚而成痰，故纳呆、胃脘痞闷、周身困重、舌苔黄厚腻。故以小柴胡汤为主方疏解少阳枢机，恢复气化之机。因纳呆、胃脘痞闷、周身困重、舌苔黄厚腻，一派湿热胶结之象，故只取小柴胡汤之主药柴胡、黄芩、半夏清轻透邪，不用人参、大枣滋腻碍胃之品；减去生姜，恐助其阳热。湿热胶结，若不化其湿，则邪气难去，故合以三仁汤化湿利湿，苍术、藿香芳香化浊；加羌活祛湿止痛，是为周身困重而设。方证相应，故取效迅速。

3. 小柴胡汤加石膏汤治疗外感后发热不退案

王某，男，25岁。患者1周前不慎受凉后感冒，发热39 ℃，怕冷无汗，周身困重疼痛，遂到当地诊所求诊，诊断为"上呼吸道感染"，给予静脉滴注抗生素，口服解热镇痛药，用药后蒙被发汗，汗出较多，汗后体温降至38.5 ℃，怕冷、身体疼痛较前稍减，乏力、胸闷、纳差，服用解热镇痛药物后体温降至正常，停用数小时后体温又回升至38.5 ℃左右。遂来寻求中医治疗。刻诊见微怕冷，恶风，发热，乏力，胃脘痞闷，纳差，舌质红，苔薄黄，脉弦细数而无力。辨证为少阳阳明合病，邪气入里，盘踞半表半里之间，且有化热入阳明之象。予小柴胡加石膏汤。处方：柴胡30 g，黄芩12 g，姜半夏15 g，党参15 g，生石膏30 g，生姜10 g，大枣10 g，炙甘草6 g。3剂。上方服1剂后，患者身发寒战，汗出热退，知饥索食，身体轻快；3剂服完，病愈。

按语：外感疾病的发展规律与治疗，总不出《伤寒论》六经辨证的范围。一般来说，外感疾病初期邪在太阳，症状表现一般为发热恶寒、头痛、脉浮等，此时若用药得当，即可表解汗出而病愈；若用药失当，或邪胜正虚，或护理不当，则汗出而病不去，继而入里传变。本案患者初期似为太阳伤寒表实证，若辨证运用麻黄剂如麻黄汤、桂枝二越婢一汤、葛根汤等加减，应该可一剂而愈。但风寒外束，又用输液治疗，寒凉冰伏邪气，且用解热镇痛药物，发汗太过，导致体液丢失，气津两伤，正气不足，邪气入里，此为治疗外感病所忌。正如桂枝汤条文下服法"微似有汗者益佳，不可令如水流滴，病必不除"，因小柴胡汤病机为"血弱气尽，腠理开，邪气因入"，故病邪更深一层，踞于少阳之位，正邪交争，胜负难分，此时胃纳减、身困乏力、脉象重按不足，当为正气亏虚，故以小柴胡汤和解少阳，扶助正气，透邪外出。舌红、苔黄，已有入阳明化热之象，故加生石膏清阳明之热。服药后，正气来复，抗邪有力，发热寒战即是正邪斗争的反应，正气胜邪，故汗出病愈。小柴胡加石膏汤是我国著名经方家胡希恕先生惯用的处方。临床上外感失治、误治者，正邪进退，僵持于少阳半表半里者颇多，应用小柴胡汤加减方的机会较多，若能谨守病机，自能左右逢源，应手取效。

4. 小柴胡加减治疗胸痹案

程某，女，64岁。患者于1个月前突然出现胸部闷痛，夜间加重，伴心烦，咳吐白色黏痰，双侧胁肋部胀闷。查胸部CT提示双肺底轻度感染，应用抗生素治疗后症状不见缓解，又行心脏冠脉CT血管成像（CTA）及冠状动脉造影，提示冠状动脉轻度狭窄，给予扩冠、抗血小板治疗后诸症均未减轻，遂来求治于中医。刻诊见患者胸部胀闷，时时叹息，心烦不宁，痰多而黏，夜间入睡困难，夜间频繁早醒，纳可，小便黄短，大便偏干，查舌质红，苔黄厚腻，脉弦滑有力。中医诊断为胸痹，辨证为少阳枢机不利，痰热扰心，予小柴胡汤合小陷胸汤、栀子豉汤加减。处方：柴胡24 g，黄芩9 g，姜半夏15 g，炙甘草6 g，全瓜蒌30 g，黄连9 g，生栀子12 g，淡豆豉12 g。7剂。

7日后患者复诊，诉诸症均减，唯见胃脘部痞闷及双侧胁肋部时有胀闷不适，查舌质淡红，苔薄白，脉弦细无力。辨证为少阳枢机不利，脾虚气滞，予小柴胡汤合橘枳姜汤加减。处方：柴胡24 g，黄芩9 g，姜半夏15 g，炙甘草6 g，西洋参9 g，陈皮15 g，枳实10 g，生姜9 g，大枣9 g。7剂，以善后收功。

按语：足少阳经循行人体两侧及胸部，患者胸部及双侧胁肋部胀痛，伴情志抑郁不舒，显然为少阳枢机不利、肝胆气郁之象，故用小柴胡汤和解少阳，调整气机。患者同时伴见舌苔黄腻、咳吐白色黏痰、夜眠差，为痰热蕴结胸中，痰热扰神之故，故合用小陷胸汤、栀子豉汤宽胸利气、清胸膈烦热，如此合方治之，痰热解，烦热除，则顽疾获愈。

5. 小柴胡汤加减治疗口苦案

宋某，男，42岁。患者10年前出现口苦，晨起明显，口中黏腻不爽，当时并未在意，自行购买"龙胆泻肝丸""鸡骨草胶囊"等，服用后口苦减轻，停服后症状又渐渐加重，如此反复10余年未愈。近1个月来口苦较前明显，口气重浊，口中黏腻不爽，夜间常因口苦而醒，醒后入睡困难，遂来求诊。刻诊见症状如前述，纳可，无其他不适，查舌质红，苔黄腻而干，脉弦。中医诊断为口苦，辨证为少阳郁火，痰热中阻，予小柴胡汤合黄连温胆汤、五叶芦根汤加减。处方：柴胡24 g，黄芩9 g，姜半夏15 g，黄连9 g，生大黄5 g，陈皮15 g，枳实10 g，竹茹10 g，枇杷叶9 g，藿香9 g，佩兰9 g，薄荷6 g，干荷叶9 g，芦根30 g。7剂。

7日后患者复诊，诉仍口苦，口中黏腻稍减，舌质红，苔黄厚腻，脉弦细。继续予原方15剂。患者三诊诉口苦较前明显减轻，口中已无黏腻感，夜间未再因口苦而醒，纳眠可，二便正常，舌脉同前。上方去生大黄，继续服用15剂。患者四诊见口苦较前明显减轻，仅在晨起口苦，口中已无黏腻感，查舌质淡红，苔薄黄稍腻，脉弦细。原方仍以小柴胡汤加减，酌减清热化痰药物。处方：柴胡24 g，黄芩9 g，姜半夏15 g，黄连9 g，陈皮10 g，竹茹10 g，藿香9 g，佩兰9 g，薄荷6 g。7剂，以善后收功。1个月后随访患者，上方服完，口苦未再发作。

按语：口苦一证，在《素问·奇病论》中即有专门论述："口苦者，病名为何……病名曰胆瘅……此人者，数谋虑不决，故胆虚，气上逆而口为之苦。"明确指出胆热、肝热是形成口苦的原因。患者口苦出现数十年之久，服用龙胆泻肝丸等清利肝胆湿热的成药有效，即能说明为肝胆火郁引起，但为何服用此类中成药只能缓解症状而不能获得根治？究其原因是只看到病机一角，口苦虽以肝胆火郁为根本，但常常忽略兼症的病机，患者来诊时见口气重着，舌红，苔黄腻而干，脉弦，除肝胆火郁之外，尚有痰热中阻之象，且火盛伤阴，阴不足则火愈炽，故治疗非苦寒直折所宜，因而以小柴胡汤为基础清泻肝胆郁火，调畅气机，合黄连温胆汤清化痰热，复加藿香、佩兰、薄荷、干荷叶、芦根（清代薛生白之《湿热病篇》中五叶芦根汤加减）宣化湿浊、流畅气机、芳香祛秽，可令口中清爽。针对病机，诸方联合应用，故获良效。

6. 小柴胡汤加减治疗顽固性嗳气案

李某，女，65岁。患者于3年前无明显诱因出现频频嗳气，空腹及餐后均如此，用手揉按身体任何部位均能引起嗳气发作，餐后胃脘部痞闷，纳眠正常，大小便无异常。反复检查喉镜及胃镜均未发现异常，诊断为"癔球症"，给予抗抑郁药物治疗3个月症状稍有缓解，仍嗳气较多，求治于某中医院中医内科，中药汤剂间断服用1年余，多为疏肝理气和胃之品，如柴胡疏肝散、逍遥散等方剂加减，症状未见好转。刻诊见患者嗳气频频，呃声不断，胃脘部痞闷，恶心欲呕，纳眠正常，二便正常，舌质暗红，苔薄白，脉弦细。中医诊断为嗳气，辨证为少阳枢机不利，给予小柴胡汤合颠倒木金散加减。处方：柴胡24 g，黄芩12 g，姜半夏15 g，人参10 g，郁金18 g，木香9 g，姜黄9 g，炙甘草10 g，生姜9 g，大枣9 g。7剂。上方服完，嗳气除，胃脘部痞闷减轻。效不更方，上方继续服用7剂善后收功。

按语：气机调和，则人体安和；若气机受阻，则气机逆乱，百病由生。脾胃虽为气机升降之关键，但脾胃气机升降则有赖于少阳枢机舒达。少阳枢机郁遏，脾胃气机升降失调，则嗳气、腹胀、胁痛之症蜂起。此例患者，频繁嗳气，周身气机流通不畅，且胃脘部痞闷，苔白，脉弦细，均为少阳枢机不利，牵连至脾胃气机失调。故用小柴胡汤调畅少阳枢机。因患者嗳气较甚，且气滞日久，影响血行，见舌质暗，故合用颠倒木金散加姜黄，如此则气机畅，嗳气除。

（二）小柴胡汤与经方、时方的合用

小柴胡汤是《伤寒论》中最为常用的经方之一。在临床内科杂病及妇、儿、五官等科病证中应用广泛。由于小柴胡汤独有"和解"的功效，故历代医家对其颇多重视。有的经方医家所用处方有二分之一是小柴胡汤类方。小柴胡汤的作用机制是：和解表里以平衡营卫，疏散胆热以顺和胃气，攻补兼施以扶正祛邪，寒热并用以除瘀滞。仲景曾云："但见一证便是，不必悉具。"临床常用于感冒、慢性胃炎、慢性食管炎、慢性胆囊炎、慢性肝炎、过敏性鼻炎、口腔溃疡、神经性耳聋（耳鸣）、神经症（头痛、头晕）、自主神经功能紊乱、围绝经期综合征及亚健康状态等。何华老师常常将小柴胡汤与其他经方或时方合用，临床灵活化裁。

1. 小柴胡汤合四物汤

四物汤见于《仙授理伤续断秘方》，功能补血调血，主治营血虚滞证，症见心悸、失眠、头晕目眩、月经不调等；小柴胡汤主治月经期感冒，特别是虚劳日久、时发寒热女性之月经期感冒，又可用于治疗"热入血室"证。小柴胡汤与四物汤合用，经期服用可除寒热，亦不会留滞经血，影响月经运行。

2. 小柴胡汤合葶苈大枣泻肺汤

葶苈大枣泻肺汤见于《金匮要略·肺痿肺痈咳嗽上气病脉证治》，主治"喘不得卧"之肺痈，具有泻肺利水之效，方取炒葶苈子10～15 g，大枣10枚（切开）。小柴胡汤与葶苈大枣泻肺汤合用，对控制呼吸道炎症，如结核性胸腔积液、肺部感染等，起效迅速，若加入半枝莲15 g，鱼腥草30 g，效果更好。

3. 小柴胡汤合玉屏风散

玉屏风散见于《世医得效方》，由黄芪30 g、防风10 g、白术15 g三味组成，主治风邪久留不散，以及卫虚自汗不止，是常用的固表止汗、预防感冒的良药。小柴胡汤与玉屏风散合用，增强了护卫御风的能力，对有慢性肝炎、慢性胆囊炎、慢性胰腺炎等疾病且常患感冒者，具有预防与治疗的双重作用。

4. 小柴胡汤合苓桂术甘汤

苓桂术甘汤为健脾除湿之主方，取茯苓12 g，白术6 g，桂枝9 g，生、炙甘草各6 g。小柴胡汤与苓桂术甘汤相合，具有和解表里、健脾渗湿的功效。凡患慢性胆囊炎、慢性胃炎及妇女白带较多者，可以考虑选用此类方治疗。白带多者，要加入生薏苡仁、黄柏、败酱草等，以增强健脾祛湿的功效。

5. 小柴胡汤合二仙汤

二仙汤组成为知母10 g，黄柏6 g，当归10 g，巴戟天10 g，仙茅10 g，淫羊藿10 g，主治女性围绝经期综合征之阴阳失调、阴虚火旺证。小柴胡汤与二仙汤合用，具有清解血热、调节营卫、解郁安神的作用，可治疗女性在围绝经期患月经先期，时时眩晕，经期伴有低热者。

6. 小柴胡汤合五苓散

小柴胡汤合五苓散俗名"柴苓汤"，出自清代《沈氏尊生书》，由小柴胡汤与五苓散（茯苓9 g，猪苓9 g，泽泻15 g，白术9 g，桂枝6 g）组成。原方主治阳明经疟疾，后世医家用于治疗普通感冒之小便不利、寒热往来等症；用于小儿急性肾小球肾炎之水肿，亦有良好效果。如果加入玉米须、白茅根，效果更好。

7. 小柴胡汤合四消饮

四消饮为临床常用消食方，由神曲15 g、山楂15 g、麦芽15 g、焦槟榔15 g组成。与小柴胡汤合用，增强了消食化痰的作用，是治疗伤风感冒夹食夹痰证之良方，尤其是小儿痰饮多由伤食而致，消食是治疗小儿咳痰之大法。小儿伤风夹食夹痰证，用小柴胡汤合四消饮，多获良效。

8. 小柴胡汤合桂枝汤

小柴胡汤合桂枝汤即《伤寒论》之柴胡桂枝汤。小柴胡汤和解少阳之邪，桂枝汤解除肌表之邪，正如明代卢之颐所说："小柴胡复桂枝汤各半，凭枢叶开，并力回旋，外入者内出，上下者下上矣。"此方除常用于感冒之寒热外，还用于小儿癫痫、小儿多动症。

9. 小柴胡汤合升陷汤

升陷汤出自张锡纯《医学衷中参西录》，方由黄芪15 g、知母10 g、柴胡6 g、升麻6 g、桔梗10 g组成，主治气短不足以息之大气下陷证，常见于大病之后，元气未复，或素体虚弱，尤以肺脾之气虚证候为主者。小柴胡汤与升陷汤配伍，对于患有慢性消化系统疾病者，如慢性胃炎、慢性胆囊炎、慢性肝炎、慢性肠炎及慢性支气管炎、肺气肿等，具有升清降浊、恢复元气、理顺气机之功效。

10. 小柴胡汤合小建中汤

小建中汤由白芍18 g、桂枝9 g、炙甘草6 g、生姜10 g、大枣4枚（切开）、饴糖30 g组成，主治虚劳腹痛。小柴胡汤与小建中汤合用，适于肝胃不和、虚劳里急、腹部隐隐作痛者，如慢性胃炎、消化性溃疡，有明显气滞、寒凝者。有血亏之象者，可加入阿胶粉冲服。

11. 小柴胡汤合丹参饮

丹参饮（丹参30 g，檀香5 g，砂仁5 g）出自陈修园《医学三字经》，主治心腹诸痛，即临床上常见的心胃并痛（或叫作胃心综合征）者。小柴胡汤与丹参饮合用，具有行气解郁、化瘀止痛之效，常用于患有冠心病合并慢性胃炎或慢性胆囊炎者，表现为胸脘隐隐作痛，食欲不振，呃逆，心下痞满。

12. 小柴胡汤合二神丸

二神丸由补骨脂10 g、肉豆蔻10 g组成，出自《普济本事方》，主治脾肾虚寒之食后腹泻或五更泻。小柴胡汤与二神丸合用，临床上常常用于慢性腹泻，中焦又有肝胆郁滞证，如表现为胁肋胀满，纳呆欲呕，腹痛隐隐等，必见舌苔滑腻，脉象弦细。

13. 小柴胡汤合当归芍药散

当归芍药散由当归9 g、芍药15 g、茯苓6 g、白术6 g、泽泻18 g、川芎18 g组成，具有和解营卫、养血祛湿、清热调经的作用。小柴胡汤与当归芍药散合用，主要用于女性围绝经期月经量少，皮肤干燥，头发脱落，面色黄褐，精神疲惫，性冷淡，或用于女性慢性自身免疫性疾病等，可以说是女性围绝经期的保健方药，临床常用。

14. 小柴胡汤合黄连温胆汤

黄连温胆汤（黄连9 g，半夏9 g，陈皮9 g，茯苓12 g，生甘草9 g，生姜6 g，枳实9 g）具有清热和胃、降逆止呕、除烦安神之效。小柴胡汤与黄连温胆汤合用，可以使肝胆舒利、脾胃安和、神志安宁。用于肝胆不舒、湿热内扰之证，如慢性肝炎、慢性胆囊炎、慢性胃炎、围绝经期综合征及抑郁症，随证加减，可以收到比较满意的效果。

15. 小柴胡汤合三金汤

三金汤即郁金10 g，金钱草10~30 g，川楝子（金铃子）10 g，为常用的清肝利胆止痛剂。小柴胡汤与三金汤合用，主要用于胆囊炎、胆结石等疾病。而慢性胃炎、消化性溃疡属于虚寒证者，不宜用此组合方。

二、麻黄连翘赤小豆汤

麻黄连翘赤小豆汤出自《伤寒论》第262条，原文谓："伤寒，瘀热在里，身必黄，麻黄连翘赤小豆汤主之。"本方由麻黄二两（去节）、连翘二两（连翘根是）、杏仁四十个（去皮尖）、赤小豆一升、大枣十二枚（擘）、生梓白皮一升（切）、生姜二两（切）、甘草二两（炙）组成。此条文的原意为外有寒邪，内有湿热，湿热停滞发为黄疸而设。方中麻黄既走太阳皮表发散寒湿，又行膀胱腑利水；连翘解表清热，张锡纯称其发汗甚绵长；赤小豆淡渗利水，又有活血消痈作用；杏仁、生桑白皮（代替生梓白皮）降肺清热利水；生姜、大枣、甘草具有护中、畅中作用。诸药合用，能辛散解表，宣发郁热，使湿热从肌表和小便外泄。成无己《注解伤寒论》云："湿热相交，民多病瘅。瘅，黄也。伤寒为寒湿在表，发黄为瘀热在里，与麻黄连翘赤小豆汤除热散湿。"清代胡嗣超言："寒郁于表，热瘀于里，故用表里兼治法。"本证为内外邪气杂合而成，故其最佳适应证为风寒束肺、湿热内蕴之证。实际上，在临床运用中，本方有无外邪均可应用，如《伤寒论》中麻杏石甘汤，"汗出而喘，无大热"，麻黄作用为散邪平喘，并非解表，麻黄连翘赤小豆汤中运用麻黄亦是此理。

何华老师擅长运用本方治疗皮肤相关疾病，如银屑病、慢性湿疹、急慢性荨麻疹、接触性皮炎、痤疮、药疹、黄褐斑等。她认为，皮肤病基本病邪为风湿热燥，病邪偏重不同，症状各异。偏于风者，痒感明显；偏于湿者，疹高起而潮润；偏于热者，皮色鲜红而灼热；偏干燥者，干枯脱屑明显。皮病在经，属于太阳表，肺主皮毛，故在脏与肺密切相关。麻黄连翘赤小豆汤与皮病风湿热燥的病机相合，凡是符合此病机者多可收良效。

如治疗患者王某，女，22岁，大三学生，近2个月面部痤疮严重，红肿连片，兼有脓点，大便干，舌红，苔薄黄，脉细稍数。诊断为痤疮，湿热蕴肤证。处方：麻黄6 g，连翘15 g，金银花20 g，赤小豆20 g，桑白皮15 g，火麻仁20 g，生姜20 g，大枣10 g，生甘草10 g。7剂，水煎服，日1剂，早晚分服。服药1周后复诊，患者面部痤疮消散明显，红肿减轻，脓点仅有数个，已无大便干结，舌淡，苔薄稍黄，脉细。患者自己亦觉疗效之快超乎预料。上方去火麻仁，加用黄芪20 g，继续服用。半个月后再次复诊，面部脓点及疹尽消，痘痕较前消散。告之，可停药；注意生活规律，清淡饮食，适当锻炼身体。

张某，女，33岁，自由职业。半年前无明显诱因出现肢体风团，皮肤划痕明显，余无明显不适，舌红绛，苔薄黄，脉稍数。诊断为慢性荨麻疹，风湿热证。予麻黄10 g，连翘20 g，荆芥10 g，赤芍20 g，赤小豆20 g，桑白皮15 g，生姜20 g，防风20 g，乌梅10 g，大枣10 g，生甘草10 g。7剂，水煎服，日1剂，早晚分服。服药1周后患者复诊，风团仍有新出，但面积及高度较前减少。效不更方，继续予此方加减治疗2个月，皮肤风团及划痕症状完全消失。1年后随访无复发。

三、小青龙汤

小青龙汤出自张仲景《伤寒杂病论》，原方由麻黄（去节）三两，芍药三两，细辛三两，干姜三两，甘草（炙）三两，桂枝（去皮）三两，五味子半升，半夏（洗）半升所组成。《伤寒论》第40条曰："伤寒表不解，心下有水气，干呕，发热而咳，或渴，或利，或噎，或小便不利、少腹满，或喘者，小青龙汤主之。"第41条曰："伤寒，心下有水气，咳而微喘，发热不渴。服汤已，渴者，此寒去欲解也，小青龙汤主之。"《金匮要略·痰饮咳嗽病脉证并治》曰："病溢饮者，当发其汗，大青龙汤主之，小青龙汤亦主之。""咳逆倚息，不得卧，小青龙汤主之。"《金匮要略·妇人杂病脉证并治》曰："妇人吐涎沫，医反下之，心下即痞，当先治其吐涎沫，小青龙汤主之。"

小青龙汤证为外寒内饮之证，方中麻黄解表散寒，宣肺平喘；桂枝解肌温经，温化水饮；半夏降逆化痰止咳，且有醒脾燥湿之功；干姜温肺散寒，温阳化饮；细辛辛散通阳化饮；五味子敛降肺气；芍药敛阴调营；甘草补益中气。全方合用，解表蠲饮，止咳平喘。使用小青龙汤要抓住"外寒"与"内饮"两个基本病机，其外在的典型临床表现可简单地归纳为水样的鼻涕、水样的痰，见此症状可认为为外寒内饮证。对于小儿咳喘，听诊肺部有湿啰音者亦可使用本方治疗。小儿稚阴稚阳，变证最速，外寒很快可化为内热，热于饮结，则烦躁而喘，《金匮要略·肺痿肺痈咳嗽上气病脉证治》云："肺胀，咳而上气，烦躁而喘，脉浮者，心下有水，小青龙加石膏汤主之。"对于气分化热者，可在小青龙汤基础上加用石膏清热。

现代药理研究表明，小青龙汤中的君药麻黄，含有生物碱类、黄酮类、挥发油、多糖、酚酸类等多种成分，具有发汗，利尿、镇咳、平喘、抗过敏、升高血压、兴奋中枢神经系统、解热、抗病毒及影响神经肌肉传递等作用。何华老师在临床中并不拘泥，应用广泛，疗效确切，多用于治疗慢性支气管炎、过敏性鼻炎、支气管哮喘、慢性阻塞性肺气肿、肺心病及慢性支气管炎急性发作等肺系疾病。

如治疗患儿张某，10月龄，体重11.5 kg，2018年2月8日来诊。病咳嗽喘10余日，无痰，喉中鸣响，饮食不佳。其亲戚家有一子，症状类似。此则冬伤于寒，玄府不开，内脏娇嫩，弱阳不足以驱寒，致使肺气不宣，日久肺部必有郁热，用小青龙合泻白散加减。处方：麻黄3 g，细辛3 g，姜半夏6 g，甘草6 g，五味子5 g，杏仁6 g，肉桂5 g，白芍6 g，桑白皮10 g，桔梗5 g，款冬花6 g，木香6 g，生姜3片，大枣2枚。2剂，煎成后，放温，不时服之，两人均愈。

四、柴胡桂枝干姜汤

柴胡桂枝干姜汤为寒热并用的方剂，属于和方范畴，原方为："柴胡（半斤），桂枝（三两，去皮），干姜（二两），瓜蒌根（四两），黄芩（三两），牡蛎（二两，熬），甘草（二两，炙），上七味，以水一斗二升，煮取六升，去滓，再煎，取三升，温服一升，日三服。初服微烦，复服汗出便愈。"本方出自《伤寒论》第147条："伤寒五六日，已发汗而复下之，胸胁满微结，小便不利，渴而不呕，但头汗出，往来寒热，心烦者，此为未解也，柴胡桂枝干姜汤主之。"本条为少阳病兼水饮内结之证，柴胡桂枝干姜汤可视为小柴胡汤的变方。往来寒热说明表证未解，少阳包括足少阳胆和手少阳三焦，少阳胆含木火之气，枢机不利，胆火不降，升腾于上，故但头汗出；木郁火旺故心烦；三焦不畅，故胸胁满微结；三焦又为水液代谢枢纽，水液下行不能，故小便不利；因病在三焦而不在胃，故不呕；汗、下两法均可伤人体津液，再加三焦不畅，津液不能上潮，故口渴。总之，本方病机总属外邪兼有胆热、脾寒，阴液损伤。

寒热往来说明虽已经用汗、下两法，但外证未尽解，故用柴胡转少阳，桂枝开太阳，以使表和；黄芩清不降之胆火；干姜、甘草辛甘化阳，温三焦之寒湿以助气化；天花粉（瓜蒌根）、牡蛎滋阴润燥散结，补已亏之阴液。全方具有散表邪、清胆火、温三焦、补津液的作用。

另外，本方也见于《金匮要略·疟病脉证并治》附方中："治疟寒多，微有热，或但寒不热，服一剂如神。"即本方亦可用于少阳枢机不利往来寒热之疟疾，因其中含有桂枝及干姜，所以可以治疗疟疾病性偏寒者。何华老师认为凡是符合太少两感之病机者均可应用，临床常用其治疗痤疮、湿疹等皮肤疾病。对于皮肤疾病，其常见病邪为风湿热燥，其病变在太阳皮表，内合于太阴肺。柴胡桂枝干姜汤中柴胡、桂枝具有开表作用，又有疏肝作用，脾病久者多有肝郁不疏的情况，用此两药则一举两得；干姜配甘草可健脾通三焦、助气化以利于湿邪消散；天花粉滋阴润燥，对于燥甚，皮肤脱屑者尤宜；牡蛎具有软坚散结作用，对于痤疮及湿疹已成之瘢痕，具有软化及消散作用。跟诊所见，何华老师屡用本方获效，为其治疗皮病常用方剂之一。另外何华老师常用本方治疗胃肠型感冒、咳嗽变异性哮喘、抑郁症、溃疡性结肠炎、胆囊炎、更年期综合征、肠易激综合征、反流性食管炎等多种疾病。

五、瓜蒌剂

胸痹是以胸部闷痛，甚则胸痛彻背，喘息不得卧为主症的一种疾病，轻者仅感胸闷如窒，呼吸欠畅，重者则有胸痛，严重者心痛彻背，背痛彻心，甚至危及生命。胸痹相当于现代医学的冠心病、心绞痛、肺心病等病证，为临床上的常见病、多发病，具有发病率高、死亡率高的特点，严重危害人们身心健康。关于胸痹的记载最早见于《内经》，《灵枢·五邪》记载"邪在心，则病心痛"。张仲景首次提出"胸痹"病名，《金匮要略·胸痹心痛短气病脉证治》曰："胸痹之病，喘息咳唾，胸背痛，短气，寸口脉沉而迟，关上小紧数""胸痹不得卧，心痛彻背"。张仲景将胸痹病因病机归纳为"阳微阴弦"，即上焦阳气不足，下焦阴寒气盛，认为本病为本虚标实之证。在治疗上，根据不同证候，制定了瓜蒌薤白白酒汤等九张方剂，以取"宣痹通阳"之效，其中含有瓜蒌的方剂有三方，分别为瓜蒌薤白白酒汤、瓜蒌薤白半夏汤、枳实薤白桂枝汤。

何华老师认为胸痹的病性为本虚标实，本虚为心的气血阴阳亏虚，可兼及肺、肝、肾、脾等脏腑，标实主要为痰浊、瘀血。痰浊瘀血阻塞冠状动脉血管引起心血管狭窄，即中医所说的心脉痹阻，心血管狭窄后，进一步影响心的供血和供氧，从而影响心功能，造成一系列心功能失调症状。因此，对于胸痹的治疗，涤痰化瘀通脉以复心血，为治疗胸痹的基本原则。

瓜蒌为治疗胸痹的要药，张锡纯言瓜蒌"能开胸间及胃口热痰"，何华老师言瓜蒌可化一身之痰，其上走肺心，化心肺之痰，治疗咳嗽、咯黄痰及胸痹；中走胃腑，治疗胃脘痰热；下走肠腑，除燥热便结；外走脉络，消脉络痰阻。薤白为辛温之品，《本草求真》谓其"味辛则散，散则能使在上寒滞立消；味苦则降，降则能使在下寒滞立下；气温则散，散则能使在中寒滞立除；体滑则通，通则能使久痼寒滞立解。是以下痢可除，瘀血可散……胸痹刺痛可愈"，具有理气宽胸、通阳散结的作用。《金匮要略》瓜蒌剂三方均含有瓜蒌和薤白二药，说明此二药为治疗胸痹要药，可视为化痰散结药对。现代药理研究表明，瓜蒌具有扩张冠状动脉作用，可增加心肌血流量，提高心肌细胞耐缺氧能力。薤白具有抗动脉粥样硬化、抗氧化、抑制血小板凝集的作用。二者分别从不同的方面发挥保护心肌细胞的作用，合用可协同增效。在具体应用上，对于兼有瘀血者，可加用丹参、川芎、赤芍、红花、降香、郁金等；气虚症状明显者，可合用补中益气汤；口苦、咽干有胆火征象者，合用小柴胡汤；中焦湿热重者，加用黄连、黄芩；大便秘结者，加用大黄、虎杖；舌苔浊腻，食积明显者，可合用保和丸。

如治疗患者马某，男，56岁，郑州市人。稍动则心慌、胸痛，食纳不佳，两胁胀满，面色晦暗，口唇发绀，不能远距离及快速行走。冠脉造影显示心血管广泛狭窄。某医院建议行心脏搭桥手术，患者经济条件不佳，兼之对手术有恐惧感，故要求用中医治疗，予枳实薤白桂枝汤加减以涤痰化瘀通脉。拟方：枳实15 g，薤白20 g，桂枝15 g，清半夏10 g，瓜蒌皮20 g，厚朴15 g，川芎20 g，赤芍30 g。7剂。患者7剂药服完自觉心闷痛症状缓解。继以此方加减服用3个月，患者病情稳定，但步行较远及行重体力劳动时仍可诱发胸闷痛不适。处方：瓜蒌皮30 g，丹参30 g，川芎30 g，赤芍30 g，清半夏10 g，甘松10 g，炒白术15 g，薤白10 g，五灵脂20 g，炒蒲黄10 g。7剂，泛水丸，早中晚各服用10 g。服用1年后电话随访，患者诉无明显不适，已外出务工，但仍坚持服用丸药。何华老师运用瓜蒌剂治疗胸痹病效果良好，所谓"汤者，荡也，去大病用之""丸者，缓也，舒缓而治之也"，对于病情较轻者，可制丸药服用，病情重者可服用汤药1～3个月，待病情稳定后，再继以丸药长期服用，以期缓解病情。

六、黄芪桂枝五物汤

1. 黄芪桂枝五物汤概说

黄芪桂枝五物汤出自《金匮要略·血痹虚劳病脉证并治》，曰："血痹，阴阳俱微，寸口关上微，尺中小紧，外证身体不仁，如风痹状，黄芪桂枝五物汤主之。"原方："黄芪三两，芍药三两，桂枝三两，生姜六两，大枣十二枚，上五味，以水六升，煮取二升，温服七合，日三服。"本方是治疗血痹证的代表方剂，主治素体虚弱，微受风邪，邪滞血脉，凝涩不通致肌肤麻木不仁之血痹。方中黄芪甘温，补气升阳，益卫固表，补在表之卫气，为君药。桂枝辛甘温，祛风散寒，温通经脉，与黄芪配伍，益气温阳，和血通经。桂枝得黄芪，益气而振奋卫阳；黄芪得桂枝，固表而不致留邪。芍药养血和营而通血痹，与桂枝合用，调营卫而和表里，两药为臣。生姜辛温，疏散风邪，以助桂枝之力。大枣甘温，养血益气，以资黄芪、芍药之功；与生姜为伍，又能和营卫，调诸药，以为佐使。方药5味，配伍精当，共奏益气温经、和血通痹之效。现代药理研究表明，黄芪桂枝五物汤对提高免疫力、增强细胞生命力和抵抗力、预防脑栓塞、镇痛、镇静和解热、抗病原微生物、促进消化系统功能等有积极影响。

何华老师临床运用黄芪桂枝五物汤，取其补气温阳、通络行痹、活血开窍之效，治疗病证较为广泛，如脑供血不足、面神经麻痹、末梢神经炎、产后病、胃痛胃痞等，均取得显著疗效，具有较高的使用价值。凡临床上出现以肌肤麻木不仁或疼痛、四肢不温、脉无力等为主要表现者，皆可使用本方加减治疗。如若气虚甚者，重用黄芪，加党参益气固表；产后或月经后而见肌肤麻木者，加当归、川芎、鸡血藤养血和血通络；阳虚肢冷者，加附子、细辛温阳散寒；风邪偏盛者，加防风、防己祛风通络；兼血瘀者，加桃仁、红花活血通络。

何华老师善于运用黄芪桂枝五物汤治疗中风后遗症。中风病起病急剧，症状多端，变化迅速，与风性善行而数变的特征相似，中风病后约有80%的患者遗留有不同程度的后遗症，以面瘫、偏瘫最为常见，影响患者的运动功能与生存质量。中风的病机或因禀赋不足，或因年老体衰，或因劳倦内伤，或因久病体虚，导致元气亏虚，气血衰少；故进入恢复期后，中风患者的特点为阳气虚衰，气血不足，痰瘀痹阻经络，经脉失养。总的来说，病机为营卫虚弱，脉络瘀阻。何华老师经过多年临床实践，针对中风的证型研究表明，气虚血瘀证为中风最常见证型，可贯穿中风病始终，尤以恢复期为著。临床上可以此方应对各科疾病，一般来说，此方主要适用于舌淡、苔白、脉弱等虚证，但此方药味组成多为平和之品，仅桂枝一味性质甘温，故临床上只要查无明显火热征象，均可随证加减应用。

2. 黄芪桂枝五物汤加减治疗类风湿性关节炎

王某，女，34岁。5年前出现双手指疼痛，晨起僵硬，约半小时后始能活动，遇冷则疼痛加重，平素畏冷汗出，手足冰凉，喜温恶寒，喜热饮。在当地医院检查确诊为"类风湿性关节炎"，一直口服羟氯喹、泼尼松等药物治疗，症状缓解不明显，来门诊求治。刻诊见患者畏风怕冷，汗出，双手指疼痛难忍，四肢冰凉，鼻塞流清涕，无发热等症，查舌质淡白，苔薄白，脉沉细无力。中医诊断为痹证，证型为血虚寒凝，营卫不和。予黄芪桂枝五物汤合活络效灵丹加减。处方：生黄芪30 g，桂枝12 g，赤芍15 g，生姜10 g，大枣10 g，乳香10 g，没药10 g，丹参30 g，当归10 g，羌活10 g，苍术10 g，桑枝10 g。15剂。

二诊：患者双手指疼痛较前稍微减轻，汗出明显减少，鼻塞流清涕，仍晨僵，手足畏冷明显，舌脉同前，予上方加黑附子10 g（先煎1小时），15剂。

三诊：诉双手指关节较前明显减轻，已无自汗出，鼻塞流涕好转，仍晨僵，手足已不甚畏冷，舌脉同前，效不更方，前方继续服用15剂。

四诊：诉双侧手指疼痛较前明显好转，无自汗，鼻塞流涕痊愈，手足转温，舌淡红，苔薄黄，脉沉细。予右归丸合黄芪桂枝五物汤合方，改汤为小蜜丸常服以巩固治疗。

按语：患者平素畏冷怕风，阳虚体质可知，查其舌淡苔薄白，脉沉细无力，双手指疼痛，遇冷则甚，当是血虚寒凝经脉，卫表不固，风寒邪气趁机侵入，留滞于肌肤着而不去。鼻塞流涕为风寒外束，肺气不利之象。用黄芪桂枝五物汤加减，重用黄芪与桂枝，黄芪益气固表，桂枝发散风寒，且能温经止痛，如此则风寒外散，卫气固密，则外邪难以入侵。患者舌脉虽见明显血瘀之象，但手指疼痛较甚，痛处固定不移，且病情日久，故以赤芍易白芍，以增强活血通络之力，当归、丹参、乳香、没药合用，即为张锡纯《医学衷中参西录》中名方活络效灵丹。方中当归补血养血，活血不伤正；丹参活血化瘀，兼以养血；乳香、没药行气活血止痛。与黄芪桂枝五物汤合方用之，功擅益气补血、活血通阳、通络止痛。苍术气味雄烈，燥湿祛风，因患者主要病变位置在手指，故用羌活、桑枝祛风除湿止痛，引药上行。二诊时虽疼痛缓解，但双手指冰凉尤甚，且畏冷怕风、鼻塞流涕，肾阳不足，血虚寒凝为著，加用黑附子温补肾阳、散寒止痛。现代药理研究发现，乌头类药物如附子、草乌、川乌等中的乌头碱等成分起到了主要的止痛功效，故用之以助散寒止痛之力，但此类药物有毒，用之需慎重。为用药安全起见，入药当先煎1小时，口尝无麻感方可。此案为数年顽症，三诊时原方取效后继续服用。四诊见手指疼痛明显减轻，畏冷怕风、鼻塞流涕汗出等症消除，舌苔转为薄黄，此是营卫调和、风寒外解、阳气回复之象，但此症痊愈非一朝一夕之力，调整处方为黄芪桂枝五物汤合右归丸益气温阳、调和营卫、温经通络止痛，意图缓治。

3. 黄芪桂枝五物汤加减治疗肩痹（肩关节周围炎）

张某，女，53岁，居民。右肩关节疼痛，遇风寒、劳累后加重年余，于2018年10月14日就诊。自述因吹空调受寒未能及时治疗，素感右肩关节酸胀疼痛，外展、屈伸疼痛加重，时感手指麻木等。经检查，抗"O"、血沉均为正常范围。经西医服用吲哚美辛、芬必得，泼尼松穴位封闭等治疗，虽症状临时缓解，但过后仍反复发作，时轻时重。舌质淡白，苔滑腻，脉沉细而滑。中医诊为痹证（寒湿痹）。治拟温通气血，除湿散寒，舒筋活络。以黄芪桂枝五物汤加味治疗。处方：生黄芪、生薏苡仁各30 g，当归、白芍、秦艽、川芎各12 g，羌活、桂枝、姜黄、全蝎各10 g，生姜3片，大枣4枚。守上方先后服用30余剂，右肩疼痛消失，肩关节活动自如。随访半年未复发。

按语：肩关节周围炎属中医"痹证"范畴。多因气血不足，劳累过度，加之风、寒、湿邪侵袭，经络闭阻，导致肩关节疼痛，功能障碍，屈伸不利。痛则不通，通则不痛，因此治疗宜益气养血，祛风胜湿，温经活血，通络止痛。方中生黄芪、当归、白芍补益卫气，养血和营；生薏苡仁、羌活、川芎、桂枝、姜黄、秦艽、全蝎祛风胜湿，温经活血，通脉止痛；姜、枣调和营卫。该方具有改善血液循环、消炎等功效。

4. 黄芪桂枝五物汤加减治疗中风后遗症（脑梗死）

张某，男，67岁。于2019年6月因脑血栓形成，右侧偏瘫，言语不利，经当地乡卫生院西医治疗略见好转，于2019年10月25日前来我院就诊。诊见言语不利、右侧半身不遂，右上肢较重，抓握无力，右足抬起艰难，迈步擦地，搀扶行走。查：表情呆滞，反应迟钝，语言謇涩，右上肢远端肌力2级，近端肌力3级，下肢肌力4级，肌张力稍高，病理征阳性。大便正常，小便频数，舌质淡胖嫩略暗，苔薄白而腻，脉沉细。血压140/96 mmHg。属气虚血瘀，脉络受阻。治以益气温阳，活瘀通络。方用黄芪桂枝五物汤合补阳还五汤加减。处方：黄芪、鸡血藤各30 g，丹参、地龙、水蛭各15 g，党参、当归、炒白芍、川芎、川牛膝各12 g，石菖蒲、胆南星、炙甘草各10 g，生姜1片，大枣5枚。

服药25剂，精神好转，语言较前流利，右侧肢体活动较有力灵活，足已不拖地，但小便次数仍偏多，舌胖苔薄，脉沉缓，血压150/90 mmHg。仍按上方去水蛭，加益智仁12 g、桑螵蛸12 g以补肾固摄，将黄芪加至50 g，以增强益气活血之功。续进20剂，语言基本恢复，肢体功能上肢精细动作稍差，小便次数较前减少，但仍记忆力差。后以补中益气丸合六味地黄丸调理善后，以资巩固。随访3个月身体状况尚好。

按语：中风后遗症半身不遂，根据久病多虚、多瘀之理论，本病属气虚血瘀。方中以党参、黄芪、当归、川芎、甘草、生姜、大枣益气养血，温阳活血；川牛膝、地龙、鸡血藤、丹参、水蛭活血祛瘀通络；石菖蒲、胆南星祛痰开窍。久病及肾，小便频多为肾虚不固，加益智仁、桑螵蛸以益肾固摄缩尿。

七、半夏泻心汤

半夏泻心汤出自《伤寒论》第149条，为治疗痞证的代表方，原文曰："伤寒五六日，呕而发热者，柴胡汤证具，而以他药下之，柴胡证仍在者，复与柴胡汤。此虽已下之，不为逆，必蒸蒸而振，却发热汗出而解。若心下满而硬痛者，此为结胸也，大陷胸汤主之；但满而不痛者，此为痞，柴胡不中与之，宜半夏泻心汤。"原方："半夏（半升，洗），黄芩、干姜、人参、甘草（炙，各三两），黄连（一两），大枣（十二枚，擘）。上七味，以水一斗，煮取六升，去滓，再煎取三升，温服一升，日三服。"半夏泻心汤是辛开苦降法的代表方剂之一，主治中焦寒热虚实错杂之痞证，临床主治心下痞满，但满不痛，呕吐，肠鸣下利，食欲不振，舌质偏红，苔薄腻，脉濡或数。原方中半夏辛温，作君药以散结除痞、降逆止呕。干姜辛热，温脾而祛寒邪，再配伍半夏，两药合用，通达中焦而调畅气机；黄连、黄芩苦寒，泻热开痞。共为臣药。人参、大枣甘温益胃同时健脾，具有升降之功，为佐药。合以甘草和中补脾而调和诸药为使。全方寒热平调、相辅相成，在祛寒热之邪同时平调中焦，相须相制，体现仲景组方之精妙。

何华老师在应用半夏泻心汤时，注重寒、热、虚、实四要点。一为虚：脾气虚弱、胃阳不足而见神疲乏力，食少便溏；二为实：气机升降失调而见心下痞硬、呃逆腹胀；三为寒：阴盛阳衰而见小腹冷痛，喜暖喜按；四为热：脾胃运化功能失司、食积化热而见嗳腐吞酸、舌红苔黄、脉滑数等。临床跟诊中见何华老师善用本方治疗急慢性肠胃炎、慢性结肠炎、慢性肝炎等属中气虚弱，寒热错杂者。半夏泻心汤具有寒热互用和其阴阳、苦辛并进调其升降、补泻兼施顾其虚实的功效。临床应用灵活，脾虚湿滞者加山药、黄芪等健脾温阳燥湿；脾虚肝郁者加山药、柴胡等健脾疏利。诸药合用，苦寒而不伤阳，辛温而不伤阴。

另何华老师善用半夏泻心汤治疗不寐，正如《素问·逆调论》云："人有逆气不得卧……是阳明之逆也……阳明者，胃脉也。胃者，六腑之海。其气亦下行。阳明逆，不得从其道，故不得卧也。《下经》曰：'胃不和则卧不安'，此之谓也。"何华老师认为中焦脾胃痞结而导致不寐，即"胃不和则卧不安"。由脾胃气机不畅，痰湿聚于中焦，日久化热，胃中积热，胃肠腑气不通，清气不升，神明失养而失眠；另外脾胃虚弱，气血生化乏源，阴血亏虚，心神失养也致失眠。临床应用半夏泻心汤加减消痞散结，寒热平调，脾胃和，眠亦安。

如治疗患者李某，女，53岁，教师。主诉：患者失眠2年余。患者自述平素易生气，每晚睡眠2~3小时，入睡困难并醒后不能再睡，精神差，乏力，心下满闷不舒，恶心嗳气，食欲减退，咽中时有异物感，吞咽不利，食干性食物明显。现症见：精神差，入睡困难，咽部不适，食欲下降，大便稀溏，舌红苔白，脉弦细。中医诊断：不寐。辨证：脾胃虚弱，气机不利。治宜健脾和胃，疏肝理气。方用半夏泻心汤加减。处方：龙骨30 g，牡蛎30 g，半夏10 g，党参15 g，柴胡15 g，黄芩10 g，黄连6 g，干姜6 g，酸枣仁15 g，合欢皮15 g，甘草16 g，大枣15 g。7剂。二诊：入睡时间缩短，心下满闷减轻，食量增加，仍有咽部异物感，大便成形。上方加夜交藤10 g，厚朴10 g，7剂。三诊：诸症好转，守原方继服14剂，并嘱其注意饮食宜忌，调畅情志。随访半年，未再发作。

按语：该患者失眠，嗳气吞酸、咽部不利，因脾胃虚损，不能受运水谷，痰气交阻，腑气不通，胃不和则不得眠。因此方用半夏泻心汤辛开苦降，散结消。痞结得散而脾胃得合，则心神可安，重用龙骨、牡蛎重镇安神，配党参、大枣则气血得充，心神得养，则失眠自愈。加柴胡以疏肝解郁；酸枣仁敛心神，补心血；合欢皮宁心安神解郁。临床还可辨证加减，如配合逍遥丸、夜交藤治疗焦虑、抑郁证等引起的失眠病症，必获疗效。

八、苓桂术甘汤

苓桂术甘汤，首见于《伤寒论》第67条："伤寒若吐若下后，心下逆满，气上冲胸，起则头眩，脉沉紧，发汗则动经，身为振振摇者，茯苓桂枝白术甘草汤主之。"《金匮要略·痰饮咳嗽病脉证并治》："病痰饮者，当以温药和之。心下有痰饮，胸胁支满，目眩，苓桂术甘汤主之。""夫短气有微饮，当从小便去之，苓桂术甘汤主之。肾气丸亦主之。"苓桂术甘汤是苓桂剂的代表方剂，原方："茯苓四两，桂枝三两（去皮），白术、甘草各二两（炙）。上四味，以水六升，煮取三升，去滓，分温三服。"具有温阳化饮、健脾利湿之效。据条文之义，苓桂术甘汤主治心下逆满，气上冲胸，头眩；心下有痰饮，胸胁支满，目眩者。伤寒本该从汗而解，但治疗不当，经吐下后，里虚而气上冲逆，故见"心下逆满，气上冲胸，起则头眩，脉沉紧"，为邪气不能出表转而内陷之征，此时若再以汗法散邪，则会损伤中阳，诸阳之气不能分布达于诸经，导致经脉空虚，故见"身为振振摇者"。痰饮之作，由元气匮乏，阴盛阳衰，胃虚脾弱，饮食失其度，运行失其机，以致津液凝滞，不得输布，留于胸中，积阴为饮。本方茯苓甘淡，健脾利水，渗湿化饮，为君药；桂枝温阳化气，平冲降逆为臣药。苓、桂合用，为温阳化气、利水平冲之常用组合。白术健脾燥湿，为佐药。苓、术相须为健脾祛湿之常用组合。炙甘草合桂枝辛甘化阳，合白术健脾益气，并兼佐使之用。全方温而不燥，利而不峻，标本兼顾，为治疗痰饮之和剂。

何华老师临床治疗多种疾病均从痰饮角度考虑，包括心系、肺系、妇科、五官科等，苓桂术甘汤运用较为频繁。认为痰饮有广义、狭义之分。广义痰饮包括痰饮、悬饮、支饮、溢饮四类；四饮中"痰饮"属狭义之痰饮，仅指饮邪停留于肠胃的病变，虽名痰饮，重点为饮。《素问·经脉别论》云："饮入于胃，游溢精气，上输于脾，脾气散精，上归于肺，通调水道，下输膀胱，水精四布，五经并行。"此为人体水液正常运行的情况，通过五脏六腑和三焦共同完成水液代谢的全过程。痰饮病的形成是由于内外因导致此代谢过程被破坏，现代人由于生活方式及习惯的改变，常常饮食不规律，各种冰饮料、茶水等导致患者饮水过多，且易损伤中焦阳气，久之中阳受损。《金匮要略·痰饮咳嗽病脉证并治》云："夫病人饮水多，必暴喘满，……水停心下，甚者则悸，微者短气。"指出"饮水多，必暴喘满"是痰饮病骤发的外因。由于患者饮水过多，水湿运化不及，停聚于胃，壅滞气机，肺失宣降，为一时性停水证。患者素体中焦阳虚，脾不健运，水液气化输布失常，导致水邪上犯，水气上冲，此类痰饮病又与心、肺、肾三脏阳气虚弱，气化不利，三焦通调水道功能失常，水液输布不及停聚有关，此为痰饮病形成主要内因。内虚外犯，内外相引而致痰饮。

《伤寒论》言："观其脉证，知犯何逆，随证治之。"何华老师临床运用苓桂术甘汤注重方证对应，有是证，则用是方。临床诊疗应当抓住主症，综合兼症，随证治之。痰饮病由于中焦阳气虚弱，气化不利，水液停聚而成，饮邪最易伤及阳气，所以，治疗痰饮病需借助于温药振奋阳气，开发腠理，通调水道，又可杜绝痰饮滋生之源，温药是治疗痰饮病的不二法门。《金匮要略》曰："病痰饮者，当以温药和之。"为痰饮病的治疗大法。只要抓住中阳不运、湿浊凝聚、痰饮水气内生之病因病机，即可异病同治，对脾阳虚而致痰饮内生出现胸痹、心悸、头晕、气上冲胸、咳喘诸症均有一定效果。

如治疗患者王某，女，70岁，退休职工。主诉：头晕伴视物不清3天。患者有高血压和冠心病病史，平素口服美托洛尔和施慧达（苯磺酸左旋氨氯地平）维持血压和心率稳定。3天前出现视物不清，不敢睁眼，严重时不能起身。颈椎CT示：颈椎生理曲度变直，椎管狭窄；脑CT提示脑动脉供血不足。现症见：精神差，头晕目眩，视物模糊，体胖，不欲饮食，舌体胖且舌边有齿痕，舌苔厚浊有部分脱落，语音重浊，二便正常。诊断：眩晕。辨证：痰湿中阻。处方：茯苓15 g，桂枝10 g，白术10 g，瓜蒌10 g，法半夏5 g，橘皮6 g，赤芍6 g，川芎6 g，炙甘草6 g。患者坚持服用7剂开始见效，微有口渴。减半夏后继续服用14剂，头晕症状明显好转。原方坚持口服1个月，头晕、视物模糊症状消失，至今尚未复发。

九、桂枝茯苓丸

桂枝茯苓丸出自《金匮要略·妇人妊娠病脉证并治》，曰："妇人宿有癥病，经断未及三月，而得漏下不止，胎动在脐上者，为癥痼害。妊娠六月动者，前三月经水利时，胎也。下血者，后断三月衃也。所以血不止者，其癥不去故也。当下其癥，桂枝茯苓丸主之。"原方："桂枝、茯苓、牡丹（去心）、桃仁（去皮尖，熬）、芍药各等分。上五味末之，炼蜜和丸，如兔屎大，每日食前服一丸。不知，加至三丸。"因腹腔中有癥块而致使妊娠胎动不安、漏下不止者，瘀阻胞宫，冲任失调，胎元不固，则胎动不安；瘀阻经脉，以致血不行经，故见漏下不止；瘀阻胞宫，血行不畅，不通则痛，故腹痛拒按。证属瘀阻胞宫，应当治癥病，癥去则胎安。方中桂枝辛甘温，温通经脉，以行瘀滞，为君。桃仁苦甘平，功主活血化瘀，助君药以化瘀消癥，为臣。芍药、牡丹皮味苦而微寒，既可活血散瘀，又能凉血清热，芍药并有缓急止痛之效；茯苓甘淡平，渗湿祛痰，健脾益胃扶助正气，与芍药、牡丹皮共为佐药。以白蜜为丸，甘润以缓诸药破泄之力，是以为使。诸药合用，共达活血、消癥、散结的功效。

何华老师不仅将此方应用于妇科癥瘕、心脑血管瘀血阻滞等疾病，同时也广泛应用于皮肤科疾病，如黄褐斑、带状疱疹后遗神经痛、丹毒、淤积性皮炎、痤疮等。如黄褐斑是一种临床常见的慢性色素沉着性皮肤病，中年女性常见，俗称"蝴蝶斑"，属中医"䵟黵斑"范畴。其临床特征为淡褐色或黄褐色斑片，不规则分布在前额或两颊处，无鳞屑，无瘙痒等，但对患者身心健康造成严重影响。何华老师从临床实践得出，黄褐斑之形成，多有先天不足、嗜食生冷食物、日常作息不规律、生活压力大，月经后期、色暗有块，认为与瘀血有关，常以活血化瘀之桂枝茯苓丸治疗。方中桂枝温通血脉，牡丹皮、芍药凉血散瘀，一阴一阳，一气一血，寒温并用。李杲言桃仁"治热入血室，腹中滞血，皮肤血热燥痒"，茯苓渗湿利浊。全方活血与利湿同用，所以能很好地应用于面色暗红、唇色暗紫等，并伴有瘀血阻滞等妇科疾患的黄褐斑患者。

如治疗患者王某，女，32岁。患者1年前小产后面部开始出现黄褐斑，鼻根、两颊呈对称性分布淡褐色斑片，似蝴蝶状，并随着时间推移面积逐渐扩大，经前颜色较重。以中西药合治，无明显效果。平素月经推迟，色暗、量少、有血块，淋漓行经3~5天，性格急躁，下腹刺痛，腰膝酸软，舌紫暗、苔薄白、脉沉涩。妇科检查示：外阴、阴道、子宫均无异常。B超检查示：有少量宫腔积液。中医诊断：黄褐斑。辨证：气滞血瘀，肾虚肝郁。治以活血消瘀，补肾疏肝。处方：桂枝茯苓丸加减。处方：桂枝9 g，牡丹皮9 g，柴胡15 g，黄芪15 g，何首乌9 g，桃仁15 g，茯苓15 g，白芍12 g，山茱萸12 g，菟丝子12 g。7剂。嘱其规律作息，畅情志。二诊：黄褐斑明显色淡，斑片面积缩小，每周调方随证加减，每月为1个周期，调理3个周期，褐斑基本消失，月经周期正常，身体无不适。B超复查示：子宫、双侧附件无异常。随访半年，未见复发。

按语：上方桂枝通行头面经脉；茯苓益气养血，化浊行饮；白芍柔养肝脏，可行血中之滞；牡丹皮、桃仁活血化瘀，消斑散结，兼清热；山茱萸、菟丝子、何首乌调补肝肾；柴胡疏理气机；黄芪补气。诸药相伍，共奏通血脉、消瘀浊、散斑痕、润肤荣肌之良效。

十、甘麦大枣汤

甘麦大枣汤出自《金匮要略·妇人杂病脉证并治》，曰："妇人脏躁，喜悲伤欲哭，象如神灵所作，数欠伸，甘麦大枣汤主之。"原方："甘草三两，小麦一升，大枣十枚。上三味，以水六升，煮取三升，温分三服。"本方主治脏躁证，属于滋养安神剂，治疗阴血不足之失眠不安。脏躁证多始于肝，伤及心脾，累及于肾，以肝气郁结、心脾两虚为基本病机。临床表现有精神失常、悲伤欲哭、神疲乏力等，可伴有心烦、不得卧、急躁易怒、大便秘结之症。甘麦大枣汤重用小麦，其性平，养心益脾，和五脏，调经络，除烦止渴，安神。甘草，味甘甜，性平和，入心、脾、肺、胃四经，生用偏凉，可泻火解毒、缓急止痛；炙用偏温，能散表寒、补中益气。此外，甘草还善于调和药性，解百药之毒。大枣，味甘，性平、温，归脾、胃经，补脾和胃，益气生津，调营卫，治胃虚食少，脾弱便溏，气血津液不足。诸药合用，共奏补心脾、安心神、缓肝急之功。

何华老师认为，甘麦大枣汤为中医普遍习用的经方名方，药仅三味，药简效宏，具有养心安神、补脾和中、柔肝缓急的功效，主治脏躁证，现可广泛应用于多种消化系统疾病中，亦可用于神经症、更年期综合征、癫痫等病的治疗。且本方药物中小麦、大枣既是食品，亦为药品，药食同源，取材容易，经济实惠，服用方便，在临床应用中十分灵活。何华老师善用甘麦大枣汤治疗心脾两虚、血虚肝郁之失眠。失眠的病机主要是阴阳失交，五脏失调，与心、脾、肝三脏密切相关。该方是以中医情志理论为基础，用以补养心脾之虚，缓和肝苦之急，而起到调整心、肝、脾，稳定心神及脏腑气血的作用。"肝苦急，急食甘以缓之"，用本方旨在取其柔肝缓急之性，本方多作为心脾两虚加血虚肝郁型失眠的基础方。根据失眠患者情况对该方灵活化裁应用，如果兼心气虚，酌加黄芪、党参、太子参等；心脾血虚较重，酌加归脾汤；肝血不足，虚热内扰明显，酌加酸枣仁汤；顽固失眠，酌加珍珠母、龙齿、磁石、龙骨、牡蛎等以重镇安神潜阳。

如治疗患者张某，女，55岁。主诉：反复失眠20年，加重1个月。自诉20年前无明显诱因出现失眠，入睡困难，醒后难以再眠，伴焦虑、烦躁，盗汗、情绪不稳。于某医院就诊，服用黛力新（氟哌噻吨美利曲辛）、右佐匹克隆后睡眠状况稍好转，时常反复，痛苦非常。1个月前失眠加重，服药后仍不能入睡，伴有腰背疼痛，口干，纳食一般。舌质暗红，苔黄，脉弦缓。中医诊断：不寐。辨证：肝郁化火，瘀血内停。处方：浮小麦30 g，麦冬15 g，甘草10 g，桂枝6 g，生龙骨30 g，生牡蛎30 g，柴胡10 g，白芍15 g，白术15 g，桃仁10 g，红花10 g，当归10 g，远志15 g，酸枣仁30 g，茯神15 g，合欢皮15 g，枳壳10 g，鸡内金10 g。7剂。二诊：失眠较前好转，入睡时间减短。守上方加玄参20 g。7剂。三诊：失眠明显减轻，烦躁焦虑情绪减轻。

按语：首方以甘麦大枣汤合柴胡桂枝龙骨牡蛎汤加减。甘麦大枣汤敛汗养心，柴胡桂枝龙骨牡蛎汤对症治疗失眠、烦躁、焦虑。研究表明，生龙骨与生牡蛎有较好的安神定志作用，是治疗失眠、精神不安的常用药物。另加柴胡、白芍疏肝敛肝，调畅肝气；酸枣仁、茯神养血安神。患者失眠日久，心血亏虚，火不生土，且肝郁化火，风木克土，可见胃纳不佳，故以枳壳、鸡内金健胃行气。另患者病程较长，舌质暗红，乃"顽疾多瘀"之症，加以桃仁、红花活血化瘀。全方攻补兼施，辨证准确，药到病除。

十一、芍药甘草汤

芍药甘草汤为和营散逆、缓急止痛的方剂，原方："白芍药、甘草各四两（炙）。上二味，以水三升，煮取一升五合，去滓，分温再服。"主治津液受损，阴血不足，筋脉失濡所致诸症。《伤寒论》中关于本方的条文分别为第29条与第30条："伤寒脉浮，自汗出，小便数，心烦，微恶寒，脚挛急，反与桂枝欲攻其表，此误也……若厥愈足温者，更作芍药甘草汤与之，其脚即伸。""……胫尚微拘急，重与芍药甘草汤，尔乃胫伸。"论述伤寒误汗伤阳后，阳复阴伤引起的挛急疼痛。太阳伤寒误汗后，多伤及心阳，出现心悸、自汗等症状，血汗同源，津液耗伤，必然导致营血亏虚。"肝……其充在筋，以生血气。""肝血不足，则为筋挛、为角弓、为抽搐、为爪枯、为目眩、为头痛、为胁肋痛、为少腹痛、为疝痛诸证。"故在治疗上当柔肝以养阴，依据《内经》"肝苦急，急食甘以缓之……酸泻之"，方中芍药酸寒，养血敛阴，柔肝止痛；甘草甘温，健脾益气，缓急止痛。二药相伍，酸甘化阴，调和肝脾，有柔筋止痛之效。

仲景时期并无赤芍、白芍之分，根据近现代医学研究，何华老师认为解痉当用白芍，止痛当用赤芍，且与甘草的配伍比例为1∶1。芍药甘草汤养血敛阴，柔肝止痛，平抑肝阳。桂枝汤作为"伤寒第一方"，其中就包含芍药甘草汤，意在取其补益合营之功。医圣张仲景擅用芍药、甘草的配伍，如桂枝汤、小建中汤等名方中均是芍药伍用甘草，取其酸甘化阴之功效。除此之外，《伤寒论》中涉及腹痛者，仲景常于方中加用芍药，如小柴胡汤证、通脉四逆汤证等。同时何华老师指出凡有胸闷者，仲景诸方中皆去芍药，恐其阴柔恋邪，如桂枝去芍药汤、桂枝去芍药加附子汤等，临床需要格外注意。

芍药甘草汤具有很好的抗炎、镇痛作用，对胃肠、输尿管、膀胱的平滑肌有松弛作用，并具有保护肝脏、保护胃黏膜、利胆退黄、平喘、抗过敏、增强免疫、通便等多种药理学作用。何华老师将芍药甘草汤视为临床止痛之妙方，各种原因导致的拘急痉挛疼痛，以该方治疗往往出奇制胜。在临床诊疗中，何华老师擅长运用此方治疗面肌痉挛、脑卒中后痉挛，或因跌打损伤，或睡眠姿势不正引起的腰背拘急疼痛，疗效甚佳。并将其广泛应用于血虚津伤所致的各类痛症，如腓肠肌痉挛、肋间神经痛、胃痉挛、胃痛、腹痛、坐骨神经痛及妇科炎性腹痛、痛经，以及十二指肠溃疡、萎缩性胃炎、胃肠神经症、急性乳腺炎、颈椎综合征等。

如治疗患者李某，女，49岁，荥阳市人。突发左侧小腿肌肉疼痛，行走受限，活动后、夜间症状加重，肌力、反射均无异常，自行膏药贴敷缓解不明显。刻下：左侧小腿疼痛，呈持续性，夜间、活动后症状加重，纳可，眠差，二便调，平素性情急躁，绝经前后，月经不规律。舌淡，苔薄白，脉弦细。X线检查未见异常。考虑到患者正处围绝经期，肝血不足，血不荣筋，导致筋脉失养，从而出现疼痛。遂给予芍药甘草汤合四物汤，养血柔肝，活络止痛。处方：芍药30 g，熟地黄15 g，当归15 g，川芎10 g，甘草6 g，7剂。患者服药7剂后，疼痛基本缓解。续服7剂后症状全消，行走自如。

何华老师运用芍药甘草汤治疗手足痉挛效果良好，特别是女性患者，容易肝血不足，尤其是妊娠期、月经期、绝经期，血不荣筋出现肌肉痉挛疼痛，此方急煎温服，疗效立竿见影。

十二、炙甘草汤

炙甘草汤，又名复脉汤，是《伤寒论》中治疗心动悸、脉结代的名方，原方："甘草四两（炙），生姜三两（切），人参二两，生地黄一斤，桂枝三两

（去皮），阿胶二两，麦门冬半升（去心），麻仁半升，大枣三十枚（擘），上九味，以清酒七升，水八升，先煮八味，取三升，去滓，纳胶，烊消尽，温服一升，日三服。"主治心阴阳两虚证。《伤寒论》第177条云："伤寒，脉结代，心动悸，炙甘草汤主之。"本证是因感受外邪后出现的心律失常、心慌心悸等症状，胡希恕老先生认为脉结代不一定要用炙甘草汤，但是心动悸就表明血不足以养心，动悸的根源在于阴虚。在《伤寒论》中出现过"心下悸""心中悸""惊悸"等词来描述心中不爽的感觉，这里又出现"心动悸"，胡老认为含有惊恐之意。《素问·平人气象论》中言："名曰虚里，贯膈络肺，出于左乳下，其动应衣……"依据现代医学研究，"虚里"处就是我们所说的心尖搏动处，心脏跳动剧烈时可看到衣服的抖动。因而何华老师认为这里的"动"字，蕴含着心悸程度，就如厥阴病提纲中提到的"气上撞心"的"撞"字一般，均为动词，是疾病轻重程度的表现。

特别要注意的是该方的煎煮，"以清酒七升，水八升，先煮八味，取三升"，清酒是东汉时期农民自酿的米酒，冬季刚酿成时酒呈奶白色，贮存到来年春天，酒精度数略微增加，约20度，色清澄，称为清酒，目前日本仍有清酒之名称。现代临床应用炙甘草汤时，也应加酒，将方中药浸泡于酒与水各半的溶液中，浸一定时间（一般为15~30分钟）再煎，借药热温通心阳，以利脉道，使滋阴而无滞结之患，以达到补而不滞、滋而不腻之效。同时阿胶于酒中更易溶解，补虚扶弱，使气血充实，心神得养，则悸可止、脉得复。何华老师指出该方煎煮时间要久，要将15 L溶液煎煮至3 L左右才可纳入阿胶。

仲景将炙甘草汤视为调和阴阳、补虚复脉之良方，后世医家将其应用范围扩展为虚劳、肺痿等属阴耗阳伤者，临床常用于治疗功能性心律不齐、早搏、冠心病、风湿性心脏病、病毒性心肌炎、甲状腺功能亢进等而有心悸、气短、脉结代等属阴血不足，阳气虚弱者。依据中医"异病同治"原则，何华老师将其广泛应用于各个系统疾病（属阴阳两虚、气血不足者）的临床诊疗，如心律失常、病毒性心肌炎、心力衰竭、胃肠道紊乱、老年性便秘、缺铁性贫血、痛经、老年性顽固性失眠等。

如治疗患者刘某，女，68岁，郑州市人。形体消瘦，大便干结2年余，手足不温，乏力纳差，自述近1年体重下降10 kg左右。查胃镜结果示：慢性非萎缩性胃炎。间断服用中、西药治疗（具体不详）效果不佳。刻下：神志清，精神差，大便干结，虚坐努责，4~5日一次，食欲不佳，手足不温，倦怠乏力，眠差，小便正常。舌淡红，苔薄白，脉细。处方：人参10 g，麦冬15 g，生地黄15 g，阿胶12 g，生姜10 g，肉桂6 g，枸杞子15 g，火麻仁30 g，大枣15 g，甘草6 g。患者年老体衰，脏腑功能日渐衰退，心、脾、肝、肾气血阴阳俱虚，手足不得温煦，故四肢不温、倦怠乏力；血虚则大便燥结，加之气虚无力推动，故而大便干结、排便周期延长。患者服药7剂后复诊，大便畅通，纳眠改善。续服1个月后气色明显好转，纳眠可，大便质可，每2日1次。

何华老师认为炙甘草汤是营养强壮的良方，对于大病初愈、出血后、手术后、放化疗后等患者尤为适宜，其治疗目的并不在于扭转脏腑功能性损伤，而是从调养精神，调理饮食、睡眠等方面提高患者的生存质量，并辅助治疗。

十三、黄连温胆汤

黄连温胆汤是由温胆汤化裁而来，温胆汤方由半夏、陈皮、枳实、竹茹、茯苓、甘草、姜、枣组成，原方本是主治由于胆气虚寒所致的"大病后虚烦不得眠"，因胆主少阳生发之气，又主少火，司春升之气。《素问·阴阳应象大论》谓："少火生气。"《素问·六节藏象论》云："凡十一脏，取决于胆也。"其意本是指胆气条达，则情志失调自愈，夜即安寐。温胆汤可温通胆腑，化痰和胃，但方中药味毕竟偏于温热，清热力量不足。清代陆廷珍的《六因条辨》一书中将其加黄连，则功效变为和胃化痰，清热安神。方中黄连清热安神，可根据临床情况进行剂量调整，若清热化痰用3~5 g为宜，若清热安神可用至10~15 g。黄连配半夏、生姜，辛开苦降可开结畅气，有半夏泻心汤之意，既可清热散结，又可畅利气机，可治疗中焦湿热壅滞之胃痞、呕恶等症。半夏与陈皮配伍，为二陈汤之君药，可燥湿化痰。竹茹甘寒，清热和中化痰。枳实降气化痰，《名医别录》谓枳实"除胸胁痰癖，……安胃气"，即朱丹溪所言："善治痰者，不治痰而治气，气顺则一身之津液亦随气而顺矣。"生姜与大枣共奏调和脾胃之功，脾胃强健，则气机调畅，自无生痰之患。故黄连温胆汤证以气郁生痰化热，胆胃不和，内扰心神为病机，以痰热表现为核心症状，其症状可见脘痞，恶心，呕吐，心悸，入睡困难，夜间频繁早醒，口苦，纳差，大便干结或黏腻不爽，舌质多为红或淡红，舌苔多为黄腻苔，脉象多滑数或弦滑。因现代社会生活节奏加快，人群普遍饮食失度，作息规律混乱，肥甘厚味、辛辣之品摄入过多，均易导致痰热内生，故黄连温胆汤临床运用广泛，不论各科何种疾病，只要临床上见到上述痰热征象，即可加减应用。兹列举两例医案，虽病种不同，但所见之证经辨证后均为痰热内蕴，故应用黄连温胆汤均获效。

1. 黄连温胆汤加减治疗慢性胆囊炎验案

赵某，女，46岁。于5年前出现右侧胁肋部胀痛不适，伴口苦、口干，胃脘痞闷，厌油腻食物，稍食油腻即腹痛腹泻，经多处治疗，间断服用中西药物，疗效不明显，就诊于外科，建议行胆囊摘除手术，患者惧怕手术，前来寻求中医治疗。刻诊见患者右侧胁肋部胀痛隐隐，口苦、口干，晨起及夜间尤甚，口中黏腻不爽，食欲差，胃脘部痞闷，时泛酸水，晨起喉部黏腻，咳吐黄黏痰，舌质红，苔黄厚腻，脉弦滑而数。中医诊断：胆胀。辨证：湿热中阻，胆腑郁热。予黄连温胆汤加减。处方：黄连9 g，姜半夏15 g，陈皮15 g，枳实10 g，竹茹10 g，茯苓15 g，炙甘草6 g，郁金15 g，醋香附15 g，川芎10 g，酒大黄6 g。7剂，水煎服，日1剂，早晚分服。

二诊：右侧胁肋部胀痛明显减轻，口苦、口干较前好转，晨起已无咳吐黄黏痰，舌质红，苔薄黄腻，脉弦细。效不更方，继续服用上方10剂病获愈。

2. 黄连温胆汤加减治疗焦虑症验案

白某，女，56岁。于1年前出现心烦、心慌，时觉周身发热、汗出，下午及傍晚时分自觉脸部发热，心烦较甚，坐立不安，严重时手抖、心慌，曾多次急呼"120"送入急诊科。夜间入睡困难，频繁早醒，醒后难以再次入眠。1年间多次入住急诊科及心内科，反复检查均未发现器质性疾病，诊断为"心脏神经症""焦虑状态""惊恐发作"。近2个月来服用黛力新（氟哌噻吨美利曲辛）、阿普唑仑等药物治疗，症状稍有减轻，但始终未愈，患者痛苦万分，前来求治。刻诊见患者面红，神情焦躁，坐立不安，诉心烦较甚，易怒，时自觉周身及面部发热、汗出，频发心慌、心悸，纳可，夜间入睡困难，频繁早醒，舌质暗红，舌尖红赤破碎，苔薄黄腻，脉滑数。中医诊断：郁证。证型：痰热扰心，阴虚火旺，心肾不交。予黄连温胆汤合孔圣枕中丹加减。处方：黄连9 g，黄芩9 g，姜半夏15 g，陈皮15 g，枳实10 g，竹茹10 g，茯神20 g，炙甘草6 g，醋龟甲20 g，生龙骨30 g，石菖蒲10 g，远志10 g，炒酸枣仁30 g，礞石10 g，酒大黄10 g，丹参30 g。7剂，水煎服，日1剂，早晚分服。

二诊：患者诉心烦较前稍有好转，夜眠较前改善，夜间仅醒来2次左右，醒后可再次入睡，心慌较前好转，仍有阵发性周身发热、汗出，纳可，大便溏，日

3次，舌脉同前。上方去酒大黄，加地骨皮20 g、黄柏10 g、知母10 g、生地黄15 g。15剂。

三诊：患者诉心烦较前明显好转，黛力新、阿普唑仑已停服，无焦躁不安感，周身发热汗出好转，仅有偶尔夜间烘热汗出，偶有心悸，纳眠正常，二便正常，查舌质暗红，苔薄白，脉滑。上方已取效，守方再进15剂，随访至今，诸症未再发作。

按语：中医学的基本特点就是整体观念和辨证论治。其中"异病同治"就是辨证论治在临床实践中的高度体现。不论何种疾病，只要在临床发展过程中出现了相同的病机，都可以用相同的方法治疗。在现代社会中，疾病谱和病机较之以往都发生了巨大的变化。随着生活水平的提高，一些不良生活方式逐渐增多，如工作压力增大、熬夜普遍、嗜食辛辣肥甘、多卧少动等，均易导致脾胃受损。情志不遂，肝失条达，既可以郁火内生，又可横逆伤胃犯脾。因脾为生痰之源，脾失健运，水湿不化，酿生痰浊，郁而化火，痰火互结，痰热内扰，从而引起各种疾患。若痰火上扰，则见头目眩晕或头痛，可加天麻、川芎、白芷、蔓荆子等；若痰热蕴肺，则胸闷咳嗽、咳吐黄黏痰，可加瓜蒌、贝母、紫菀、款冬花等；若痰热扰心，则心烦失眠、心悸怔忡，可加炒酸枣仁、柏子仁、石菖蒲、远志等，甚至可用张景岳十味温胆汤；若痰热中阻，则胸闷呕恶、食纳不佳、泛酸烧心，可加大半夏用量，加厚朴、石菖蒲、藿香、佩兰等和胃化浊之品。在准确辨证的前提下，随证加减，以不变应万变，均可取得良好效果，说明中医治病不是着眼于"病"的异同，而是着眼于"证"的区别，相同的证，用相同的治疗，即"证同治亦同，证异治亦异"。在辨证论治的原则指导下，灵活掌握并应用"异病同治"的治病方法，对于提高临床疗效具有十分重要的指导意义。

十四、乌梅丸

乌梅丸作为《伤寒论》厥阴病之主方，是缓肝调中、清上温下、寒热同调的方剂，原方："乌梅三百枚，细辛六两，干姜十两，黄连十六两，当归四两，附子六两（炮，去皮），蜀椒四两（出汗），桂枝六两（去皮），人参六两，黄柏六两。上十味，各捣筛，合治之。以苦酒渍乌梅一宿，去核，蒸之五升米下，饭熟，捣成泥，和药令相得，纳臼中，与蜜杵二千下，丸如梧桐子大，先食饮服十丸。日三服，稍加至二十丸。禁生冷、滑物、臭食等。"主治蛔厥，消渴，久痢，厥阴头痛。《伤寒论》第338条曰："蛔厥者，乌梅丸主之。又主久利。"《伤寒杂病论》将乌梅丸奉为治蛔专方，现代高等中医院校内科学教材又将其划归为"驱虫剂"，大大局限了该方的临床应用。

何华老师认为乌梅丸证的本质是寒热错杂。"寒"的根源在于"脏寒"：一是寒在脾胃，即胃因寒而呕吐，脾因寒而下利；二是寒在肠间，即蛔因肠寒而逆行。"热"的根源在于蛔逆于膈，经气不通，而引起心烦不宁。组方的妙处全在米饭和蜜，先诱蛔喜，及蛔得之，而乌梅及醋之酸，椒姜桂附及细辛之辛，黄柏黄连之苦，则蛔不堪而伏矣，但厥后气血不免扰乱，故加人参、当归奠安气血，此方虽寒热错杂，但温藏之力居多，又得乌梅之酸涩以固脱，故又主久痢。同时本方有一组方亮点在于苦酒，也就是我们现在所说的醋，是由于汉代时酿酒浓度低，容易发酸而成醋，故又称醋为苦酒。其味酸，功能收敛止痛，引药入肝经。乌梅用苦酒渍一宿后入药，目的在于增强乌梅酸性，引药入足厥阴肝经，直达病所。此即《内经》中"肝苦急，急食酸以缓之"之意。

现代药理学研究发现乌梅丸具有抗炎、调节免疫、调节肠道菌群、抑制细胞凋亡等作用，临床广泛应用于消化系统、心血管系统、妇科、皮肤科等疾病，如溃疡性结肠炎、肠易激综合征、慢性胃炎等。何华老师认为乌梅丸是治疗寒热、虚实错杂类疾病的有效方剂，临床应用不应拘泥于厥阴病，应从药性入手，根据疾病寒热轻重、气血盛衰，有针对性地调整不同药性药物的选择和用量。如寒重者，可酌情增加附子、干姜等温热类药物的用量，减少黄连、黄柏等寒凉药的比重；兼有肝胆湿热者，当减附姜等助热之品，佐以茵陈、栀子、大黄等清胆利湿类药物。何华老师临床尤善于用该方治疗久泻、便秘、胃肠息肉、复发性口腔溃疡及更年期综合征等，临床收效显著。

如治疗患者王某，女，45岁，周口市人。以眩晕伴耳鸣1周前来就诊。刻下症见：神志清，精神差，眩晕，耳鸣，右耳较重，偶有心下灼热，四肢不温，饥不欲食，眠一般，大便溏稀，2～3次/日，小便清长，舌暗红，苔薄白，脉沉细。平素血压正常范围，颅脑CT未示异常。诊断为眩晕证，证属心肾不交。下焦肝肾虚寒，不能上济，上焦热盛，气机紊乱，当降者反升，故见眩晕、耳鸣；当升者反降，故见泄泻。治当温水涵木，寒热同调。处方：乌梅15 g，桂枝15 g，附子5 g，细辛3 g，花椒3 g，干姜10 g，黄连6 g，黄柏10 g，当归15 g，党参10 g，川芎9 g。7剂。

患者服药7剂后复诊，眩晕、耳鸣、心下灼热症状明显缓解，仍大便溏稀，小便清长，四肢不温。遂在原方基础上将附子加至10 g，干姜加至20 g，加大温补脾肾的力度，续服1个月后患者四肢不温改善，气色好转，纳眠可，大便成形，2次/日。

何华老师认为乌梅丸主治脾肾虚寒引动肝风的上热下寒证，临床应用可肝脾肾三脏同调，是"温水暖土达木"之良方，临床应用不可拘泥。

十五、小建中汤

小建中汤属于温里剂，原方："桂枝三两（去皮），甘草二两（炙），大枣十二枚（擘），芍药六两，生姜三两（切），胶饴一升。上六味，以水七升，煮取三升，去滓，纳饴，更上微火消解，温服一升，日三服。呕家不可用建中汤，以甜故也。"本方出自《伤寒论》，其中包括2条条文。第100条："伤寒，阳脉涩，阴脉弦，法当腹中急痛，先与小建中汤；不瘥者，小柴胡汤主之。"本条为少阳夹虚证，即小柴胡证兼中气不足，体现了先扶正再祛邪的治法。阳脉涩指的就是气血虚寒不足，营卫不足以卫外；而弦脉又为少阳之主脉，少阳枢机不利可影响脾胃气机，故出现腹中急痛，里虚寒明显为急症，因此先用小建中汤，补足气血。如果治疗无效，表明由于气血不足，邪气于腠理开泄之时入里达少阳，需改用小柴胡汤治疗少阳之证。也符合《伤寒论》条文中第91条、92条、388条、389条，即表里合病，里虚寒急，当先救里。小建中汤中本加有饴糖，故味甜，而甘甜容易化生痰湿，阻滞气机，影响脾胃运化，呕本就是胃气不足水饮内停逆乱，所以呕不能用。第102条："伤寒二三日，心中悸而烦者，小建中汤主之。"本条条文论述的亦为伤寒夹虚之证。伤寒二到三日，属于太阳表证，邪气尚浅，本不应出现心悸之症，此时出现心悸而烦表明本身气血不足，气虚而悸，血虚而烦。

本方的病机为中焦虚寒，肝脾不和。多由中焦虚寒，肝脾不和，生化乏源所致。方中重用甘温质润之饴糖为君，温补中焦，缓急止痛。臣以辛温之桂枝温阳气，祛寒邪；酸甘之白芍养营阴，缓肝急，止腹痛。佐以生姜温胃散寒，大枣补脾益气。炙甘草益气和中，调和诸药，是为佐使之用，以达温中补虚、和里缓急之功。

另外小建中汤在《金匮要略》中的记载有三，分别为："虚劳里急，悸，衄，腹中痛，梦失精，四肢酸疼，手足烦热，咽干口燥，小建中汤主之。"

（《血痹虚劳病脉证并治》）"男子黄，小便自利，当与虚劳小建中汤。"（《黄疸病脉证并治》）"妇人腹中痛，小建中汤主之。"（《妇人杂病脉证并治》）小建中汤是通过温补的方法治疗因脾胃虚寒阳气不能布散所致的虚劳腹痛、四肢酸痛诸症的方剂。因脾胃为后天之本，气血生化之源，若脾胃虚弱，气血生成不足，则导致阴阳失调，继而出现一系列的表现。因此此方亦可用于治疗因脾胃虚弱、生化乏源所致的萎黄之证，以及因阳气虚弱、运化失司引起的妇人腹痛，即产后腹痛或痛经，表现为下腹绵绵作痛，腹冷喜按喜温，或经少色淡者均可运用。

凡是符合本方病机者均可应用，何华老师常用其治疗胃脘痛、腹痛等消化系统疾病。方中芍药、炙甘草是何华老师常用药对，两药相配，酸甘化阴而缓急止痛；饴糖配桂枝，辛甘化阳，温中焦而补脾虚。跟诊所见，本方为何华老师治疗脾胃系统疾病的常用方剂之一。另外何华老师亦用本方治疗便秘、失眠、病毒性心肌炎、支气管哮喘、小儿肠系膜淋巴结炎、崩漏、痛经等多种疾病。

如治疗患者马某，女，27岁，郑州市人。半月前因"急性胃肠炎"经西医对症治疗后，吐泻诸症已消失，现仍高热不退，曾自行服用磺胺类药物十余日，症状改善不明显。刻下见：高热烦渴，渴喜热饮，大便溏，小便清长，神疲乏力，不欲饮食，舌质淡红，脉象细弱而数。辨证为气虚发热，治以"甘温除大热"之法，方以小建中汤加减。处方：白芍15 g，炒白术15 g，桂枝6 g，黄芪24 g，大枣15 g，炙甘草6 g，饴糖30 g（冲服）。3剂。患者服用3剂后已无发热，余症状均已改善，建议患者后期改服其他方剂以调其体质。

十六、甘姜苓术汤

甘姜苓术汤，又称"肾着汤"。其原方："甘草二两，白术二两，干姜四两，茯苓四两。上四味，以水五升，煮取三升，分温再服，腰中即温。"本方出自《金匮要略·五脏风寒积聚病脉证并治》："肾着之病，其人身体重，腰中冷，如坐水中，形如水状，反不渴，小便自利，饮食如故，病属下焦，身劳汗出，衣里冷湿，久久得之，腰以下冷痛，腹重如带五千钱，甘姜苓术汤主之。"本条为里虚寒太阴证，劳作后汗出，久之成为冷汗，侵袭人体，入里化为寒湿，抑或是外感寒湿之气，久居体内，出现与之相同的症状。寒湿为阴邪，湿性重浊，易袭人体下部，困阻气机，阳气不能外达，因此出现腰部活动不利，拘急紧张，难以转侧，腰部如带重物等，腰以下的腿部可能也会出现肿胀、重坠的表现。"腰为肾之外府"，膀胱与肾相表里，寒湿之气侵袭人体，停滞于腰部，亦可影响膀胱气化功能，致使小便异常，出现小便不利。寒湿之证病属下焦，中焦脾胃趋于正常，并未受过多影响，患者饮食并未见异常，因此饮食如故、不渴。总之本病的病机为脾肺阳虚、寒湿下侵。

本方多由寒湿下侵所致。肾着病之治法"不在温肾以散寒，而在燠土以胜水"。方中以干姜为君，温中祛寒，振奋阳气；茯苓为臣，淡渗利湿；佐以白术，健脾燥湿，脾气健运，则湿去而不得聚，此取理中汤之意，温补中阳以散寒湿。另外白术、茯苓二者皆为健脾化湿之要药，李东垣认为白术可通过"利腰脐间血"达到利带脉之效，因此应用白术健脾燥湿以解肌。使以甘草，调和脾胃，而理中焦，亦为干姜甘草汤以助肺宣肃，通调三焦，使腰间湿邪从水道而去。

何华老师常用甘姜苓术汤治疗腰痛、下肢水肿等泌尿系统疾病证属偏寒湿型者，其认为本方为治疗泌尿系统疾病的常用方剂之一，临床上每获良效。另外亦用本方治疗便秘、呕吐、腹泻、骨质增生、遗尿、咳嗽等多种疾病，以及由寒湿导致的不孕、痛经、子宫内膜异位症等妇科疾病。何华老师特别提示在治疗过程中切记不可偏颇，应顾护全面，以发挥更好的疗效。

如治疗患者田某，男，58岁，洛阳市人。患者腰痛5个月，腰部酸痛，伴有冷汗出，口干不欲饮，平素喜凉饮，睡眠差，多梦，大便不成形，小便不利，舌淡苔黄腻，脉滑。治疗以甘姜苓术汤加减。处方：炒白术15 g，茯苓15 g，干姜15 g，炙甘草6 g，苍术20 g，制附子10 g，党参15 g，怀牛膝20 g，薏苡仁15 g，7剂。患者服用7剂后腰酸痛大减，自汗减轻。继以此方加减服用2个月，电话随访，患者病情明显减轻，已无不适。

十七、吴茱萸汤

吴茱萸汤为著名的温里剂，原方："吴茱萸一升（洗），人参三两，生姜六两（切），大枣十二枚（擘）。上四味，以水七升，煮取二升，去滓，温服七合，日三服。"主治虚寒呕吐证。《伤寒论》中共记载吴茱萸汤证3条，分别为第243条、309条、378条，与之对应分属于阳明、少阴、厥阴三篇。其证均以呕吐为主症，症有轻重之分，兼证亦有所不同，但是疾病均是由于中焦虚寒所致，因此当归为一类，集中进行分析论述。《伤寒论》第243条："食谷欲呕，属阳明也，吴茱萸汤主之。得汤反剧者，属上焦也。"本证为胃虚有寒，虽属于阳明篇中，但并非阳明证，"阳明病"当为"胃家实"，因此本条文中的"阳明"应当理解为脏腑，继而与后句的"上焦"相对应。食谷欲呕，即为饮食后则吐，证明胃中虚寒，胃气上逆则呕，临床上当与其他类型加以区分，此时应送服吴茱萸汤，如果服汤后出现病情加重，则证明此时病位居于上焦，当应用柴胡剂。总而言之，本方的病机当归属于胃阳不足，浊阴上逆。

另外两条条文。第309条："少阴病，吐利，手足逆冷，烦躁欲死者，吴茱萸汤主之。"此条文指出吴茱萸汤证可以出现少阴病的特点，加之吐利，手足逆冷，可见脾肾阳衰，烦躁欲死则说明有肝郁的表现。第378条："干呕，吐涎沫，头痛者，吴茱萸汤主之。"此条亦为脾胃虚寒，阳气不足，浊阴不降，上逆则出现呕吐、头痛的表现，应当注意此时的头痛并不仅仅指巅顶痛，亦可指前额、侧面的头痛，临床上应谨记。

本方中吴茱萸既能温胃暖肝以祛寒，又可和胃降逆以止呕，一药而两擅其功，《神农本草经》谓其可"温中下气，止痛，咳逆寒热，除湿血痹"。重用生姜，温胃散寒，降逆止呕。两药配伍，则温降的力量加强。大枣合人参以益脾气，合生姜以调脾胃，因此可以治疗胃虚有寒饮，症见心下痞硬、烦躁吐逆、头痛、眩冒、腹痛者。

何华老师认为吴茱萸汤是治疗中焦虚寒类疾病的有效方剂，临床应用当把握病机，不可过分拘泥，明确具体的临床表现，灵活运用。现代研究表明，吴茱萸汤治疗神经性呕吐属肝胃虚寒者，效果颇佳，另有多数药理研究证实吴茱萸汤有抑制呕吐作用。跟诊所见，何华老师临床尤善于用该方治疗神经性呕吐、妊娠恶阻、食管癌、胃炎等以呕吐为主的病症，以头痛为主的顽固性头痛、高血压脑病、结核性脑膜炎等，以及厌食症、神经症、失眠、慢性肾衰竭、过敏性紫癜等，临床收效显著。

如治疗患者孙某，女，37岁，开封市人。患者反复食后呕吐，呕吐胃内容物及清水，不思饮食，曾间断服用吗丁啉等效不佳。近1周来，呕吐频繁，精神不振，头晕，乏力，偶有泛酸，进食辛辣及寒凉后症状加重，大便不成形，小便调，舌质淡，苔薄白，脉沉。治疗以温中和胃、降逆止呕为主，以吴茱萸汤加味。处方：吴茱萸10 g，党参15 g，生姜10 g，姜半夏12 g，陈皮12 g，砂仁6 g，大枣15 g。5剂。患者服用后呕吐明显减少，饮食增加，头晕、乏力改善。守上方再服7剂，患者未再呕吐，其后以理中丸善后。

十八、黄连阿胶汤

黄连阿胶汤为著名的安神剂，亦可称为交通心肾剂，原方："黄连四两，黄芩二两，芍药二两，鸡子黄两枚，阿胶三两。上五味，以水六升，先煮三物，取二升，去滓，纳胶烊尽，小冷，纳鸡子黄，搅令相得。温服七合，日三服。"本方出自《伤寒论》第303条："少阴病，得之二三日以上，心中烦，不得卧，黄连阿胶汤主之。"本条为少阴寒化证。少阴病为全身性虚寒证，是由于病邪从阴化寒，少阴病的提纲中指出"脉微细，但欲寐"，是其典型的表现。而此条条文属于少阴变证，即在少阴病后二三日以上，出现了心中烦、不得卧的热性表现，当属于病邪从阳化热，即少阴寒邪化热而致的少阴热化病。少阴属心肾，心火居上，肾水居下，心肾相交，水火既济，才能维持人体的安寐状态，心烦可影响睡眠，而睡眠不好亦可加重心烦的表现，因此应当使心安宁，则寐已。心火亢盛，下灼肾阴，肾水亏于下，不能上济于心，火愈亢而阴愈伤，阴愈亏而火愈炽，心火亢，心神为火所扰，神不安藏，故见心中烦热、不眠。

黄连阿胶汤证是在少阴病的基础上出现了营血亏虚的病理状态，因此应用阿胶滋阴养血，黄连清热解毒、燥湿坚阴，黄芩清热燥湿、辟秽解毒，白芍养血柔肝。方中苦寒与咸寒并用，因此全方具有滋阴降火、除烦安神的作用。

凡是符合本方病机者均可应用，何华老师常用其治疗各种神经系统疾病，包括顽固性失眠、焦虑症、神经衰弱、抑郁症、精神分裂症、老年痴呆等。黄连阿胶汤方中黄连、黄芩清心火，除烦热；阿胶、鸡子黄为血肉有情之品，以有情补有情，以滋肾阴；芍药既可助黄连、黄芩清心火，助鸡子黄养心阴，补心血，又可助阿胶补肾阴和补肾血，酸甘养阴。另外何华老师提示在煎服方法上注意两点：一是阿胶纳入药汁烊化，勿与药滓同煎；二是鸡子黄一定用生的新鲜鸡子黄，待药液烊化阿胶后，药液稍凉，放入蛋黄，使蛋黄处于半生不熟的状态，汤剂的效果最好。

现代研究发现动物在紧张状态下，肾上腺皮质激素和胰高血糖素分泌增加，抵抗胰岛素，使血糖升高，何华老师在临床应用中亦发现黄连阿胶汤在糖尿病中后期及治疗其并发症方面有着显著的疗效。另外何华老师还应用黄连阿胶汤治疗多形性红斑、慢性湿疹、皮炎、银屑病、掌跖脓疱病、指掌角化症等皮肤疾病，慢性尿路感染、慢性前列腺炎、尿道综合征等泌尿生殖系疾病，以及月经失调、闭经、崩漏、围绝经期综合征、经前期综合征、卵巢早衰等多种疾病，临床收效显著。

如治疗患者崔某，女，51岁，郑州市人。失眠半年，西医给予调节神经、镇静安眠药无效，自行服用天王补心丹，效不佳。刻下见心烦失眠，每夜睡眠不到2小时，伴手足心热、咽干，舌质红有裂纹，少苔，脉沉数。给予黄连阿胶汤加减以资肾水，泻心火。处方：黄连12 g，黄芩10 g，白芍15 g，阿胶10 g（烊化），鸡子黄2枚（冲），肉桂3 g，珍珠母30 g，合欢皮15 g。7剂，水煎服。患者服用7剂后，夜间已能睡5小时左右。继以此方加减服用1个月，患者诉已无明显不适，已能正常睡眠，建议患者服用六味地黄丸以巩固。半年后电话随访，患者已无不适，睡眠已如常人。

十九、栀子豉汤

栀子豉汤为《伤寒论》名方，由栀子、淡豆豉组成，虽药仅两味，却开治疗郁热之先河，临床用途颇为广泛。原方："栀子十四个（擘），香豉四合（绵裹）。上二味，以水四升，先煮栀子，得二升半，纳豉，煮取一升半，去滓，分为二服。温进一服，得吐者止后服。"主治伤寒汗、吐、下后，虚烦不得眠，心中懊侬。栀子豉汤在《伤寒论》所涉及原文有6条。如第76条："发汗吐下后，虚烦不得眠，若剧者，必反复颠倒，心中懊侬，栀子豉汤主之。"第77条："发汗，若下之，而烦热，胸中窒者，栀子豉汤主之。"第78条："伤寒五六日，大下之后，身热不去，心中结痛者，未欲解也。栀子豉汤主之。"第221条："阳明病，脉浮而紧，咽燥口苦，腹满而喘，发热汗出，不恶寒，反恶热，身重。若发汗则躁，心愦愦，反谵语；若加温针，必怵惕，烦躁不得眠；若下之，则胃中空虚，客气动膈，心中懊侬，舌上胎者，栀子豉汤主之。"第228条："阳明病，下之，其外有热，手足温，不结胸，心中懊侬，饥不能食，但头汗出者，栀子豉汤主之。"第375条："下利后，更烦，按之心下濡者，为虚烦也，宜栀子豉汤。"有清宣郁热之功效，为热郁胸膈证的基础方。

何华老师认为栀子豉汤证之心烦，属虚热上扰，但并非正气虚衰，而是指无形之热，栀子豉汤证心下濡，中无阻滞，为无形之热郁于胸膈的主要表现。本证的形成原因主要有二：一为太阳病汗吐下后，戕伐胃气，邪热内陷，未转属阳明而留扰胸膈；二为邪热初传阳明，燥热未炽，出现上焦郁热证，或因阳明病下之过早，胃气受伤，导致余热留扰胸膈。栀子豉汤由栀子、淡豆豉两味药组成，剂量比为1:1。栀子苦寒，入心、肝、肺、胃、三焦经，清热除烦；淡豆豉辛甘微苦、寒，苦而不燥，寒而不凝，发汗不伤阳，透达不损阴，解郁除烦化滞而无凉遏之弊。两药合用，清宣胸中郁热。同时何华老师指出，中虚脏寒之人不宜，《伤寒论》第81条云："凡用栀子汤，病人旧微溏者，不可与服之。"素体阳虚之人，用之易使中寒更甚，加重泄泻之势，临床用药需格外注意。

何华老师临床善用栀子豉汤治疗各类内科杂症，如反复失眠、更年期综合征、绝经前后诸证、复发性口腔溃疡、心绞痛、妊娠咽痛等。临床应用又当酌情加减。跟师所见，何华老师以此方治疗失眠证常加淫羊藿以益肾阳；治疗郁证则常加香附、郁金以助疏利气机；绝经期前后肾气亏虚，故常合二至丸以清心滋肾；治疗复发性口腔溃疡常合用知母、黄柏等清热凉血之品，临床收效颇佳。

如治疗患者张某，女，49岁。停经半年，烘热汗出，伴面部烘热，头昏耳鸣，乏力，眠差，二便调，平素性情急躁易怒。舌尖红，苔薄白，脉弦细数。用栀子豉汤合二至丸加减。处方：栀子12 g，淡豆豉6 g，旱莲草、党参、知母、青蒿各30 g，制女贞子15 g，甘草6 g。7剂。二诊：症状整体缓解，胃脘部稍有不适，加枳实、鸡内金各15 g，续服7剂。电话随访诸症尽消。何华老师认为围绝经期妇女肾气渐衰，冲任虚损，精血不足，可见心火亢盛、肝阳上亢，故诊断本病属气血两虚，火盛阳浮，治疗以栀子豉汤合二至丸加减清心滋肾，知母、青蒿可助栀子豉汤清上焦虚热，党参、甘草补益中气，枳实、鸡内金消食理气，调理三焦气机。

二十、四逆散

四逆散始见于《伤寒论·辨少阴病脉证并治》，并在第318条列出了四逆散的主证："少阴病，四逆，其人或咳，或悸，或小便不利，或腹中痛，或泄利下重者，四逆散主之。"四逆即阴阳气不相顺接导致的手足逆冷。原方组成只有四味药：柴胡、芍药、枳壳、甘草。

《伤寒论》中的少阴病本是正不胜邪，邪气传经入里，直入少阴，而导致的少阴阳虚证，且因为少阴病条文中仅有一条主证，较为简练，其余均为或然证，没有具体的病因病机解释，故历代医家对四逆散的病因病机认识一直争论不休。如钱天来认为四逆散证的"四逆"与四逆汤的"四逆"相同，均由少阴阳虚所致；沈明宗认为四逆散证病在厥阴，直接指出"此方原系治厥阴热厥主方，后人不识其旨，湮没已久，今表出之"，解释四逆散证之"四逆"是"少厥二阴热邪为本"。但大多数医家认为本证为少阴枢机不利，气机壅滞，阳闭于内，不能透达于四末所致。从临床经验来看，四逆散证病机为少阴枢机不利，气机壅滞，阳闭于内更为贴切。《素问·阴阳离合论》云："三阴之离合也，太阴为开，厥阴为阖，少阴为枢。"少阴与少阳同为枢机，若少阴之枢不利，阳气被郁，不能疏达于四末，则亦可形成四肢逆冷之证。

四逆散方中四味药比例均等。方中柴胡疏肝解郁，透邪升阳，使肝气条达，郁热外达，为君药；肝脏体阴而用阳，阳郁化热易伤阴，故以芍药敛阴泻热，补血养肝，使肝体得养，为臣药；枳壳行气散结而畅脾滞，为佐药；甘草补益脾胃，调和诸药，为使药。方中芍药与甘草，即为芍药甘草汤，为缓急止痛、治疗痉挛作痛的首选方药。四药合用，既有调理肝脾之功，又具调和气血之能。

通观全方，药虽四味，却很好地诠释了"肝体阴而用阳"的思想。以方测证，也可看出本方是疏肝理气、调理气机的基本方。其病症涉及虽广，但基本病机大体一致，总离不开"肝郁"这个主要病机。只要抓住这个中心便可执简驭繁，正所谓"调肝即可治百病"。故不论患者有无"四逆"之证，病机相符即可用四逆散治疗。根据以上所举四逆散的临床应用可知，内、外、男、妇、儿科等诸多病症皆可用四逆散治疗。而且后世更衍生出四逆散的大量类方，如柴胡疏肝散、逍遥散等，活血化瘀名方血府逐瘀汤究其实质也是由四逆散加活血化瘀药物而成。

1. 四逆散加减治疗乳腺结节症

胡某，女，45岁。诉1年前出现双侧乳房胀痛，尤其以月经前明显。月经前双侧乳房胀痛难忍，伴心烦易怒，小腹发凉疼痛，月经量少，有黑褐色血块。平时双侧乳房针刺样疼痛，恼怒后加重。查乳腺彩超提示双侧乳腺多发结节，外科建议手术治疗，患者惧怕手术，前来就诊。刻诊适逢患者月经前，双侧乳房胀痛难忍，不能触摸，伴少腹部胀痛，两侧尤甚，手足冰凉，查舌质淡红，脉弦数，左关如豆。中医诊断为乳癖，证型为肝气郁结，血分瘀滞。予四逆散合颠倒木金散加减。处方：柴胡20g，枳实20g，炙甘草6g，白芍20g，郁金20g，木香10g，姜黄10g，三棱10g，莪术10g。7剂。

二诊：上方服后月经所下黑色血块甚多，双侧乳房剧烈疼痛顿减，呈持续性刺痛，小腹部已无疼痛，舌质淡红，苔薄白，脉弦细。予四逆散合活络效灵丹合消瘰丸加减。处方：柴胡20g，枳实20g，赤芍20g，炙甘草6g，丹参30g，当归9g，乳香9g，没药9g，夏枯草30g，浙贝母15g，玄参12g，生牡蛎30g。15剂。

三诊：患者诉双侧乳房轻微刺痛，余无明显不适，查舌质淡红，苔薄白，脉弦细。调整处方：柴胡15g，枳实15g，赤芍15g，炙甘草6g，丹参30g，当归9g，乳香9g，没药9g，夏枯草30g，浙贝母15g，玄参12g，生牡蛎30g。15剂。

四诊时患者适逢月经，双侧乳房未见疼痛，小腹部无不适，上方继续服用7剂以收功。

按语：足厥阴肝经始于足内，绕生殖器，抵小腹，布胸胁，上达巅顶，故少腹、生殖器、乳房疾患均可由肝经论治。患者中年女性，长期忧思过度，气结不解，气滞血瘀，久则痰瘀互结于乳房肝经所过之处，故心情烦闷，恼怒时加重；月经之时肝气旺盛，疼痛较甚，两侧少腹部疼痛，月经不畅有血块，均为肝气郁结、气滞血瘀、痰瘀互结之象。首诊时患者双侧乳房疼痛较甚，左关脉郁结如豆，肝气郁结严重可知；手足冰凉，为阳郁布得外达之故。故首诊急当疏肝解郁为先，以四逆散为基础方，合颠倒木金散理气解郁，姜黄消肿散结、活血定痛，三棱、莪术活血通经。药后气机得畅，疼痛顿减，且气血得通，瘀血自下，痛经立减。二诊仍以四逆散疏肝解郁理气为基础，痰瘀互结日久，消散非一日之功，故合用夏枯草、消瘰丸缓消结节，加用当归、丹参、乳香、没药为活络效灵丹，为活血止痛而设。患者病程较长，治疗亦图缓治而逐渐取效。

2. 四逆散加减治疗痛经案

李某，女，21岁。诉反复痛经伴腹泻10余年。患者15岁月经初潮，月经周期规律，平素经量正常，常夹杂有黑色血块，经期小腹部疼痛较甚，伴腹痛腹泻，常持续数天才能缓解，影响正常工作和生活。平素性情急躁。刻诊适逢经期刚过，未见明显不适，纳眠正常，二便正常，查舌质紫暗，苔薄白，脉弦细。中医诊断为痛经，证型为肝脾郁滞。予四逆散加减。处方：柴胡15g，枳实15g，赤芍15g，炙甘草6g，丹参30g，三七15g，益母草30g，茜草10g。7剂。上方以四逆散为基础方，略有加减，继续服用1个月余停药。随访1年余，痛经未再发作。

按语：妇科的经、带、胎、产、杂等诸多疾患多与肝的功能活动密切相关，故有"女子以肝为先天"之说。肝主疏泄，恶抑郁，肝具有疏散宣泄，通调畅达气机的作用，肝的疏泄功能正常，则气机通达，升降有序，经络通利，气血和调，血行流畅，冲任功能正常，人体也就表现出心情愉悦。患者系独生子女，自幼骄横，性情急躁，肝气不舒，肝木克脾土，肝郁日久则致脾滞，肝脾郁滞。经血以通为顺，月经初期冲任血海壅盛，气血运行不畅，不通则痛，故见经期腹痛；肝之疏泄不及，脾胃升降失常，脾运受阻，不能生清降浊，水谷不分，故见泄利；月经见黑色血块，舌质紫暗，脉细弦，亦为气滞血瘀、肝脾郁滞之征。故治以四逆散为主方，疏肝理气，调畅肝脾，因气滞日久血行郁滞，故合加用三七、益母草、茜草等活血通经药，可谓标本兼治。

二十一、血府逐瘀汤

血府逐瘀汤出自清代医家王清任的《医林改错》，此方为中医活血化瘀法之鼻祖，王清任创立的"五逐瘀汤"为活血化瘀法开了先河，擅长应用大队活血祛瘀之品，治疗各类顽固性瘀血性疾病，疗效卓著。而血府逐瘀汤作为"五逐瘀汤"之首，应用尤为广泛。他提出"立血府逐瘀汤，治胸中血府血瘀之症"，而血府指的是"人胸下膈膜一片，其薄如纸"，即膈肌及以上空隙，认为"治病之要诀，在明白气血，无论外感内伤……所伤者无非气血"。并在书中多次指出这些病证均由"血府血瘀"所致，当患者出现胸不任物、胸任重物之类疑难杂病或者头痛、胸痛等常见病而前方不效甚至加重时，血府逐瘀汤治之即效。总结其治法"能使周身之气通而不滞，血活而不瘀，气通血活，何患疾病不除"。

血府逐瘀汤由桃仁、红花、枳壳、生地黄、当归、赤芍、柴胡、甘草、桔梗、川芎、牛膝组成。该方实则以四逆散为基础，调气和血，气行则血行。方中桃仁性平味苦、活血祛瘀；红花、川芎性温味辛，当归性温味甘平，赤芍微寒味苦，清热凉血，祛瘀止痛，四者合而助桃仁祛瘀；生地黄入心、肝、肾经，主五劳七伤，补肾水真阴不足，善凉血清热养阴以除瘀热，兼入血分，合当归养血润燥，祛瘀而不伤阴；柴胡、枳壳行气活血、疏肝解郁；桔梗开宣肺气，载药上行，又合枳壳一升一降，可宽胸行气，使气行血畅；牛膝祛瘀滞兼通血脉，引瘀血下行。诸药配伍，不寒不热，解气分之郁结，行血分瘀滞，活血且不伤阴，祛瘀又能生新，共奏活血祛瘀、疏肝清热之功。

原书中列举了血府逐瘀汤的证治，较为繁多，有头痛、胸痛、胸不任物、胸任重物、自汗盗汗、食自胸右下、心里热、瞀闷、急躁、多梦、呃逆、饮水即呛、不眠、小儿夜啼、心悸、夜不安、易怒、干呕、晚发一阵热等。这些症状千奇百怪，纷繁复杂，涉及疾病的多个系统，其中还包含了一些奇病怪病，类似于现代医学中的神经症。临床上凡见唇舌暗或青紫，或痛处固定不移等征象，用血府逐瘀汤加味坚持治疗往往取得良好效果。对于一些疑难怪病，应用常法治疗效果不佳者，也可另辟蹊径，从瘀血论治，同样可以取得良效。

1. 血府逐瘀汤治疗久泄案

王某，女，63岁，2018年11月23日初诊。患者诉反复腹泻17年余，每日清晨起床后肠鸣腹泻1次，白天腹泻数次，遇精神紧张则肠鸣泄泻，无腹痛，大便稀溏色黄，多次检查粪常规及培养、结肠镜等均未发现异常。神疲乏力，平素小腹部怕冷，纳眠正常，舌质暗红，苔少，舌中有一紫斑，双脉沉细无力。患者间断治疗17年之久，查阅前医处方，升阳益胃汤、痛泻要方、参苓白术散、真人养脏汤等均已用过，投药均如石沉大海，杳无疗效。考虑到患者遍用治泄方法均无效验，切不可按常规处理方法重蹈覆辙。细查患者舌脉，有瘀血之象，当以瘀血治之。苔少而干，神疲乏力，当是久泄伤及气阴；餐后即泄，遇精神紧张则肠鸣而泄，当是肝气乘脾。辨证：瘀血内阻，气阴两虚，肝气乘脾。故以血府逐瘀汤为基础，合用痛泻要方、一甲煎、五苓散。处方：桃仁10 g，红花10 g，生地黄10 g，当归10 g，赤芍10 g，川芎10 g，桔梗6 g，川牛膝10 g，柴胡15 g，枳壳15 g，生牡蛎60 g，西洋参10 g，茯苓20 g，猪苓20 g，泽泻30 g，苍术20 g，炒山药30 g，薏苡仁30 g，炒芡实30 g，肉桂6 g，桂枝6 g，防风10 g。10剂，水煎服，每日1剂，日2次。

二诊（2018年12月15日）：上方服完，泄泻较前减轻，大便日3次左右，小腹部已无凉感，舌质如前，苔少，脉沉细无力。前方将生牡蛎减为30 g，继续服用10剂。

三诊（2018年12月27日）：诸症均减，大便每日1次，已稍成形，遇精神紧张无便意，舌质紫暗较前好转，舌苔已见长出薄薄一层。患者病程较久，病愈非一朝一夕之功，将上方去生牡蛎，5剂，制作为小蜜丸常服巩固，每次9 g，每日2次。

按语：本案病程较长，治疗取效亦非一时之力。俗语说"撞到南墙要回头"，此案即是明证，患者反复治疗长达17年之久，所用处方皆是治疗泄泻的常规处方。一般来说，泄泻之证，多从脾胃、肝、肾论治，脾虚湿盛是其主要病机，证型常见有脾胃虚弱，或脾虚湿盛，或肝气乘脾，或肾阳虚弱，但临床情况颇为复杂，证型夹杂多见，独处藏奸亦有之。该例患者用常法不效，当另辟蹊径。

气为血之帅，气行则血行，当肝气不舒，气滞日久或寒凝气滞，或脾胃虚弱，病久入络，中气不足，行血无力，均可气滞血瘀，瘀阻中焦，致清阳不升，水谷合污，下注大肠，发为泄泻、腹痛等症。舌体可见瘀点或瘀斑、舌质多暗、舌底可见脉络瘀滞，脉沉涩或弦涩。此例患者的便质、舌脉为其辨证依据。正如《医林改错》中曰："泻肚日久，百方不效，是总提瘀血过多。"故以血府逐瘀汤为主方。

患者每遇精神刺激则肠鸣腹泻，便意频频，有不可忍之状，当是肝气乘脾，肝强脾弱，故用痛泻要方健脾柔肝。

因"无湿不成泄""利小便即实大便"，故以五苓散利水渗湿，分消走泄，使湿邪从小便而去，则谷道实。需注意的是，五苓散出自汉代张仲景《伤寒杂病论》，汉代是苍、白术不分的，肉桂、桂枝是不分的，本是一物，本案所用为苍术，因其气味雄厚，燥湿止泻之力较白术强。

患者泄泻日久，津液丧失过多，舌质光净少苔，气阴虚弱可知，重用生牡蛎，配合西洋参以益气养阴，一味生牡蛎重用，即一甲煎，本方出自《温病条辨》卷三，主治温病下后，阴虚液伤，大便溏甚，一昼夜三四次，脉仍数者，具有敛肝潜阳、收敛涩肠、敛气阴之功效。原著云："下后法当数日不大便，今反溏而频数，非其人真阳素虚，即下之不得其道，有亡阴之虑。若以复脉滑润，是以存阴之品反为泄阴之用。故以牡蛎一味，单用则力大，既能存阴，又涩大便，且清在里之余热。"为治泄另开法门，于本证气阴两伤者尤为适宜。炒山药、薏苡仁、炒芡实则是为补脾涩肠而设，针对病机，配伍得当，故取效迅速。

2. 血府逐瘀汤治疗顽固性失眠案

霍某，女，46岁。诉入睡困难、夜间频繁早醒20余年，常服用各种镇静安神类西药维持睡眠，夜间能维持2~3小时睡眠时间，不服药则彻夜不眠。刻诊见面目憔悴，眼眶深陷，眼眶周围发黑，头发脱落，时而心悸，口苦口臭，胃纳减少，月经量少、色黑有血块。查舌质暗紫，苔黄厚而腻，脉滑数。辨证：痰热扰心，瘀血阻滞，心神不宁。初诊先以十味温胆汤，以丹参替换熟地黄，加芩连化痰清热，活血安神为治。处方：黄连10 g，黄芩10 g，姜半夏15 g，陈皮15 g，枳壳10 g，竹茹10 g，西洋参10 g，丹参30 g，炒酸枣仁30 g，石菖蒲10 g，远志10 g，柏子仁10 g。10剂。

二诊：夜寐较前好转，镇静安眠药物服用减少一半，可睡眠3小时左右，精神较前好转，口苦口臭好转，余症同前。查舌质暗紫，苔薄白。痰热已清，瘀血证本质显露，继用血府逐瘀汤加味以活血化瘀，养心安神。处方：桃仁10 g，红花10 g，生地黄10 g，川芎10 g，当归10 g，赤芍10 g，枳壳10 g，桔梗6 g，柴胡12 g，川牛膝10 g，炒酸枣仁30 g，柏子仁10 g，夜交藤30 g，合欢皮30 g，石菖蒲10 g，远志10 g，生龙骨、生牡蛎各30 g，丹参30 g，黄连6 g。10剂。

三诊：无口苦，无心悸，脱发减少，现已停用镇静催眠药物，每晚能入睡4小时左右，舌脉同前。患者患病20余年，多方求医未见疗效，此次精神状况大有好转，大大增强了治疗的信心，愿意继续服药直至痊愈。效不更方，原方继续服用1个月。

1个月后复诊，每晚睡眠时间可达5小时左右，第二天精力充沛，午休可睡眠1小时左右，眶周紫暗转淡，头发脱落明显减少，患者自诉每晚5小时高质量睡眠已足够，与常人无异。舌质淡紫，苔薄白，脉细弦。前方去黄连，继续服用1个月收功。

按语：血瘀致病最早见于《内经》，气血疏通为贵，久病经络不通，久病暗耗阴血，均可产生瘀血内阻之证。血瘀既是长期失眠的结果，又是造成失眠顽固不愈的重要原因。瘀血阻滞心、脑、肝之脉络，气血运行失畅，卫气出入异常，阴阳失调，故失眠反复不愈。清代王清任最早提出了活血化瘀的方法治疗睡眠障碍疾病，认为夜睡梦多是瘀血，夜不安是血府血瘀，"夜不安者，将卧则起，坐未稳，又欲睡，一夜无宁刻，重者满床乱滚""夜不能睡，用安神养血药治之不效者，此方若神"。本例患者初诊见口苦口臭、心烦心悸、苔黄腻、脉滑数等明显的痰热扰心征象，故以十味温胆汤加减治疗，待痰热清、心神稍宁，瘀血证逐渐显露，舌暗紫、眶周发暗、头发脱落等皆是明征，进而以血府逐瘀汤加养心安神之品久服，故而显效。现代社会生活环境发生了巨大的改变，来自各方面的压力也不断增加，失眠的发生率越来越高。目前普遍认为，失眠多为肝郁化火、痰热内扰，或心脾两虚、心虚胆怯、心肾不交引起，血瘀因素未得到普遍的认识。而久坐、少动是目前普遍的生活方式，常造成气滞血瘀等病理因素的形成，失眠的证型中兼有血瘀证的患者越来越多。因此，临床用药上，加用活血化瘀药治疗失眠可取得较好的疗效，同时也反映了失眠有瘀血证的存在，也为"顽疾多痰多瘀"提供了一定的理论基础。

3. 血府逐瘀汤治疗心绞痛验案

李某，男，48岁。自述半年来每晚后半夜胸背部憋闷刺痛，时常痛醒，伴胸部憋闷，近1周来疼痛加重，后半夜胸背刺痛不能入睡，痛时伴气短、心悸，舌下含服速效救心丸可缓解，白昼痛减。查舌质暗红，边尖有瘀点，舌下络脉青紫，苔白厚润，脉弦涩。多次心电图提示ST段轻度下移，T波倒置，偶发房性早搏。行冠脉造影发现冠脉狭窄，但尚未达到支架植入术标准，服用抗血小板、冠脉扩张药物未见缓解，遂求诊于中医治疗。诊断：胸痹，证属气虚阳衰，胸阳痹阻，气滞血瘀。治宜行气活血，化瘀通络，兼以补气通阳。以丹参饮合血府逐瘀汤加减。处方：丹参30 g，檀香6 g，砂仁6 g，桃仁10 g，红花10 g，生地黄10 g，川芎10 g，当归10 g，赤芍10 g，枳壳10 g，桔梗6 g，柴胡12 g，川牛膝10 g，薤白10 g，瓜蒌皮30 g，西洋参10 g。15剂。

二诊：胸闷疼痛较前明显好转，每晚胸部憋闷刺痛醒来1次，缓解后可再次入睡，舌脉同前。效不更方，原方继续服用1个月余。后患者来告，胸痛未再发作，夜寐正常，病获痊愈。

按语：本病当属中医"胸痹"范畴。本病的发生颇为复杂，多与寒邪内侵、饮食不当、情志失调、年老体虚等因素有关。其病机常表现为虚实夹杂。因气为血帅，患者年事渐迈，阳气渐衰，气虚为本，阳气无力温煦血脉，渐至形成心脉瘀阻，而阳气推动无力，病理产物常可内生堆积，痰浊与瘀血夹杂，痹阻心脉。故用血府逐瘀汤活血止痛，用丹参饮活血宽胸利气，瓜蒌薤白化痰宽胸通阳，西洋参益气，如此气血痰瘀同治，故病获愈。

第三节 诊余漫谈

一、黄芪临床应用经验辑要

黄芪首见于《神农本草经》，又称戴糁，被列为上品，谓其"主痈疽，久败疮，排脓止痛，大风癞疾，五痔，鼠瘘，补虚，小儿百病"。后世通过临证，发觉其可补气升阳、益卫固表、托毒生肌、利水消肿。药性温和，可主治各科虚劳之疾，为补药之长。

王好古《汤液本草》记载：治气虚盗汗并自汗，即皮表之药；又治咯血，柔脾胃，是为中州药也；又补肾脏元气，为里药。是上中下内外三焦之药。

清代黄元御《长沙药解》中记载：黄芪，味甘，气平，入足阳明胃经、手太阴肺经。入肺胃而补气，走经络而益营，医黄汗血痹之证，疗皮水风湿之疾，历节肿痛最效，虚劳里急更良，善达皮腠，专通肌表。黄芪清虚和畅，专走经络，而益卫气。逆者敛之，陷者发之，郁者运之，阻者通之，是燮理卫气之要药，调和营血之上品。佐以辛温则能发，辅以酸凉则善敛，故能发表而出汗，亦能敛表而止汗。蜜炙用，生用微凉，清表敛汗可用。

正如黄元御所言，黄芪不同功效的发挥，取决于不同的配伍。何华老师通过多年读书学习所得，深得黄芪运用之门径，并运用于临床经验，现将运用黄芪经验辑要如下。

1. 配桃红益气活血起偏瘫

《丹溪心法》曰："气血冲和，百病不生，一有佛郁，诸病生焉。"故王清任极喜将走而不守、峻补元气的黄芪与活血化瘀药桃仁、红花相配，以治气虚瘀阻导致的半身不遂和瘫痪。他强调"元气既虚，必不能达于血管，血管无气，必停留而瘀"。这种补气活血、扶正祛邪、标本兼顾之治法予后世极大启迪。将三药合用，起偏瘫，治痿痹，且引申治气虚血瘀引起的多种心脑血管疾患，妇产科的月经过多、崩漏、闭经。

2. 配防风扶正解表止自汗

防风为祛风胜湿、疏表发汗之要药，东垣赞其为"风药中润剂。若补脾胃，非此引用不能行"，并强调"防风能制黄芪，黄芪得防风其功愈大，乃相畏而相使者也"。丹溪受东垣之启迪，将黄芪三倍于防风、白术，组成玉屏风散，使补中有疏，散中寓补，相辅相成，用治气虚肌表不固之自汗。《唐书》载许胤宗治柳太后病风，以黄芪、防风共煮数十斛，于床下蒸之，使药力由腠理透入，一周而瘥（见清代周岩《本草思辨录》），此亦可看作玉屏风散之变法。王清任取四两生黄芪、一钱防风，组成黄芪防风汤，认为"治脱肛，不论十年八年，皆有奇效"。

3. 配龟板升提益阴固崩漏

朱丹溪言龟板"补阴、主阴血不足，去瘀血，止血痢，续筋骨，治劳倦，四肢无力"。而前贤最善用龟板者，莫出于叶天士、吴鞠通二氏。叶氏治妇科病重视奇经理论，对久病缠绵，营血虚亏或漏下不止之患女，认为"精血皆有形，以草木无情之物为补益，声气必不相应"，强调当投血肉有情之品，取其汁滋味厚，性沉力峻，直达下焦，填补奇经，每用龟板、阿胶、鳖甲胶以获显效。将黄芪、龟板两药配伍，治妇科气虚肾亏之崩漏、带下、难产，小儿五迟五软，以及内伤杂症中的脱肛、足跟痛、腰酸膝软难以久立等病。但因龟板过于滋腻，且味咸腥臭，黄芪甘满壅中，土虚纳呆或须久服者，常掺入一些芳化流动之品。

4. 配防己除湿退肿疗风水

黄芪可强心利尿，防己则直泄小便，张仲景将二药相伍，创防己黄芪汤，为治风水要方，重在祛头面四肢水肿，开二药同用之先河。《本草思辨录》评黄芪曰："《内经》三焦为水道，膀胱为水府，黄芪从三焦直升至肺，鼓其阳气，疏其壅滞，肺得以通调水道，阴气大利（意指小便畅行），此实黄芪之长技。"

结合黄芪可消尿蛋白之新论，二药配伍，不仅可用于因触外邪由头面始肿的阳水，且可用于因内伤而腰以下先肿之阴水。在临证中还观察到，如配伍理气药，诸如大腹皮、槟榔等，使气行则湿行，效尤佳。对气虚湿盛所致下肢痿痹，亦可将二药合活血祛湿、通络定痛之品共用。其他如心脏性水肿，下腔静脉回流障碍者，重用二药，同时掺入活血利湿药物，如地龙、葶苈子、泽兰等，效果亦满意。

5. 配代赭石燮理气机降血压

黄芪为升阳之要药，代赭石乃降逆之剂。有学者报道，轻用黄芪10～15 g，再配其他补气药，有明显升压作用；若黄芪重用50 g以上，并配代赭石或生石膏，则降压极速（药理实验证明，黄芪静脉注射能降压，并同时使外周血管压力相应下降）。在这里黄芪表现了极显著的双向调节作用。近贤张锡纯即将大剂黄芪合山茱萸、桔梗，升提元气之下陷；又复将黄芪合代赭石、土鳖虫，组成起痿汤等，治高血压引起的中风后遗症。

黄芪、代赭石相合，升清降浊，燮理气机，临证不仅同用以降压，治眩晕，还引申治脾虚清气难升、浊阴反上僭欲作呕恶之证。

6. 配枳壳升提固脱治狐疝

黄芪为补气升提首选之品，枳壳为下气降逆重要之味。因其功效及作用于人体之部位大相径庭，故前贤除张璐取枳壳、防风各一两，黄芪二两，共末制成三奇散，宗"逆流挽舟法"用治气痢下重外，将二药相合的名方不多。

然现代药理研究表明，枳壳有强心利尿、升压、增强平滑肌兴奋性、使胃肠蠕动规律化等作用，可治"咳嗽、水肿、便秘，子宫下垂及脱肛"（叶橘泉《现代实用中药》）。

黄芪与枳壳相合，治多种因气陷导致的脏器脱垂。据报道，黄芪用量五倍于枳壳时，效最佳，不仅较单用黄芪升提之力大，且无过升耗阴之弊。

7. 配当归补气生血退虚热

黄芪如五倍量于当归，二药遂组成李杲的当归补血汤，可补气生血，治大脱血后或内伤劳倦太过，致阴血亏而阳气亦欲散亡之证。此时常现肌肤燥热、面红目赤、烦渴欲饮等症状，与阳明经气分壮热的白虎汤证颇相类，但脉虽大却按之无力。若误投白虎必死，故重用黄芪峻补脾肺之气，使"变化而赤"，资生血之源；配少量当归养血和营，并引气药直入血脉，促阳生阴长。两药亦常可配入一般的补益剂中，收气血互生，益元活化之妙，作为治疗再生障碍性贫血或气虚导致全血下降的基础方，可明显缓解症状。气虚月经过多或崩漏，可用当归身或炒当归合黄芪取效，骨伤科病二药亦常合用。

8. 配白芷托毒排脓散疮疡

《日华子本草》指出白芷可治乳痈、发背、瘰疬、肠风、痔瘘，排脓，治疮痍、疥癣，止痛生肌。而《药性赋》又盛赞"补虚弱，排疮脓，莫若黄芪"。故两药相合，对气虚血弱之人患疮疡，脓如稀水，久不收口者，可扶正托邪，排脓生肌。如《证治准绳·幼科》云："治痘疮里虚，托里十补散。"《医宗金鉴·外科心法要诀》云："治浸脑疽，气血两虚，将溃之时，紫陷无脓，根脚散大者，托里透脓汤。"现代药理研究表明，黄芪可增强毛细血管抵抗力，扩张血管，改善血循，使久坏之肌细胞恢复活力。故将二药合五味消毒饮等，可治急性疮疡；将其合养血排脓之当归、芍药、猪蹄甲等，可治疗慢性溃疡痈疽。

9. 配山药益气滋阴消血糖

名家施今墨认为黄芪甘温，入手足太阴气分，补气止消渴；山药甘平，最补肺脾肾之阴津。一阳一阴，可降低血糖、减少尿糖。施老门人祝谌予，更在二药相合基础上，配入他药，创制了治各型消渴病的有效成方。现代药理研究证实，二药合用，可提高患者免疫功能，增强对疾病的抵抗力。故不仅能降血糖、消尿糖，还可用黄芪复方（生黄芪、山药、白术、陈皮、生地黄、茯苓）预防感冒（曲京峰《古今药方纵横》）。在其他病出现气阴两虚症状时，亦可合用之。

10. 配桂枝、芍药，养血补肝调营卫

桂枝辛温色赤，轻扬达表，为气中血药；芍药微寒酸涩，柔肝益脾，为血中气药。二药相合，为调营卫、和阴阳之圣品。若与黄芪配用，则可养血补肝调营卫，即黄芪建中之法也。此法临证极有实用价值，辨证扩充可治内、外、妇、儿各科多种病证。在慢性胃、肝、胆囊等炎症及消化道溃疡、神经症、子宫功能性出血、更年期综合征，以及不明原因的发热、虚体反复感冒等疾患的病程中，只要一旦出现肝气虚弱不能条达或营卫不和之病机，将三药共投以治，均获较好疗效。

二、王清任《医林改错》中风病源流探幽

王清任为清代著名医学大家，行医40余年，严谨求实，精研医道。《医林改错》是其一生唯一著作，全书共2卷，约3万字。他坚持"亲治其症，屡验方法""方得的确，绘成全图"，此书以实践为基础，阐发新知，在我国中医解剖学和临床医学上具有重大革新意义。此书篇幅虽小，但却对中风病因病机、治法方药做了系统而详细的论述，为后世医家研究中风病提供了新的思路，产生了深远的影响。

1. 阐病因病机

中风一词首见于《灵枢·邪气脏腑病形》，自此之后，医家对中风病因病机的阐述多有不同。王清任敢于质古论今，评议众说，秉承前贤，深入实践，而立新义。

唐宋以前，医家多从"外邪入中"立论，专主于风。正如王氏所言："《灵枢经》曰：虚邪偏客于身半……发为偏枯。偏枯者，半身不遂也。《素问》曰：风中五脏六腑之俞，所中则为偏风。张仲景曰：夫风之为病，当令人半身不遂。三书立论，本源皆专主于风。"（《医林改错·半身不遂论叙·半身不遂论》）王氏对此提出质疑："何等风，何等中法，则令人半身不遂？半身不遂，若果是风，风之中人，必由皮肤入经络，亦必有由表入里之证可查。尝治此症，初得时，并无发热恶寒、头疼身痛、目痛鼻干、寒热往来之表证。既无表证，则知半身不遂，非风邪所中。"（《医林改错·半身不遂论叙·半身不遂辨》）至金元以后，中医对中风病因的认识由外转内，河间提出"心火暴甚"，东垣主张"正气自虚"，丹溪强调"痰湿生热"，亦有王安道区分真中、类中。但各家所

论不外风、火、痰、湿，王氏批之："立说更为含混。"并提出依据："如果是风、火、湿、痰，无论由外中、由内发，必归经络。经络所藏者，无非气血。气血若为风、火、湿、痰阻滞，必有疼痛之症。有疼痛之症，乃是身痛之痹证，非是半身不遂……由此思之，又非风、火、湿、痰所中。"

王氏对中风的论述，详于《医林改错·半身不遂论叙》中，他认为元气亏损是本源。何华老师认为，王氏以中风病主症"半身不遂"代"中风"展开论叙，其论述中未提及"中风"一词，与张景岳易中风之名为"非风"之意同，以使后人不致误解，也可见其反对风邪致中的观点。从他"气虚血瘀"的主张中可以探见其对前贤论述的继承与发展，也可见其师古不泥、寻求真知的精神。首先，其论受仲师正气引邪启发，《金匮要略·中风历节病脉证并治》曰："邪气反缓，正气即急，正气引邪，喎僻不遂。"提出中风正虚邪实的病机，为后世提供了治疗原则，然"仲景之论，治之无功"（《医林改错·半身不遂论叙》），王清任则在此基础上进一步探求具体的正虚与邪实。其次，取东垣"气虚"之所长，李杲在《医学发明·中风有三》云："中风者……气衰者多有此疾……若肥盛则间有之，亦形盛气衰如此。"王氏认为东垣所云"中风者，气虚而风邪中之……立法以本气虚外受风邪是其本也"仍未脱离风邪而"方症不符"。再者，举介宾"非风"学说，"独张景岳有高人之见，论半身不遂大体属气虚，易中风之名，著非风之论"，张氏认为中风多因人体气血阴阳亏损，其在《景岳全书·非风》云："凡非风证，未有不因表里俱虚而病者也。"然王清任认为"先生于此症阅历无多""其方不效"。最后，又受叶天士"久病入络"的影响，"入络即血瘀也"（《医林改错·刘序》），治疗善用通络化瘀之法。王氏承前贤之论，又不囿于其说，有所发微，认为："病不知源，立方安得无错？"故"凡遇是症，必细心研究，审气血之荣枯，辨经络之通滞"，而创"气虚血瘀"之说，大胆提出："若十分元气，亏二成剩八成，每半身仍有四成，则无病。若亏五成剩五成……元气一亏，经络自然空虚，有空虚之隙，难免其气向一边归并……并于左则右半身无气……并于右则左半身无气，无气则不能动……名曰半身不遂。"其立"元气亏损"及"元气归并说"以阐释中风病因病机，可谓独具匠心。由此可见王氏重视气虚在中风发病中的作用及"治病之要诀，在明白气血"（《医林改错·气血合脉说》）的学术思想。

2. 倡益气活血

对于中风，王清任求其本源，认为元气亏损、气虚血瘀是主要原因，遂弃古人祛风、降火、化痰等法不用，另立益气活血之新法，并对中风的各种可见症提出辨证治则。

在《医林改错·半身不遂论叙》中，王氏对中风的七种常见症状进行了辨述，如口眼歪斜、口角流涎、大便干燥、小便数、遗尿、语言謇涩、口噤，并将其本因归于气虚。首先，他提出中风之口眼歪斜与风邪阻滞经络而致口眼歪斜不同，中风之口眼歪斜"并非歪斜，因受病之半脸无气，无气则半脸缩小……乍看似歪斜，其实并非左右之歪斜"，将其与气虚建立联系；而风邪所致之口眼歪斜，乃壮盛之人，无半身不遂，忽然受之，气不能上达头面致病，当予疏风通络之剂。其次，王氏认为中风口角流涎并非前人所说痰饮为患，而是因患者气虚不足以摄津，因"所流尽是清水，并非稠痰"，并举小儿、高年纪气不足之人易口角流涎以佐证。又提出中风之大便干燥实因气虚无力推动下行，糟粕"在大肠日久不行，自干燥也"。后王氏又提出小便频数、遗尿不禁的辨证，指出气虚与火热致病的不同，"玉茎内疼痛，一点一滴而出，兼之色红，乃是火症"，"其色清白""尿流而不知"是因气虚。最后，王氏提出中风之语言謇涩及口噤俱因气虚，人体之气充足，舌体得养，方"动转能言"，中风之人，"半身无气……舌亦半边无气，亦不能全动，故说话不真"。中风有口噤而无咬牙，"牙紧不开""似咬牙，实非咬牙"都是因为气虚导致而不是风火。至此，中风诸症因气虚导致得以明确。

王清任对中风的论治充分体现了其学术思想，对现今临床中风病的治疗仍有指导意义。他承仲师之旨，吸收东垣"气虚"思想，又取张景岳之"非风"学说，并受叶天士"久病入络"影响，在此基础上，提出气虚亏损的致病本源，创益气活血之法，以补阳还五汤加减治疗中风。虽然王氏对中风独重气虚的认识有偏颇之处，但其开创的益气活血之法确为中风的治疗提供了新的思路，对后世也产生了深远影响，补阳还五汤也是现今临床应用广泛的有效方剂。书中所记载的30余种中风先兆的症状，对现今中风的预防也有重要的启示作用。王氏虽未记载应对方药，我们仍然可以从其气虚为本的思想出发，予以培补元气之品。在学习研究王氏学术思想、深入了解及运用其创立方剂的同时，我们更应该注意到他临床善于观察、细致入微、严谨的医德医风，学习他临床细致观察、敢于创新、实事求是的治学精神，如此可在学习实践中取得更深的造诣。

《医林改错》为清代医家王清任基于对死尸解剖结构的认识，发现古典医籍对人体脏腑结构描述多有错误，为纠正古书对脏腑描述的错误而作的一部医书。通过对尸体的观察认识到瘀血在人体发病中的重要作用，并依据瘀血所在部位的不同，创立诸多有效活血化瘀方剂。在治疗中风病方面，由于对气血关系的深刻认识，肯定了气的主导作用，创立了以补气为主，兼顾活血化瘀的补阳还五汤。由于其多年行医，临床经验丰富，观察到诸多临床有效方剂，并记录下来，为后世提供了简验之方。

与《内经》藏象学说中所言的脏腑重功能轻实体不同，王氏还在自己认为的脏腑结构基础之上，创立诸活血化瘀有效方剂，如在《医林改错·气血合脉说》中说："气府存气，血府存血。卫总管由气府行周身之气，故名卫总管；荣总管由血府行周身之血，故名荣总管。"并结合对死尸解剖部位的观察，以及死尸相应部位表现出的"瘀血"征象，创立以部位命名的三活血汤，在《医林改错·方叙》中言："余不论三焦者，无其事也。在外分头面四肢，周身血管；在内分膈膜上下两段。膈膜以上，心肺咽喉，左右气门，其余之物皆在膈膜以下。立通窍活血汤治头面四肢、周身血管血瘀之症；立血府逐瘀汤治胸中血府血瘀之症；立膈下逐瘀汤治肚腹血瘀之症。"他的理论尽管存在一些错误，但之所以得出正确的结论，是因为他的几个方子，如血府逐瘀汤之理气活血，补阳还五汤之益气活血，都符合中医学有关气血的论述，而且确实是行之有效的好方子。从他的立方来客观分析，还是合乎中医学理论的，或者说在中医理论范围之内。中医存在千年的根基在于临床的有效性，王氏对患者服用药物的治疗反应进行了客观的描述，且其所用的方子治疗的诸多症状是被其本人反复临床验证过的，是对临床事实的如实记录；然而对于事实的解读（即理论认识）则是仁者见仁、智者见智，不尽相同，王清任在死尸上发现瘀血征象，创立活血化瘀诸方，以"死尸上的瘀血征象"为立论基础显然是错的，但所立"活血化瘀诸方"及其所治疗的症状却是其临床经验的真实描述，是对客观事实的真实表述。

王清任在《医林改错·气血合脉说》中说："治病之要诀，在明白气血。"《医林改错·半身不遂论叙》中言："凡遇是症，必细心研究，审气血之荣枯，辨经络之通滞，四十年来颇有所得""将男妇小儿半身不遂、瘫腿痿症、抽搐筋挛得病之源、外现之症，屡验良方……一一绘图申明其说，详述前后……"并在《医林改错·方叙》中言："余何敢云著书，不过因著《医林改错·脏腑图记》后，将平素所治气虚、血瘀之症，记数条示人以规矩。"说明其对气血颇有研究，审气血之荣枯，辨经络之通滞是其立论的根基，至于所立之屡验良方，在《医林改错·半身不遂论》中说"其方效者，必是亲治其症，屡验之方"，可见所立方剂均为其亲自应用治疗之后得到的有效方剂。紧接着对中风后各症状进行分析，分析后他认为所有的症状俱为气虚、元气亏损所致。如"半身不遂，亏损元气是其本源""口眼㖞斜并非㖞斜，因受病之半脸无气"，口角流涎一症是"气虚不固津液"；大便干燥"乃无气力催大恭下行"；小便频数、遗尿不禁"是气虚不固提也"；言语謇涩是由于"舌亦半边无气，亦不能全动，故说话不真"；在口噤咬牙中说："口噤是虚，咬牙是实……独半身不遂，有口噤，绝无咬牙。"综上所述，王氏认为中风后诸症皆为气虚、元气亏损所致，虽未言及血瘀，但由于受其在义冢所见死尸多有瘀血影响，并在虚、瘀理论基础上创立了被后世广泛应用的益气活血通络名方补阳还五汤，在方中重用生黄芪四两大补元气，其余活血通络药当归尾、赤芍、地龙、川芎、桃仁、红花总量才八钱半，不及黄芪一药的四分之一，可见其治疗在思想上重视补气兼顾活血通络。

王氏在《医林改错·半身不遂论叙》中言："医家立言著书，心存济世者，乃良善之心也。必须亲治其证，屡验方法，万无一失，方可传于后人。"又说："总不思古人立方之本，效与不效，原有两途。其方效者，必是亲治其症，屡验之方；其不效者，多半病由议论，方从揣度。"由此可见王氏怀济世活人之心，将其亲自治疗的病症，以及经得起临床重复使用的有效方剂记录下来。这些方剂即其所言"屡验之方"，如木耳散、通气散、龙马自来丹、黄芪防风汤、玉龙膏等都是此类方剂。在记载木耳散的用途时说"治溃烂诸疮，效不可言"，方用木耳一两（焙干，研末）、白砂糖一两，和匀，以温水浸如糊，敷之。此方仅两药，但其疗效颇佳。

三、痰瘀与中风关系探析

脑卒中属于中医学"中风"的范畴，是以突然昏仆，不省人事，半身不遂，口舌歪斜；或不经昏仆，仅以半身不遂、口舌歪斜、言语不利、偏身麻木为主要表现的一种病证，是神经内科的常见病和多发病。下面结合痰瘀的本质及其与中风的相互关系，以及痰瘀同治法治疗中风等进行探析。

痰瘀可致中风，中风亦生痰瘀。精、气、血、津液是构成人体和维持人体生命活动的基本物质，均可由饮食水谷所化生，属生命活动的基本能源。若其运行失常，凝滞体内，阻碍气机，形成痰瘀，而成为机体内的有害物质。喻嘉言《医门法律》中有记载，中风病由荣卫气弱，致津凝血滞，津凝成痰，血滞而成为瘀。而研究发现血脂异常也是中风的高危因素。中医学认为"膏""脂"与血脂同类，根据临床患者的表现，血脂异常多归于"痰浊""血瘀"的范畴。中风病可导致痰瘀。脑是精髓和神明汇集发出之处，又名元神之腑，能主宰生命活动，主精神意识和感觉运动，故可调节津液的运行。中风的主要病机为阴阳失调，气血逆乱中风患者调节生命活动、精神意识和感觉运动的功能失常，调节津液的运行功能失常，因而气血津液运行失常，致水湿内停，由此化生痰浊瘀血。另一方面中风患者血小板聚集性增高，使血浆红细胞的流动性降低，血流缓慢，各种血流动力学指标明显降低，因此中风病在演变中就易滋生痰瘀。因此中风患者大多有半身不遂、口舌歪斜、言语謇涩或不语、感觉减退或消失、头晕目眩、痰多而黏、舌质暗淡、舌苔薄白或白腻、脉弦滑等痰瘀为主的临床表现。

何华老师认为脑中风的发病诱因以痰瘀互结为主要机理，将中脏腑分为痰火闭窍、元气败脱、痰湿蒙神等证型，中经络又分为风痰瘀阻、气虚血瘀、痰热腑实、阴虚风动等证型。在治疗中风病时，排除纯属脱证者，在治疗脑中风各证型都以痰瘀同治法贯穿治疗始终。

临床上中风多由"风、痰、虚、瘀"夹杂致病，病机复杂，虚中夹实。但中医可以据疾病所表现的不同证候进行分析，认为中风在临床上以痰瘀互阻者多，因此在此基础上做出针对性的治疗，从祛痰化瘀通络入手，兼顾多方面，邪正同治，具有见效快、疗效高、副作用相对较小等优点。痰浊和瘀血在中风病的发病中起着重要的作用。有关痰瘀与中风的关系，历代医家早有阐述。近年来，随着对中风病研究的不断深入，愈来愈多的临床和实验研究证实了痰瘀互阻是中风病的主要病机这一观点。

1. 中风病病机以痰瘀立论的学术渊源

中风病病机以痰瘀立论，源远流长。早在汉代张仲景的《金匮要略·中风历节病脉证并治》中就有"侯氏黑散治大风"的记载，其方中川芎、当归、温酒通瘀养血，茯苓、白术、桔梗化湿涤痰，实为痰瘀立论治疗中风病的首创。宋金元时代，从痰瘀论治中风病的观点得到充分认同。如宋代《太平惠民和剂局方》所载的专治中风手足不用的小活络丹，是痰瘀同治法治疗中风的典型方剂。

刘河间云："人肥则腠理致密而多郁滞，气血难以通利，故多卒中。"朱丹溪认为中风半身不遂，大率多痰多瘀，他在《丹溪心法·中风》中曰："若先不顺气化痰……又不活血……吾未见能治也。"明代王纶在《明医杂著·风症》中云："若血浊气滞，则凝聚而为痰，痰乃津液之变……是论其致病之根源……此血病、痰病为本……"他力倡痰瘀同治之法治疗中风，并反对只用血药不用痰药之说，认为"用血药而无行痰、开经络、达肌表之药以佐之，血药属阴，性颇凝滞，焉能流通经络，驱逐病邪以成功也"。清代喻嘉言在《医门法律·中风论》中云，中风"由荣卫气弱，自致津凝血滞也"，津凝成痰，血滞为瘀，为此，他主张在益气的基础上，化痰祛瘀并举。近代名医张山雷提出因痰致瘀之说，指出中风乃"痰浊壅塞，气机已滞，血脉不灵"，并强调痰瘀同治，专立通经宣络一法。近代唐容川提出了因瘀致痰的观点，他在《血证论》中说："所以有痰，皆血分之火所结而成，然使无瘀血，则痰气有消容之地。"现代中医学对中风的研究日趋深入，已充分证实了中风病痰瘀之间依存互根、相互转化、共同消长的内在联系，强调治痰勿忘瘀，治瘀兼顾痰，痰瘀同治。并通过动物及药理实验客观观察痰瘀同治法治疗中风的作用机制，为痰瘀同治法治疗中风的深入研究开辟了新的途径。

2. 痰瘀互阻是中风病的主要病机

中医学认为，人至老年，五脏虚损，阴阳平衡失调，气血津液生化布达紊乱而致痰瘀内生。老年人起病多与虚损有关，而虚又能致实。心主血脉，心气虚，血行迟缓则久而为瘀；肝主疏泄，肝气郁结则气滞血瘀；脾为后天之本，气血生化之源，脾气虚则运化水谷失常，不能化生精微反聚湿为痰；肺主皮毛司呼吸，肺虚则腠理不固而易感外邪，肺失宣肃，不能通调水道，则肺津不布凝而为痰；肾为先天之本，肾气虚则精髓无以化血，气血灌注不足，致血液凝滞而为瘀。同时，人体之气血津液之间关系甚为密切，生则同生，行则同行，病则同病。当气血津液生化布达紊乱而气滞不行或气化不及时，则水凝成痰或血滞为瘀。肝为风木之脏，主升主动。若因年老、过劳或情志所伤等，久可致肝阴亏损，肝阳偏亢，偶因将息失宜，可致肝阳暴张，化火生风，迫血上涌，或络破血溢，血瘀阻络，或灼津为痰，痰凝阻窍，形成痰瘀互阻之势。

痰浊与瘀血既是上述脏腑功能失调、气血津液生化输布失常的病理产物，又是在中风发病中起着重要作用的致病因素。痰浊形成后，可随气升降流行，正如朱丹溪所云："痰之为物，随气升降，无处不到。"由于停留部位不同，临床表现也不一样。痰之为病，有风痰、湿痰、热痰的不同。《丹溪心法·中风》谓："湿土生痰，痰生热，热生风也。"而风痰则是痰浊与内风结合的产物。内风旋动，挟痰横窜经络，蒙蔽心窍，或痹阻脉络，气血不通，瘀血内阻，九窍失灵，而发为中风。同时，瘀血又可成为血瘀的致病因素，导致新的瘀血产生，使病情加重。痰浊与瘀血二者之间存在着不可分割的内在联系，近代名医关幼波指出，痰与血同属阴，易于胶结凝固。气血流畅则津液并行，无痰以生，气滞则血瘀痰结。如血瘀阻滞经脉，则可使血运不畅，而形成瘀血；瘀血阻络，影响输布，使津液难行聚为痰浊。由此可见，痰瘀互为因果，相互促进，终致胶合凝固，经脉闭阻，气血不通，脑脉经络失养，乃成中风。

现代医学认为，中风病大都是在脑动脉粥样硬化的基础上，由各种诱因引起脑部血供障碍，脑组织缺血缺氧，造成局部坏死或血管破裂出血所致。脑动脉粥样硬化是中风病发生的最主要原因，而高脂血症又为其重要危险因素。《灵枢·血络论》说："血气俱盛而阴气多者，其血滑，刺之则射；阳气蓄积，久留而不泻者，其血黑以浊，故不能射。"其中"血黑以浊"形象地说明了气血津液代谢失调，致痰瘀胶结于血脉中的情况，与现代医学高脂血症、高黏血症的概念非常相似。目前已有多项研究表明，高脂血症、高黏血症是中风患者风痰、瘀血等病邪的生化物质基础。痰瘀与局部缺血缺氧、血液循环障碍、血液流变性异常、血液凝固性增高、动脉粥样硬化有关。血脂的升高可降低红细胞膜的流动性，使其变形能力降低，增高血液黏滞性，而血黏度的增高又进一步影响血小板聚集而致瘀。瘀证的病理基础主要是血液的浓稠性、黏滞性、聚集性和凝固性增高，而这也是痰证的重要基础。所有这些都证明痰瘀互阻是中风病病理基础中的重要环节。

痰瘀互阻是中风病总体病机进退转化的过渡时期，随着正气的盛衰和邪气的消长，中风患者的病情可出现两种转归，一可表现为病邪由深出浅，痰浊化，瘀血消，气血得以调和而病情渐轻；二可表现为痰瘀不化，气血不和，且又生痰瘀，病情渐进而难复。故痰瘀互阻是总病机变化的常见证候。

3. 祛瘀化痰是中风病的治疗大法

由于痰瘀互阻是中风病的主要病机，故治疗上必须祛瘀化痰，痰瘀并治。名医关幼波强调，治痰要活血，血活则痰化。《丹溪心法》云："治痰为先，次养血行血。"其他医家也指出，"凡调血，先行水""祛瘀血则痰水自消"。痰瘀互阻可看作为兼有痰、瘀病邪性质且又可进一步相互危害的多重性致病因素。故不论是中风急性期还是缓解期，若以瘀为主，治疗除主要应用活血通络类药物外，还应根据不同证情选用豁痰开窍、清化热痰、温化寒痰等药物，这样"痰一化，窍自开，络自通，风自清"；若以痰为主，治疗除主要应用祛湿化痰类药物外，还应根据不同证情选用益气活血、行气活血等药物；若痰瘀并重，则痰瘀并治，如此使痰祛瘀消，经络畅达，气血疏通，疾病自除。

中药活血类药物具有扩张血管，解除血管痉挛，增加脑血流量，改善微循环和脑代谢，抑制血小板聚集，纠正血液浓、黏、聚状态，调节中枢神经和周围神经系统等作用。某些化痰药及化痰利水药具有降血脂、镇静、抗菌、增强免疫力及降低颅内压、消除脑水肿等作用。此与现代医学治疗中风的原则颇为一致。此外，治疗中风病在应用祛痰化瘀法的同时，须注意配伍理气药，以增强气血津液的输布，而达到瘀散痰消的目的。正如名家所言："治痰不治气，非其治也。"所以，痰瘀同治法在临床上应灵活掌握，不可拘泥于单一治法。

综上所述，中风病的发生与五脏功能失调有关，其中，痰瘀互结、脑络痹阻为其主要病机，痰瘀同治法是治疗中风的基本方法。临证在此基础上，配合调整诸脏功能，即可达到标本兼治、固本清源之目的。

四、从《内经》治未病思想探讨中风病的防治

《内经》中记载了当时人们的生活方式，涉及饮食、起居、情志、劳作等多方面，《素问·上古天真论》"食饮有节，起居有常，不妄作劳"，是对健康生活的大致概括。良好的生活习惯是防治亚健康及高血压病、糖尿病、中风病等多种疾病的有效方式，值得大力提倡与推广。《内经》中的健康生活方式，为现代人们生活和预防疾病提供参考和指导。

1. 饮食方面

"民以食为天"，正常的饮食是健康的保障，很多疾病的产生往往是因为饮食失宜。所以在疾病发展过程中，遵循饥饱和寒温适宜、谨和五味、粗细搭配、适量饮酒等，对疾病的治疗有很好的辅助作用。

（1）饮食有节：饮食最基本的准则就是"食饮有节"。过饥则会出现"谷不入，半日则气衰，一日则气少矣"；过饱，不仅会"饮食自倍，肠胃乃伤"，

而且会变生他病，"因而饱食，筋脉横解，肠澼为痔"，甚至还会导致疾病的复发，"病热少愈，食肉则复，多食则遗"。

（2）寒温适中："食饮者，热无灼灼，寒无沧沧。寒温中适，故气将持，乃不致邪僻也"。

（3）谨和五味：《素问·上古天真论》指出"美其食"。马莳释为："有所食则以为美，而不求过味。"五味偏嗜会引发多种疾病，如"味过于酸，肝气以津，脾气乃绝；味过于咸，大骨气劳，短肌，心气抑；味过于甘，心气喘满，色黑，肾气不衡；味过于苦，脾气不濡，胃气乃厚；味过于辛，筋脉沮弛，精神乃央"，又"多食咸，则脉凝泣而变色；多食苦，则皮槁而毛拔；多食辛，则筋急而爪枯；多食酸，则肉胝䐢而唇揭；多食甘，则骨痛而发落。此五味之所伤也"。可见，"谨和五味"，才能"骨正筋柔，气血以流，腠理以密，如是则骨气以精，谨道如法，长有天命"。

（4）粗细搭配：正确的饮食，应该"谷肉果蔬"合理搭配："五谷为养，五果为助，五畜为益，五菜为充，气味合而服之，以补精益气。"倘若过食肥甘厚味，不仅会"膏粱之变，足生大丁"，而且还会发生"脾瘅"等疾病："有病口甘者，病名为何？何以得之？……此五气之溢也，名曰脾瘅。夫五味入口，藏于胃，脾为之行其精气，津液在脾，故令人口甘也。此肥美之所发也，此人必数食甘美而多肥也，肥者令人内热，甘者令人中满，故其气上溢，转为消渴。"鱼肉的营养价值虽然高，但是其食用也要适中，因为"鱼者使人热中，盐者胜血……其病皆为痈疡""夫盐之味咸者，其气令器津泄"，与现代强调低盐饮食不谋而合。

（5）饮酒适量："以酒为浆"的行为，轻者"因而大饮，则气逆"，重者"若醉入房，汗出当风，则伤脾"。

2. 起居方面

《内经》中的"起居有常"，包括"春三月……夜卧早起……夏三月……夜卧早起，无厌于日……秋三月……早卧早起，与鸡俱兴……冬三月……早卧晚起，必待日光""食饮衣服，亦欲适寒温，寒无凄怆，暑无出汗""必顺四时而适寒暑，和喜怒而安居处"，以及"暮而收拒，无扰筋骨，无见雾露"。《内经》中常常指出多种疾病的发生源于"起居无节""起居如惊"，抑或是"起居不时"。同时，还要注意居住环境应避免潮湿，以及避免居住环境的落差太大，例如，"居处相湿，肌肉濡渍，痹而不仁，发为肉痿"。故又曰："肉痿者，得之湿地也""暴乐暴苦，始乐后苦，皆伤精气，精气竭绝，形体毁沮"。可见，良好的生活作息和居住环境也是健康的保障。现代生活中的熬夜，作息无常等是应该摒弃的不良行为。

3. 情志方面

《内经》尤其强调精神情志的调适，简言之为"和喜怒"。《素问·上古天真论》指出："恬淡虚无，真气从之，精神内守，病安从来？是以志闲而少欲，心安而不惧。"《素问·四气调神大论》更是以四季来调摄人的精神："春三月，此谓发陈……以使志生，生而勿杀，予而勿夺，赏而勿罚……夏三月，此谓蕃秀……使志无怒，使华英成秀……秋三月，此谓容平……使志安宁，以缓秋刑，收敛神气，使秋气平，无外其志，使肺气清……冬三月，此谓闭藏……使志若伏若匿，若有私意，若已有得……"不良的精神状态，"喜怒不节则伤脏""离绝菀结，忧恐喜怒，五脏空虚，血气离守"。多种疾病的发生也多源于情志因素，"百病生于气也，怒则气上，喜则气缓，悲则气消，恐则气下……惊则气乱……思则气结"。例如，单就"怒"而言，"忿怒伤肝""怒则气逆，甚则呕血及飧泄""大怒则形气绝，而血菀于上，使人薄厥"。所以，良好的精神情志对人的生活起到很大的作用，"志意和则精神专直，魂魄不散，悔怒不起，五脏不受邪矣"。

4. 劳逸方面

学习和工作是人区别于动物的主要特征之一。"不妄作劳"是基本的准则。然而，由于现代社会竞争加剧，大都难以做到"形劳而不倦"。多数人是"烦劳"的状态，"久视伤血……久立伤骨，久行伤筋"。就"劳力"而言，轻者"劳则气耗"，重者"有所远行劳倦，逢大热而渴，渴则阳气内伐，内伐则热舍于肾，肾者水脏也，今水不胜火，则骨枯而髓虚，故足不任身，发为骨痿"。就"劳神"而言，"神劳则魂魄散，志意乱"。"房劳"的后果是"入房太甚，宗筋弛纵，发为筋痿，及为白淫"。故又曰："筋痿者，生于肝，使内也。"安逸过度对身体也是不利的，例如，"久卧伤气，久坐伤肉"，以及"其民食杂而不劳，故其病多痿厥寒热"，所以，建议"逸者行之"为佳。

"治未病"是《内经》预防与治疗学的重要理论，不仅对后世中医学的发展具有重要的影响，对当代中医学的理论与临床发展也有重要指导意义。下面依据

《内经》有关论述，分析"治未病"内涵，探索以"治未病"思想为指导，针对发生中风病的危险因素和病理环节采用相应的治法方药进行有效干预，或未病先防，或既病防变，辨证施治，兼顾他脏，因势制宜，以防治中风病。

中医"治未病"理论最早源于《内经》，由汉代张仲景《伤寒论》和《金匮要略》阐发，后经历代医家不断丰富和发展，到明清已经初步形成较为完备的理论和实践框架。近年来，随着中医药现代化和我国医疗卫生改革的发展，中医治未病预防保健的理论体系已初步形成。《素问》中"四气调神大论""上古天真论""生气通天论"等篇均有专门阐述中医治未病理念的内容。《素问·四气调神大论》"是故圣人不治已病治未病，不治已乱治未乱"是对治未病的最为经典的论断，明确提出了治未病养生"未病先防"的思想内核。《素问·上古天真论》云："恬淡虚无，真气从之，精神内守，病安从来？"提出了治未病相应的养生保健基本原则。而《素问·八正神明论》又云"上工救其萌芽"，补充提出了未病先防的另一个含义，疾病出现某些先兆，或处于萌芽状态时，应采取措施，防微杜渐，从而防止疾病的发生。实践应用方面，《素问·刺热》："肝热病者，左颊先赤；心热病者，颜先赤；脾热病者，鼻先赤；肺热病者，右颊先赤；肾热病者，颐先赤。病虽未发，见赤色者刺之，名曰治未病。"《灵枢·逆顺》："上工，刺其未生者也。其次，刺其未盛者也……故曰：上工治未病，不治已病。"都提出了治未病的具体方法，强调把握先于疾病发作的时机进行治疗，从而达到"治未病"的目的。治未病是中国传统文化理念"防患于未然"在中医学中的具体应用，从一定意义上说，治未病是关于预防的哲学思想在中医学养生、保健、预防、医疗、康复全过程中的应用体现，而且随着后世不断发展完善，注入了更多的新的内涵和方法。

新时期中医治未病预防保健的理论体系可概括为：①未病就是疾病未生、疾病未发、疾病未传和疾病未复；②治未病就是以健康为核心，疾病未生——无病养生以防患于未然，疾病未发——见微知病后调摄以防止复发；③治未病预防保健体系充分体现了在辨证论治和整体观的原则之下，以健康为核心，贯穿个体化、积极主动地开展防治结合的全程养生和预防的理念。

中风病的防治措施应包括两方面：第一是未病先防，即诱发因素干预；第二是既病防变，即病理因素干预。纵观中风发病全过程，应分为两个阶段，即发病阶段和演变阶段。发病阶段是指病损因素诸如虚、瘀、痰（饮）、热（毒）等积累到一定程度，从量变到质变，直至发病瞬间这一过程。因此，对中风病的预防当以消除或延缓这些病损因素的侵害为重点。演变阶段具有病理因素的复杂性和病情变化的多样性之特点。一方面有发病前诸多病因的进一步施加，另一方面"脑络瘀阻"形成后可以派生"痰（饮）、热（毒）、风、新瘀"等多种继发性病理产物。根据中医"未病先防、既病防变"的学术思想，在中风发病的各个阶段，应采取活血化瘀、涤痰、清热、熄风等措施，以及时恢复脑部血流，阻止脑损伤的病变进展，阻断病机病理的恶性连锁反应，从而降低中风的发生率或病残率、病死率。因此，运用"治未病"理论，针对引发中风病的各种危险因素及其作用机制而进行有效干预，是当前临床防治中风病的侧重点。

未病先防：①调情志，和喜怒。五志过极，精神创伤，暴怒、惊恐、大喜等，可使气机逆乱，气、火、痰、瘀裹挟上迫而发卒中。调和情志，泰然处世，则无中风之虞。②节饮食，戒烟酒。过食肥甘厚味，嗜烟酗酒，均可生痰化热，损伤脏腑，阻滞脉络，气血运行受阻而为中风。若能改变这些不良生活习惯，中风之疾可远也。③谨劳作，远房帏。过劳则阳气亢奋不敛，贪欲则耗竭肾元真阴，均致阴阳气血失衡，阴亏于下，阳亢于上，而发卒中。故应劳逸有度，节欲保真，不可用力过猛，不可纵欲无度。④慎起居，适寒温。现代生物学认为，人体存在许多生命节律，控制着机体的生理活动。起居不慎，或气候骤变，易被外邪贼风所中。"血受寒则凝结成块，血受热则煎熬成块"，从而阻遏机体血脉运行而成"中风"。理应起居有常，调适寒温，注意气候变化，避免外邪侵袭。

既病防变：①早期诊治，防止传变。外邪初袭人体，病情轻浅，若不及时诊治，病邪会由表入里，病情由轻变重，给治疗带来困难。《素问·阴阳应象大论》云："邪风之至，疾如风雨，故善治者治皮毛，其次治肌肤，其次治筋脉，其次治六腑，其次治五脏。治五脏者，半死半生也。"②各种疾病都有不同的传变途径及发展规律，如外感病多以六经传变、卫气营血传变或三焦传变；内伤杂病则多以五行生克制化规律传变及经络传变等。《金匮要略》有"见肝之病，知肝传脾，当先实脾"之说，即治肝之病宜先调理脾胃，使脾气旺盛，以防肝病传脾，控制肝病的传变。唐代医家孙思邈将疾病分为"未病""欲病""已病"三个层次，他反复告诫人们要"消未起之患，治未病之疾，医之于无事之前"。

明末清初医家喻嘉言熟识仲景治未病思想的深义，《医门法律》中以未病先防、已病早治的精神贯穿始终。清代医家叶天士提出的"务必先安未受邪之地"，也是对既病防变思想的应用和发挥。运用中医"既病防变"理论，对中风患者进行有效的康复治疗，以期能够早日恢复患者的社会活动能力，是当前临床治疗中风病的侧重点。

《素问·上古天真论》云："恬淡虚无，真气从之，精神内守，病安从来？"《素问·阴阳应象大论》亦曰："圣人为无为之事，乐恬淡之能，从欲快志于虚无之守，故寿命无穷，与天地终。"反映了情志对健康的重要性。对中风患者的情志调治，体现在恢复早期对其角色认识冲突：中风患者多突然患病，进入患者角色；从急性期转到恢复期后，其角色行为多处于角色强化阶段，对能否恢复原来的角色感到疑虑不安，后遗的运动和语言障碍，使患者对自身能力的恢复表现为恐惧与失望。在康复上，要认真做好心理指导，并注意心理因素对疾病的影响。其一，建立良好的医患关系，注意了解患者的生活习惯和个人特性，热情向其介绍周围环境、疾病的有关知识及同类患者的康复功能经验，给予深切的同情、诚挚的关心。其二，加强情志调护，要尊重患者、理解患者，当其烦躁、发脾气的时候，要让其疏泄后，再加以劝导和解释，及时了解患者不良情绪的原因。尽量满足患者要求，设法使其保持良好的心境。中风病瘫痪期间，要特别注意肢体活动，主要是通过伸屈瘫痪肌肉，防止萎缩、痉挛、畸形、褥疮等并发症的发生。

五、肝脾功能和相互关系及其临床意义

肝脾论强调气血是构成生命的基本物质，气血冲和是健康的前提，并且五脏对人体生命的先天和后天的影响不尽相同。作为后天之脏的肝脾，不但是调节气血的枢纽，也是其他脏腑在后天中维持正常功能的关键。当疾病发生时，应首先责之于肝脾，在与"酸"相关疾病的发生上有"无郁不成酸"的认识；恢复肝脾的功能就是治疗，因此强调"急则治肝，缓则治脾，肝脾同治"及"以调代补"。

在疾病的治疗上，肝脾论学说除强调多数内科疾病的治疗关键在于肝脾之外，更在中医学"急则治其标，缓则治其本，标本同治"的基础上有所发挥，提出多数内科疾病的治疗实际是遵循"急则治肝，缓则治脾，肝脾同治"的原则。肝脾论遵循《医宗必读·肾为先天本脾为后天本论》中"胃气一败，百药难施"的观点，重视保护胃气的重要性，但这里强调的保护胃气并非单纯的健胃，而是保护胃的正常功能，应根据疾病的实际情况做到"实则消导，虚则补益"。

故肝脾论学说认为，由于致病因素的变化，疾病谱也在发生改变。当今，单纯的虚证患者并不多见，而以实证及虚实夹杂的病证较为多见，因此在内科疾病的治疗中，对虚证患者需要进行更加仔细的诊查，对于虚实夹杂或者因实致虚的病例要认真区分，其治疗原则应是"以调代补"，而非一味地补益。

1. 肝脾功能及相互关系

脾为后天之本，肝为情志之司，肝脾功能相互影响，在人体生理病理活动中发挥重要作用。饮食和情志是影响现代人养生保健、防病治病的关键因素，与肝脾功能关系密切，适饮食、调情志是调畅肝脾、健康养生的核心内容，贯穿中医治未病的始终。

（1）脾为后天之本：脾胃为仓廪之官，主运化水谷精微，为后天之本，气血生化之源，在防病治病中发挥重要作用。《素问·玉机真脏论》"脾为孤脏，中央土以灌四傍"，《金匮要略》"四季脾旺不受邪"，都明确指出了脾在人体生命活动中的意义。历代医家也无不重视中焦脾胃在人体生理病理的重要作用。李东垣主张"内伤脾胃，百病由生"，认为脾胃亏虚是疾病的主要病因，提出"养正则邪积自除"的治病防病原则；明代张景岳认为"养生家必当以脾胃为先"，主张"人赖脾胃为养生之本，则在乎健与不健耳"，明确指出治未病养生的关键在于脾胃健运。

（2）肝为情志之司：肝主疏泄，喜条达恶抑郁，对情志刺激和气机调畅影响密切。情志泛指人的情绪、情感等心理活动，情志的调畅有赖气血调和。若肝失疏泄，气血不调，则可致情志失调，主要表现为两种情况：一是肝气疏泄太过，肝气亢盛，出现急躁易怒、易激动紧张等；二是肝气疏泄不及，肝气郁结，出现郁郁寡欢、多疑善虑等。另一方面情志的异常刺激亦可导致肝脏疏泄功能失调，导致气机运行紊乱，进一步影响人体脏腑生理功能。《素问·举痛论》曰："百病生于气也。"肝脏疏泄有司，情绪平稳，气血调畅，则邪不能害。《读医随笔》云："医者善于调肝，乃善治百病。"也强调了肝脏疏泄功能的重要性。

（3）肝脾的生理病理关系：《素问·调经论》曰："人之所有者，血与气耳。"脾胃为气血生化之源，肝为气血疏泄之司，肝脾在生理上相互促进，病理上相互影响。经言：土得木而达。脾主运化，以升为健，发挥散精气，上归于肺的功能，脾气功能的发挥有赖肝气疏泄条达。若肝气不足，疏泄无力，则脾土壅滞，运化无力，出现腹胀痞满、消化不良症状；若肝气亢盛、横逆克脾，则出现胃脘疼痛、腹胀腹泻等症。明确肝脾生理病理关系，在疾病发生发展的不同阶段及时干预治疗，截断传变，正体现中医治未病的思想，正如《难经》指出："所以治未病者，见肝之病，则知肝当传之于脾，故先实其脾气，无令得受肝之邪，故曰治未病焉。" 现代社会生活节奏快、工作压力大、竞争性强的特点使得亚健康人群日趋增多，而饮食和情绪方面的不良影响尤为突出。适饮食、调情志为治未病的核心。所谓适饮食即是要根据个人体质特点、病情需要及气候时令选择合适的食物，在营养、口味、种类等方面进行优化搭配，同时要保证按时定量，维护脾胃正常功能。调情志就是要保持平稳调和的心态、戒躁戒怒，有合理的情绪释放途径，不被外界环境影响自身情绪。

《内经》倡导"食饮有节，起居有常""恬淡虚无，真气从之，精神内守，病安从来"，即是从饮食和情绪两方面指导治未病的养生原则，适饮食、调情志贯穿治未病的各个阶段。合理饮食和情绪健康是养生防病的重要手段。现代年轻人往往不注意饮食规律，不吃早餐，饥饱不调，或饮食偏嗜、恣食肥甘厚味，极易引起消化系统疾病。国医大师邓铁涛教授非常重视饮食在养生防病中的作用，提倡日常饮食以清淡为佳、种类多样、少食寒凉、三餐定时、食不过饱等。而情绪问题在中青年女性群体中较为突出，由于家庭、社会等各方面压力及女性自身生理特点，常易出现肝气失调、气机紊乱、情绪急躁易怒等问题。饮食和情绪是治病过程中不容忽视的因素。中医治病是调动人体正气抗邪的过程，如桂枝汤"啜热稀粥以助药力"，就是发挥饮食扶助正气的作用。现代常见慢性病注意饮食宜忌，如高血压患者要遵循限制钠盐摄入、少吃甜食及动物脂肪、多食含钾食物等原则。

在疾病愈后也要注意饮食失宜导致食复的情况。慢性胃炎、消化道溃疡等胃肠疾病的发作与情绪有重要关系，如果在治疗过程不注意情绪平和，出现生气急躁、紧张焦虑等不良情志刺激，容易导致病情反复甚至加重，不利于疾病向愈。

在心脏疾病方面，肝脾的治疗也有独特的作用。冠心病心绞痛发病多由冠状动脉狭窄或痉挛致心肌供血减少，心肌急剧、暂时缺血缺氧所致。何华老师从五脏相关的角度阐述肝、脾功能失调与冠心病心绞痛发生的关系，运用疏肝解郁通络、温振肝阳通络、养血柔肝通络及升清降浊、升阳举陷、燥湿健脾等方法治疗心绞痛，临床疗效显著。

2. 从肝脾论治冠心病心绞痛

冠心病心绞痛属中医学"胸痹""心痛"范畴，临床表现以发作性胸骨后和心前区闷、痛、莫名不舒为特点，发病机制多由冠状动脉狭窄或痉挛致心肌供血减少，心肌急剧、暂时缺血缺氧所致。冠心病心绞痛的病机为气血阴阳失调，痰瘀痹阻心脉。本病病位虽然在心，但与肝、脾、肾的功能失调关系密切。

（1）从肝论治：《灵枢·经别》曰："足少阳之正，绕髀入毛际，合于厥阴；别者，入季胁之间，循胸里属胆，散之上肝贯心。"说明肝与心在经络上密切联系。明代薛己指出："肝气通则心气和，肝气滞则心气乏。"清代陈士铎认为："肝旺则心亦旺。"均阐述了肝与心的相生关系。肝脏既贮藏有形之血，又能疏泄无形之气，此即"以血为本，以气为用"和"体阴用阳"之义，肝之藏泻有度，则血脉充盈，心有所主，正如王冰所云："肝藏血，心行之，人动则血运行于诸经，人静则血归于肝脏。何也？肝主血海故也。"肝与心在生理上相互联系、相互协调，在病理上必然相互影响。《临证指南医案·郁证》云："情怀失畅，肝脾气血多郁。"情志过激，郁怒伤肝，肝郁气滞，疏泄气血不及，致血瘀筋脉；或疏泄太过，致筋脉挛急。中医学中所描述的"筋脉"不仅包括现代医学所说的肌腱、韧带等，还包括了血管。《素问·痿论》曰："肝主身之筋膜。"故在生理上，肝通过对筋的滋生作用濡养筋脉。在病理上，肝失条达，疏泄不畅，气不行血，血脉瘀滞；或肝阳不足，升发无力，筋脉失于温煦，脉络绌急；或肝血不足，脉道滞涩，血行不畅，而致心主血脉功能失常，产生心绞痛、心肌梗死等心血管疾病。

肝之病机有虚实之分，治疗上则有补泻之异。肝气内郁，疏泄不畅，气滞血瘀者，临床常因情绪波动而发生心绞痛，脉必弦而有力，治宜疏肝解郁通络，方可选用柴胡疏肝散加减。若见口苦、脉弦数，为气郁化火之象，加牡丹皮、栀子、白芍、当归；若气郁日久，血瘀较重，则选复元活血汤加减。肝阳不振，相火失宣，则不能鼓动心火，脉道不利，而发胸痹心痛，此类患者较常见，平素四肢不温，畏寒喜暖，常有焦虑恐惧感，正如《灵枢·本神》曰："肝气虚则恐，实则怒。"脉弦细，治宜温振肝阳，方用柴胡桂枝龙骨牡蛎汤加细辛、当归、红花、檀香。肝血不足，濡润失司而发生心绞痛者，临床常见心烦失眠，胸痛隐隐，口干不欲饮，治宜养血柔肝通络，方用一贯煎加柏子仁、桃仁、红花、怀牛膝。

总之，从肝治心，肝实证少而肝虚证多，因"肝体阴而用阳"，故即使是肝气郁滞之实证，也不忘加养肝之品。调理肝经方药多有镇静催眠、解热镇痛消炎、制酸保肝、改善代谢、增强神经调节之功能，能解除血管平滑肌痉挛，调整胃肠运动，改善血液循环，调整机体反应性；调整垂体-皮质功能，抑制交感-肾上腺髓质偏亢功能，从多方面发挥作用，达到治疗冠心病的效果。

（2）从脾论治：脾胃与心以经脉相连，如《灵枢·经脉》认为脾为足太阴之脉，属脾络胃，曰："其支者，复从胃，别上膈，注心中。"五脏之中，心属火，脾属土，心脾乃母子关系，脾胃纳运相济，水谷精微与肺之清气结合而积于胸中者，具有"走息道而行呼吸，贯心脉而行气血"的功能，与心脉关系极为密切。《素问·太阴阳明论》曰："今脾病不能为胃行其津液，四肢不得禀水谷气，气日以衰，脉道不利。"说明脾病运化失司，一是不能把水谷精微输布周身以养四肢百骸，气日益渐衰；二是脾土虚弱不能制湿，而湿内生，浊阴上干，阻于胸中，则可致阳痹不宣，脉道不利，发为心痛；三是宗气不足，不能贯心脉而行气血，宗气既陷则清阳不升，胸阳不能温通血脉而胸中窒闷，甚或胸痛，宗气下陷，无力鼓动则心悸，脉细弱而迟，或结、代。脾胃为气机升降枢纽，脾主升清，胃主通降，饱餐后心绞痛的患者极为常见，即为脾虚不能运化水谷，反化为浊邪，上扰上焦清阳之地，血脉痹阻而发病。

临床常见心绞痛患者伴有不同程度的脾胃症状，而以调理脾胃治疗心绞痛的方法有所不同。若临床伴见胃脘痞闷、大便不畅、口黏腻不爽，治宜燥湿健脾、通阳化浊，方用温胆汤合枳实薤白桂枝汤加减；若饱食后心绞痛发作，伴乏力、心烦、大便干，治宜升清降浊、健运中气，方用升降散合保和丸加减；若气短汗出，胸中滞闷，头晕心悸，为宗气大虚的表现，治宜升阳举陷，方用升陷汤加味；若面色无华，头晕失眠，纳差气短，为脾胃气虚，生化乏源，心血不足，心脉失养，不荣则痛，治宜健脾养心为主，佐以通络，方用归脾汤加红花、桂枝。现代医学研究表明，健脾药可调整神经-内分泌-免疫网络，促进胃肠消化吸收功能，改善物质代谢，不仅可通过调节脂质代谢而减轻血管压力，还可改善脂质过氧化损伤以减轻内膜损伤、脂质沉积及血管平滑肌细胞的增殖，以阻止粥样斑块的形成。

综上所述，冠心病心绞痛病位在心，其标为痰浊、瘀血阻滞，不通则痛；或气血阴阳不足，不荣则痛。其根本原因在于脏腑失调，影响心主血脉的功能。脏腑之中，又以肝、脾的功能失常与心绞痛的发生关系密切。或肝气郁滞，气不行血；或脾胃运化失司，浊邪上干，导致胸痹心痛。因本病具有多病因、多病机的特点，当知五脏相关，肝郁可致脾虚，脾虚又易停痰留饮。因此，治疗上应分清虚实，或以虚为主、虚中夹实，或以实为主、实中有虚，勿犯"实实虚虚"之误。

六、谈老年养生

《道德经》曰："不见可欲，使民心不乱。"平居无事时，一言默坐，常以目视鼻、以鼻对脐，调匀呼吸，毋间断，毋矜持，降心火入于气海，自觉通体和畅。何华老师很关注饮食之冷热适宜，她强调饮食冷热，应顺从四时寒暑的自然变化。一般而言，寒冬宜热食，酷夏宜凉食，但因胃的秉性是喜暖厌寒，故热则害少，寒则害多，故她认为，饮食宁过热也不要过凉。《老老恒言》指出："瓜果生冷诸物亦当慎，胃喜暖，暖则散，冷则凝，凝则胃先受伤，脾即不运。"何华老师认为，调理脾胃不仅在于食量适中，冷热适宜，还应饭后缓行，食物停胃，必缓行数百步，散其气以输其食，则磨胃而易消化，但也指出饱食后不得急行。《老老恒言》指出：急行则气逆，不但食物难化，且易致壅塞。并告诫不要食毕即卧，是因为此时胃方纳食，脾未及化，故易伤胃。

参阅古代文献记载，何华老师认为老年人养生要注意六个方面：第一，老年人应当量力而行，不要因为礼节的原因，而不顾身体劳累去设宴请客，更不要勉强支撑陪客；第二，不要太在意得失，"去取"的念头浑然全无，家业的成败得失，皆交付儿孙，任随他去，自己则要悠哉自在，寡欲清心；第三，衣着方面，要轻便舒适，简约得体，不宜追求华丽厚重的衣服，还要谨慎换衣，小心调摄，躲避自然界中的虚邪贼风，以防风寒暑湿之邪的侵袭；第四，饮食方面，宜温暖而忌寒凉，宜细软而忌生硬，最好少食多餐，慢慢进食，不宜进食过多，亦切忌慌慌张张，狼吞虎咽；第五，与友人外出游玩，要适可而止，适兴为佳，不要因为去的地方很远而过早起床，也不要像年轻人一样，玩到很晚尽兴才回家；第六，老年人要居安思危，即使身体强健，也应明白并非长久，提前做好准备，对身后事早有考虑，有所安排，实为明智之举。

以上六个方面，均为老年养生的核心内容，充分考虑到了老年人的生理和心理，若谨慎受之，持之以恒，定有助于延年益寿。另外，老年养生还应注意以下几个方面。

1. 顺时养生

人生活在自然界中，必定会受到自然环境的影响。养生之道当懂得敬畏自然、顺应自然规律而为。《寿世保元》延年箴言中的"四时顺摄，晨昏护持"和"三光知敬，雷雨知畏"即是讲的此方面内容。

2. 修德养生

儒家十分重视德行的修养，孔子提出"仁者寿"（《论语·雍也》）、"仁者不忧"（《论语·宪问》），《礼记·中庸》也说"大德……必得其寿"。古人认为修养德行有助于延年益寿，对修德养生多有论述。如"孝友无间，礼义自闲"，父母朋友之间关系亲密，用道德礼节来约束自己的行为，可以长寿；"谦光辞让，损己利人"，为人处世，谦和礼让，包容大度，可以长寿；"爱憎得失，揆之以义"，个人的喜恶得失能够用礼义来揆度权衡，可以长寿；"积善有功，常存阴德""救苦度厄，济困扶危"，与人为善，乐于助人，帮人度过危险，可以长寿。

3. 起居养生

对于日常生活起居的养生事宜，诸家论述颇多。如"行住量力，勿为形劳""坐卧顺时，勿令身怠"，要求动静结合，既要量力而行，勿使身体过劳，又要坐卧有节律，勿令身体懈怠。"寒温适体，勿侈华艳"，要求穿着寒温适合，不冷不热，得体为佳，不必追求奢侈华丽之装，以违简洁实用之初衷。

4. 勤做运动

合理运动是减慢过快心率最简单也最有效的举措，通过调整神经活动（如抑制交感神经兴奋，提升迷走神经张力）以及提高心脏工作效率，减少获得必要血液的心脏泵血次数，多管齐下而使心率慢下来。

5. 吃好三餐

按品种多样、营养均衡的原则安排每天的食谱。以富含益于心脏健康的蛋白质、维生素与矿物质等养分的瘦肉、鱼禽肉、豆类、蔬果为餐桌上的主角，五谷杂粮为配角，使血脂、血糖、血压、尿酸等指标在正常范围内，心脏跳动会更加从容、正常。

6. 勤喝水

身体缺水会增加心脏的负荷而加快心跳，所以多喝水有防止心率过快之效。

夏秋等气温较高的季节及出汗后更要注意补水，以无糖、无咖啡因、无酒精的"三无"饮料为佳，首推白开水，次为矿泉水、蔬果汁等。睡好觉，要做到两个确保：一要确保睡足时间（每晚7~9小时），缺觉会增加皮质醇激素分泌量，引起血压与心率上升；二要确保睡眠质量，防止杂声干扰（如频繁惊醒，可促使心率增加），如可备耳塞。

7. 切勿憋尿

膀胱因尿液充盈受压增大，可导致交感神经活动增加，而引起心脏血管收缩，促使心跳加快，甚至诱发心脏病发作。

8. 放松心理

减轻压力，保持好心态。心态好坏直接影响心率，而压力又是破坏好心态的一大元凶。尤其是心灵创伤，可影响大脑中多种化学物质的水平，进而加快心跳次数。对策：采用相应的放松技巧，如沉思冥想、做深呼吸、练习瑜伽、打太极拳等，心理一旦松弛下来，加快的心跳就会逐渐恢复。还可常做按摩，按摩可减少体内肾上腺素、去甲肾上腺素等应激激素的分泌，进而降低心率。

9. 慎用药物

人到老年，疾病高发，容易集多病于一身，天天要吃的药物一大把，其中有些药物可促发心跳加快，如麻黄素、肾上腺素、阿托品、甲状腺素、苯丙胺及地平类降压药等。对策：生病吃药请医生开处方，尽量选用无心脏副作用的药物，把握好服药剂量与疗程，该停即停。

七、谈中医对亚健康的认识

亚健康是指人体处于健康和疾病之间的一种状态。处于亚健康状态者，表现为在一定时间内的活力降低，功能和适应能力减退，但又不符合现代医学有关疾病，即达到疾病的临床或亚临床诊断标准。

1. 病因病机

从中医病因病机学的角度来看，亚健康的发病多因七情内伤，加之饮食劳倦、生活不节等导致体内阴阳平衡失调，气机升降失常，气血津液脏腑功能紊乱，而发为亚健康，涉及心、肺、肝、脾（胃）、肾等脏器。临床表现以虚证为主，虚实夹杂兼之。如不加调整进一步发展，将会导致气滞、血瘀、痰湿郁久化热，进而出现热、毒、瘀一系列病理变化。常见的病因病机有如下几类。

（1）情志失常：情志活动与人体健康的关系非常密切。在一般情况下，正常的情志活动，能够条达脏气，助正抗邪；而异常的情志活动，直接影响内脏，使脏腑气血失调，导致各种疾病的发生。

（2）饮食失调：饮食以适量为宜，过饥则摄食不足，化源缺乏，气血得不到足够的补充而衰少；过饱则超过了人体脾胃的受纳运化能力，可导致饮食积滞。饮食偏嗜则会造成人体内某些营养成分的过剩或不足，导致阴阳失调。

（3）年老体虚：本病多发于中老年人，年过半百，肾气自半，精血渐衰，精血不能正常给养机体，致使五脏功能低下，表现出体力不足、精力不支、社会适应能力降低，产生诸多亚健康的症状。

（4）劳逸无度：劳力过度，则损耗机体之气，而积劳成疾。《素问·举痛论》曰"劳则气耗"，说明劳力过度主要损耗机体之气。若过度安逸，生活起居失常，则可导致气机逆乱，气滞血瘀而变生他病。

（5）气候异常：正常的气候能促进人体的生命活动，并使人体的生理发生相应的变化，形成各种与之相应的生理节律；异常的气候变化，则会引起人体阴阳、脏腑、气血、津液紊乱，而呈现亚健康状态。

（6）体质因素：中医认为，体质强弱及心理素质等机体反应性与亚健康的发生有明显关系。在受到某种致病因素的刺激后，是否形成亚健康状态，形成后是否发病，或能否自行向愈，很大程度上取决于体质类型。体质不同，对病邪的反应也有所不同，具有病理体质的人，其气血阴阳必然有失平衡，未发展为疾病，即表现为未病的亚健康状态。病理性体质是亚健康状态产生的物质基础，反映了亚健康形成的内在机制；亚健康状态则是病理体质的表现特征和外显形式。

2. 常见临床表现

（1）躯体方面：表现有疲乏无力，肌肉及关节酸痛，头昏头痛，心悸胸闷，睡眠紊乱，食欲不振，脘腹不适，便溏便秘，性功能减退，怕冷怕热，易于感冒，眼部干涩等。

（2）心理方面：表现有情绪低落，心烦意乱，焦躁不安，急躁易怒，恐惧胆怯，对生活、工作没有兴趣等。

3. 常见临床分型

何华老师在长期的临床实践中，对亚健康的诊疗，形成了一套自己的辨证思路和诊疗方案，常从以下几种证型对其分型论治。

（1）肝气郁结证

主症：胸胁闷，善太息，周身窜痛，情绪低落，急躁易怒，咽部有异物感，月经不调，舌苔薄白，脉弦。

治法：疏肝解郁。

处方：柴胡疏肝散加减。柴胡10 g，白芍15 g，川芎12 g，枳实10 g，太子参12 g，白术12 g，香附10 g，陈皮10 g，厚朴12 g，佛手10 g，半夏10 g，甘草6 g。

临证加减：胸胁胀痛甚者，加郁金、延胡索、川楝子疏肝理气；失眠严重，加酸枣仁、合欢花、夜交藤养心解郁安神；口苦、舌苔黄腻，加龙胆草、栀子清利肝胆湿热；头痛、耳鸣，加菊花、黄芩清泻肝火；腹胀、便秘，加大黄、炒莱菔子行气消胀。

（2）肝郁脾虚证

主症：胸胁闷，善太息，周身窜痛，情绪低落，急躁易怒，咽部有异物感，周身倦怠，神疲乏力，食欲不振，脘腹胀满，舌质暗红或淡，舌苔薄白，脉弦细。

治法：疏肝健脾。

方药：逍遥散加减。柴胡10 g，当归12 g，白芍10 g，香附10 g，陈皮10 g，茯苓15 g，白术15 g，川楝子10 g，延胡索15 g，厚朴10 g，炒山楂12 g，炒麦芽20 g，甘草6 g。

临证加减：胸膈满闷，情绪低落，加郁金、香附疏肝解郁；失眠严重，加酸枣仁、合欢花、夜交藤养心解郁安神；急躁易怒，加牡丹皮、栀子清泻肝胆郁热；头痛、耳鸣，加菊花、黄芩清泻肝火；腹胀、便溏，加木香、砂仁、炒白扁豆健脾。

（3）心脾两虚证

主症：心悸胸闷，气短乏力，自汗，头晕头昏，失眠多梦，食欲不振，脘腹胀满，舌质淡，苔白，脉细或弱。

治法：养心解郁安神。

方药：归脾汤加减。党参15 g，黄芪30 g，白术15 g，当归12 g，茯神15 g，远志10 g，龙眼肉15 g，酸枣仁30 g，木香10 g，百合30 g，小麦30 g，甘草6 g，生姜3片，大枣3枚。

临证加减：倦怠乏力明显者，加重参、芪用量以益气生血；纳差、便溏、舌苔腻，加茯苓、陈皮、砂仁、炒神曲、炒麦芽健脾化湿，消食和胃；自汗多者，加山茱萸、五味子益气固摄敛汗。

（4）肝肾阴虚证

主症：腰膝酸软，疲乏无力，眩晕耳鸣，失眠多梦，烘热汗出，潮热盗汗，月经不调，遗精早泄，舌质红，少苔，或有裂纹，脉细数。

治法：滋补肝肾。

方药：六味地黄丸加减。熟地黄30 g，山药15 g，山茱萸15 g，泽泻10 g，茯苓12 g，牡丹皮10 g，当归15 g，白芍15 g，制何首乌10 g，女贞子15 g，旱莲草30 g，怀牛膝10 g，甘草6 g。

临证加减：潮热、口干咽痛、脉数者，加知母、黄柏、地骨皮滋阴泻火；失眠甚者，加百合、夜交藤宁心安神；腰膝酸软者，加杜仲、续断补肾壮腰；目干涩畏光，或视物不明者，加枸杞子、决明子养肝明目；遗精者，加金樱子、煅牡蛎、莲须涩精止遗；便秘者，合用增液承气汤滋阴增液通便。

（5）肺脾气虚证

主症：神疲，气短，疲乏无力，自汗畏风，易于感冒，食欲不振，腹胀便溏，舌质淡，苔白，脉细或弱。

治法：益肺健脾。

方药：玉屏风散合人参健脾汤加减。黄芪30 g，党参15 g，白术15 g，防风10 g，陈皮10 g，炒枳实10 g，炒山楂15 g，炒麦芽20 g，茯苓20 g，木香10 g，甘草6 g，生姜3片，大枣3枚。

临证加减：自汗较重者，加浮小麦、煅牡蛎、麻黄根加强固表止汗之效；若气阴两虚而兼见潮热、盗汗者，加地骨皮、秦艽养阴清热；大便溏泄者，加炒白扁豆、炒山药、砂仁健脾渗湿止泻；若气虚下陷，兼见脘腹坠胀、气短、脱肛者，加用补中益气汤以补气升陷。

第四节　师徒传承体会总结

何华老师近40年的中医生涯中，不仅临床经验丰富，而且勤于学习，治学严谨，笔耕不辍，著述文章颇丰，常教育弟子学生要多读书，多临床，勤于思考，善于总结，精思体悟。以下为弟子们整理总结何华老师的临床经验，此为师徒传承体会总结。

一、何华老师运用保和丸的经验

保和丸出自元代朱震亨所著《丹溪心法》一书,该方原书一名三方,何华老师选用了第一张方子,由山楂180 g,神曲60 g,半夏、茯苓各90 g,陈皮、连翘、莱菔子各30 g组成。方中重用酸甘性温之山楂为君,消一切饮食积滞,长于消肉食油腻之积。神曲甘辛性温,消食健胃,长于化酒食陈腐之积,何华老师在临床运用中易神曲为建曲,功取理气芳香化湿,疏风解表,健脾和中,善疗暑湿泄泻,呕吐不食,以及伤风感冒、夏令中暑之头痛、身痛等;莱菔子辛甘而平,下气消食除胀,长于消谷面之积。两药同用为臣,能消各种食物积滞。食积易于阻滞气机,生湿化热,故以半夏、陈皮辛温,理气化湿,和胃止呕;茯苓甘淡,健脾利湿,和中止泻;连翘味苦微寒,既可散结以助消积,又可清解食积所生之热。四药共为佐药。诸药配伍,使食积得化,胃气得和,热清湿去,则痰、食、湿热积滞引发胃肠诸症渐除。

临床以脘腹胀满、嗳腐厌食、苔厚腻、脉滑为辨证要点。何华老师发挥李鲤教授应用保和丸之经验,加减变化颇为灵活。本方药力较缓和,食积较重者,加枳壳、枳实、槟榔、鸡内金、麦芽、木香等;苔黄、脉数者,加黄连、黄芩;大便秘结,实证者加用大黄、芒硝、枳实,虚证者用太子参、黑芝麻、肉苁蓉或济川煎,兼脾虚者加用白术30 g以上,可以起到通便的作用。

何华老师师从李鲤教授,临床活用保和丸,常用保和丸加味治疗胸痹、中风、不寐、痴呆、眩晕、臌胀、肺胀、肝着、胆胀、心悸、怔忡、胃脘痛、痢疾、带下等多种疾病。其关键是辨证准确,加味恰当,灵活配伍。如治疗痰瘀型胸痹者,加丹参、川芎、全瓜蒌、薤白、三七参;治痰热型咳嗽,肺胀者,加桑白皮、杏仁、黄芩、川贝母、当归;治痰浊气滞型肝着胁痛者,加青皮、郁金、当归、白芍、川楝子、醋延胡索、厚朴;治痰浊气滞挟热型胆胀者,加醋柴胡、白芍、炒枳壳、金钱草、甘草;治痰浊挟气阴两虚型心悸、怔忡者,加人参、麦冬、五味子、当归、龙骨、牡蛎;治痰湿下注蕴久化热所致带下病者,加芡实、炒山药、薏苡仁、黄柏、车前子;治伤食引起的脘腹胀满,下痢赤白或泄泻等症者,加黄连、地榆、木香。该方适当化裁,治疗臌胀、郁胀等疑难杂症,效果亦比较理想。

运用本方化裁治疗急慢性胃炎、急慢性肠炎、消化不良、婴幼儿腹泻等食积内停者,应注意随证加减变化。

现代药理研究揭示其功效：①助消化。可提高胃蛋白酶活性，增加胰液分泌量，提高胰蛋白酶的浓度和分泌量。②调整胃肠功能。本方能抑制小鼠胃排空和家兔十二指肠自发性活动，拮抗乙酰胆碱、氯化钡、组胺所致家兔和豚鼠离体回肠痉挛性收缩，也可部分解除肾上腺素对肠管的抑制，故本方有较好的解痉止痛及止泻作用。③保肝、利胆。方中连翘、陈皮、茯苓具有保肝作用，半夏、陈皮可促进胆汁分泌，增强胆道的输送功能而有利胆作用。④镇吐。方中半夏、连翘有较强镇吐作用，茯苓有一定镇静作用，有助于呕吐的缓解。⑤抗溃疡。本方能减少胃酸分泌量和总酸排出量，故具有较好的抗溃疡，促进损伤黏膜修复作用。⑥抑菌。山楂、连翘、莱菔子、茯苓对多种革兰氏阳性及阴性菌有抑制作用，半夏有抗真菌作用，连翘可抑制病毒的活性。另山楂、陈皮具有强心、扩张冠状动脉、抗心肌缺血作用，山楂具有抗血小板聚集、降血脂、降血压（生山楂）、清除自由基、抑制过氧化脂质和脂褐素生成等作用，陈皮具有祛痰及扩张支气管作用。

现代药理研究揭示保和丸具有广泛应用的疾病谱，何华老师以此方加减化裁，形成独特的使用经验，用于治疗肺病（肺大疱、肺气肿、气管炎、支气管扩张、肺结节、肺栓塞、肺炎等）、心脏病（心律失常、心衰、心肌缺血等）、脾胃病（浅表性胃炎、十二指肠球部溃疡及炎性病变、胃溃疡、胃石症、胆汁反流性胃炎、反流性食管炎、霉菌性食管炎、糖尿病性胃轻瘫等）、肝胆病［病毒性肝炎（甲、乙、丙型等）、药物性肝损害、脂肪肝、胆囊炎、胆石症等］、肾病水肿、失眠、郁证等内科杂症。

二、何华老师辨治发热思路与方法

发热是指体温高出正常标准，或自有身热不适的感觉。发热原因分为外感、内伤两类。外感发热，因感受六淫之邪及疫疠之气所致；内伤发热，多由饮食劳倦或七情变化，导致阴阳失调，气血虚衰所致。外感发热多实，见于感冒、伤寒、温病、瘟疫等病证；内伤多虚，有阴虚发热、阳虚发热、血虚发热、气虚发热、虚劳发热、阳浮发热、失血发热等。发热类型有壮热、微热、恶热、身热不扬、发热恶寒、往来寒热、潮热、五心烦热、暴热等。以发热时间分，有平旦热、昼热、日晡发热、夜热早凉等；以发热部位分，有肌热、腠理热、肩上热、背热、肘热、尺肤热、手心热、手背热、足热、四肢热等；又有郁积发热、食积发热、饮酒发热、瘀血发热、病后遗热等。

1. 解表法

所谓"有一分恶寒，便有一分表证"，何华老师对于发热之症，凡见恶寒者，必用解表之药。

症见发热恶寒，无汗，身体疼痛，脉浮紧，为太阳伤寒，方用麻黄汤发汗解表，宣肺平喘。

症见发热恶风寒，自汗出，头项强痛，脉浮缓，或伴见鼻塞，打喷嚏，流清涕，为太阳中风，方用桂枝汤祛风解肌，调和营卫。

症见发热微恶风寒，无汗或少汗，头痛，咳嗽，口微渴，咽痛，脉浮数者，为风温邪袭肺卫或秋燥邪在肺卫。以咽痛为主者，用辛凉平剂银翘散辛凉解表，利咽止痛；以咳嗽为主者，用辛凉轻剂桑菊饮辛凉解表，宣肺止咳。

症见发热恶寒，无汗或微汗，头痛胀重，身重肢节酸楚，脘痞，口不渴，舌光红，苔白腻或微黄腻，脉浮滑数或濡数者，为暑温病暑湿在卫，方用新加香薷饮透表祛邪，涤暑化湿。

2. 清热解毒，通腑泻热法

对于发热不恶寒者，首先根据腹部硬满拒按的有无，判断有形实邪有无结聚。若有则用通下退热法，用于一切大热火盛之证，症见突然高热，神昏狂躁，渴饮，干呕，剧烈头痛，抽搐惊厥，舌绛唇焦，脉滑数。常用方剂：清瘟败毒饮加减。常用药物：石膏30 g，生地黄10 g，玄参9 g，黄芩9 g，黄连6 g，大黄9 g，栀子9 g，桔梗9 g，知母9 g，赤芍9 g，连翘15 g，竹叶9 g，牡丹皮9 g，甘草9 g。如热盛发斑而色泽紫暗者，加大青叶、紫草；惊厥抽搐，加僵蚕、蝉蜕、石菖蒲；热郁发黄（黄疸），加龙胆草、茵陈、黄柏。还用于各种传染病如流行性脑脊髓膜炎、流行性乙型脑炎、败血症等，可酌情应用。

3. 清气解毒法

对于发热不恶寒者，首先根据腹部硬满拒按的有无，判断有形实邪有无结聚。若有则用通下退热法；若没有，则再根据有无心烦、口渴喜冷饮、小便短赤判断无形邪热的位置及聚集情况。症见壮热，汗出，面红，心烦，口渴喜冷饮，苔黄燥，脉洪数者，为阳明病气分邪热炽盛，方用白虎汤辛寒清热。症见发热，口苦，口渴，心烦，小便黄赤，舌红苔黄，脉数者，为邪热内蕴，郁而化火，方用黄连解毒汤苦寒直折，泻火解毒。临床应用要点：对于气分弥漫炽热之白虎汤证，无须加大药量，不可加用苦寒药或滋阴药，因温病用药宜"轻灵"，苦寒药、滋阴药都有阻遏气机之弊，误用则可致寒湿之泄泻或外寒内热之火郁证。

4. 凉肝熄风，清热解痉法

用于肝经热盛，热极动风。症见高热不退，神昏目眩，烦躁不安，手足抽搐，或出现痉厥，舌质干绛，脉弦数。常用方剂：羚角钩藤汤。常用药物：羚羊角粉3 g（冲服），石膏30 g，桑叶10 g，川贝母6 g，生地黄15 g，竹茹15 g，钩藤20 g，菊花10 g，白芍12 g，茯神15 g，甘草9 g。本方常用于急性传染病中高热痉厥、高血压、头痛、子痫等具有热极生风的证候。若热邪内扰，神志昏迷者，可配紫雪丹、安宫牛黄丸；高热不退，耗伤津液甚者，加玄参、生地黄、麦冬、石斛、阿胶；高血压头昏目眩者，加怀牛膝、白蒺藜、夏枯草等。

5. 清营解毒，透热养阴法

用于外感热病，热入营血。身热夜甚，口干而不甚渴饮，心烦不寐，时有谵语，或斑疹隐隐，舌红绛而干，脉细数等，为温病热入营分，方用清营汤清营泄热。如叶天士所言："卫之后方言气，营之后方言血。在卫汗之可也，到气才可清气，入营犹可透热转气……入血就恐耗血动血，直须凉血散血。"清气不可用早，否则寒凝郁遏邪气；清营热尚可加入透泄外达之品；血分证清热活血并举。此类患者临床上较少见。方药：水牛角粉30 g，生地黄、金银花各15 g，玄参、牡丹皮、连翘、丹参、麦冬各9 g，竹叶、黄连各6 g。若上述症状兼见谵语，或昏愦不语，舌謇者，为邪陷心包，方用安宫牛黄丸或至宝丹或紫雪丹清心开窍。症见身灼热，躁扰不安，或狂乱谵妄，斑疹密布，尿血，便血，吐血，衄血，舌深绛或紫绛者，为温病热入血分，方用犀角地黄汤凉血散血，清热解毒。若上述症状兼见手足抽搐，角弓反张者，为肝风内动，方用羚角钩藤汤熄风止痉。

6. 调理肝脾法

何华老师治疗低热常用小柴胡汤合秦艽鳖甲散加减，多能获效。但有一些长期低热，反复发热治疗无效的情况，曾沿用蒲辅周先生治低热的经验，蒲老主张调理肝脾。《内经》曰"肝为罢极之本""阳气者，烦劳则张"，此理论指导着临床实践。蒲老认为，过于疲劳，中气损伤，脾气下陷，脾气不敛，虚热内生；肝主条达，而易寒易热，精神过度紧张而致肝脾不和，亦能引起低热。"烦劳则张"，实为阳虚，这个阳指中焦脾胃之阳，亦谓之中气中阳。虚则不内敛而外越导致低热。近年来，遇到这种低热，常用升阳散火汤（葛根、升麻、羌活、独活、党参、白芍、柴胡、生甘草、炙甘草、防风）加减治之，颇获良效。该方具有升阳解郁、清热散火之功。适用于阳经火郁，症见四肢发热，或肌表发热，骨髓中热，热如火燎，扪之烧手等症。同时，若见汗多者，何华老师常加生龙骨、生牡蛎、浮小麦以敛阴固表止汗，益气除热。

7. 甘温除热法

用于久患内伤低热，多为气虚、阳虚者，这个阳是中焦脾胃之阳，亦谓之中气、中阳。"阳气者，烦劳则张"，"烦劳则张"实为阳虚，其道理即在于此。这种低热，为虚则不内敛而外越所致。其症状一般是下午热度高，劳累之后往往发热明显。治疗上一般轻者用补中益气汤，重则用当归补血汤加党参，即当归、黄芪、党参。若汗多，加浮小麦。若脉弦细数，脾胃虚弱，疲乏嗜睡，身体重着，关节疼痛，口苦，纳差，大便不调，宜升阳益胃汤（党参、黄芪、白术、茯苓、白芍、法半夏、防风、泽泻、柴胡、陈皮、羌活、独活、炙甘草、黄连、生姜、大枣）。低热患者，尤其是气虚发热的患者，苦寒药不宜多用，不仅伤脾败胃，而且苦寒太过则化燥伤阴。另外，慢性病尤其要重视胃气为本，内伤低热，脾胃已弱，药量宜轻，宁可再剂，不可重剂。

8. 和解退热法

发热证中常出现忽寒忽热，上午或下午或一日内数次发作，称"寒热往来"，系由表传里，介于半表半里的少阳经，故《伤寒论》称为少阳证。少阳证系正气不足，腠理不密，邪气乘虚侵袭，直入少阳，与正气相搏，正邪交争，正不胜邪则无力祛邪外出，邪不胜正则不能入里而留于半表半里。此证有阳郁化热见症，也有津液受阻的湿浊停滞，故治疗需邪正兼顾，寒温并用。其代表方剂为小柴胡汤（柴胡、黄芩、党参、半夏、炙甘草、生姜、大枣），功效为和解少阳枢机。对于长期低热者，何华老师常合并秦艽鳖甲散加减应用，颇获良效。久病气阴两虚者，气虚者加太子参、黄精、生白术，阴虚者加知母、玉竹、麦冬、生地黄、龟板胶等。若发有定时，或间日发作，或不明原因发作的症状，常以小柴胡汤合达原饮加减治疗。亦可用柴胡达原饮（《通俗伤寒论》方：柴胡、黄芩、厚朴、槟榔、桔梗、青皮、草果、荷叶、枳壳、炙甘草）。其治间日疟效果尤好。若太阳、少阳合病者，发热微恶寒，四肢酸痛，恶心呕吐，脘腹不适，可选用柴胡桂枝汤。

9. 温阳退热法

对于发热伴见手足厥冷者，首先根据舌脉判断寒热真假。若为舌淡、脉沉微者，为真寒假热，根据有无下利清谷及脉微之轻重，辨别有无阴盛格阳。症见发热，不恶寒，面色赤，手足厥冷，下利清谷，脉微欲绝者，为阴寒内盛，格阳于外，方用通脉四逆汤回阳救逆。症见头面咽喉红肿热痛，或皮肤肌肉发热，伴见畏寒，蜷缩，喜温饮，气短者，为阳虚发热，方用右归饮或大补元煎引火归原。"阳戴于上，而见于头面咽喉之间……阳浮于外，而发于皮肤肌肉之间""寒极生热，而火不归原，即阴盛格阳，假热证也。治宜温补血气，其热自退。宜理阴煎、右归饮、理中汤、大补元煎、六味回阳饮之类主之"（《景岳全书》）。临床实际辨别寒热真假并非易事，必细审舌脉之本质。根据李鲤教授经验，口出气烫手、巩膜布满血丝及小便黄赤为真热假寒，为热厥；而真寒假热，仔细辨其热，虽两颧嫩红，但额上晦暗，唇色淡白，虽口干但不欲饮或喜热饮，偶见喜冷饮，饮亦不多。

10. 化瘀退热法

症见每晚皮肤阵发性发热者，为瘀血发热，方用血府逐瘀汤祛瘀退热。正如王清任云："后半日发烧，前半夜更甚，后半夜轻，前半日不烧，此是血府血瘀。"症见低热不退，心悸烦躁，神情呆钝，默默不语，甚至痴呆，失语，失明，耳聋，手足拘挛颤动，肢体强直，甚至瘫痪，为痰瘀滞络之发热，方用三甲散加减祛瘀搜络退热。根据唐容川《血证论》的论述，瘀血发热可表现为各种热型，故在临床中较难识别。据何华老师临床观察，瘀血发热常常伴有口干但欲漱水不欲咽，大便干结，舌暗红瘀点瘀斑，脉沉涩等特点。

三、何华老师治疗格林-巴利综合征经验

格林-巴利综合征又称急性炎性脱髓鞘性多发性神经炎，是以周围神经和神经根的脱髓鞘及小血管周围淋巴细胞、巨噬细胞的炎性反应为病理特点的自身免疫性疾病。多数学者认为，其发病与病毒感染有关。根据其临床表现，可将本病归属于中医的"痿证"范畴。

何华老师宗《内经》"治痿独取阳明"之说，认为格林-巴利综合征病变部位主要在脾、胃、肝、肾、肺，多因感受外邪，饮食不节，久病劳损，湿、热、毒、痰、瘀、虚致神机受累，形体官窍失养，乃发为本病。发于外者多由暑湿、

寒湿、湿热、温热毒邪侵袭人体，发于内者多责之于脾胃虚弱、气血亏虚、肺津不足或肝肾阴虚。

1. 审因论治，病机为要

格林-巴利综合征临床表现以四肢远端无力萎缩为主，症状多样，起病急，病程长，病情缠绵难愈。何华老师认为，格林-巴利综合征虽然症状复杂，但究其发病根本原因，主要责之于湿热邪毒。外感湿邪，浸淫经脉，使营卫运行受阻，郁遏生热，久则气血运行不利，筋脉肌肉失却濡养而弛纵不收；或饮食不节，脾胃受损，内生湿热，阻遏运化，导致脾运不输，筋脉肌肉失养；或脾虚湿热不化，生痰蕴毒，流注于下，久则损伤肝肾，导致筋骨失养；或五脏内伤，精血受损，使筋脉失养，肢体痿废。病变过程常为实邪伤正，因虚致实，虚实夹杂。病变早期多以实邪外感为主，或暑湿伤气，或湿热浸淫筋脉，或热毒阻肺；后期则以正虚内伤为主，虚又可挟湿、挟瘀。故临床以热证、虚证居多，且虚实夹杂，实证、寒证则少见。

2. 分期分型，辨证施治

（1）急性期：暑湿、湿热毒邪伤及脾胃或耗伤肺津，症见四肢软瘫或麻木、倦怠乏力、胸闷气短、汗出不畅、口渴不欲饮，舌苔黄腻或白腻，脉濡数或滑数。治疗以清热利湿、解毒化浊为主。药用黄柏、苍术、川牛膝、杏仁、半夏、厚朴、生薏苡仁、淡竹叶、金银花、野菊花、连翘等。湿偏重者，加白蔻仁、茯苓、厚朴、通草；热毒偏重者，加蒲公英、紫花地丁、滑石等。

（2）恢复期：湿热阻遏，脾胃气血乏源，筋肉失濡，络脉拘急。症见四肢痿软无力，甚则肌肉萎缩，食少腹胀，面色萎黄，舌淡苔白，脉细无力。治疗以益气健脾、化痰祛湿为主。药用人参、黄芪、白术、当归、茯苓、半夏、陈皮、桔梗、砂仁、升麻、柴胡、甘草。

（3）后期：病久气血生化无源，肝肾失养，筋骨失濡。症见膝胫痿弱，不能久立，肢体麻木，头晕耳鸣，腰痛，尿有余沥，舌红少苔，脉细数。治疗以健脾益肾、强筋壮骨，气、血、阴、阳并补为主。药用人参、白术、黄芪、川芎、当归、熟地黄、山茱萸、白芍、怀牛膝、炙甘草、龟甲、制何首乌、附子、肉桂。

3. 丸散久服，克难攻坚

何华老师将格林-巴利综合征恢复期患者整体病机概括为：湿热伤中，脾虚及肾，气血阴阳俱虚，筋骨失养，肌肤失煦。并依据此病机立法组方，选用中药配制成丸剂，长期巩固治疗，或与辨证汤剂相配合应用于患者疗程的始终。基本方组成为：红参或西洋参（根据偏于气虚或阴虚酌选）、山药、紫河车、阿胶、山茱萸、龟甲胶、鹿角胶、穿山甲（穿山甲已列入国家野生动物保护名录，医者应用其他药品代替，后同——编者注）、三七、全蝎、焦三仙、黄芪、陈皮、甘草。方中红参或西洋参、黄芪、阿胶、紫河车益气养血；龟甲胶、鹿角胶、山茱萸、山药滋肝固肾；三七、穿山甲、全蝎扶正通络；焦三仙、陈皮健脾和胃。以上诸药粉碎，制成水丸，每次6 g，每日三餐时各服1次，视病情变化决定何时停用，对慢性格林-巴利综合征患者可以长期应用。

4. 体会

痿证大多由于气候炎热或潮湿，感受湿热或寒湿邪毒而发病，常于外表症状缓解后，又经1~2周，发生四肢麻木无力，甚则呼吸困难。湿热之邪阻于中焦致使脾虚不运，久则伤及肝肾。因阳明胃经为水谷之海，五脏之宗，运化气血津液而润筋脉，虚则五脏无所宗，不能行气血、濡筋脉、利关节，则宗筋弛纵，带脉不引而为痿。又因肾主骨而藏精，肝主筋而藏血，肝肾不足，则精血亏虚，精血虚则筋脉失养而为痿。所以治疗上应紧扣"治痿独取阳明""培补脾肾"的原则，临床上应灵活应用苍术、白术、白芍、黄芪、黄柏、茯苓、木瓜、薏苡仁、怀牛膝、五加皮、焦三仙、连翘、茯苓、陈皮、半夏等祛湿热、健脾胃、益肝肾药，会收到较好疗效。外来湿热浊毒，日久淫伤脾、肾、肝、肺，损及气、血、阴、阳及任、督、带三脉，导致筋脉肌肉失养，甚至筋脉拘急，络阻窍闭，见症众多。治疗时，除根据不同病情辨证施治外，再选用具有补益气血、滋阴养阳、固肾壮督、搜剔经络等血肉有情之品的中药水丸制剂，共奏扶正生新、疗痿起废之功。

四、何华老师诊治重症肌无力经验

重症肌无力是一种由乙酰胆碱受体抗体介导，细胞免疫依赖，补体系统参与，主要累及神经肌肉接头突触后膜乙酰胆碱受体的自身免疫性疾病。患病率约为5/10万，女性多于男性，各年龄组均可发病。本病慢性迁延，反复发作，严重时导致呼吸肌麻痹，危及患者生命。但重症肌无力并非不治之症，在过去的数十年，随着免疫疗法的应用，重症肌无力的治疗经历了令人瞩目的发展，治疗的目标已从单纯缓解症状发展到快速、安全、经济地恢复患者的正常活动能力。应用中医药结合现代医学治疗手段，能提高和巩固疗效、预防复发。何华老师根据自已多年临床经验，总结出治疗重症肌无力的一套理论和方法，验之临床，疗效颇佳。

1. 对病因病机的认识

重症肌无力属于"痿证""睑废""视歧"等范畴，《内经》等对本病病因病机、治法有相关的论述，如"脾主肌肉""清阳实四肢""治痿独取阳明""肾为先天之本、脾为后天之本""肾者，作强之官，技巧出焉"等。近几十年来，中医对于本病的研究逐步深入，也取得了较好的临床疗效，并形成一定的理论。中医大家邓铁涛认为痿证的病机是脾胃虚损为主，与五脏相关，治疗本病以补中益气汤加减。

结合《内经》等古代文献对本病病因病机的阐述，以及诸位中医名家治疗的理论经验和个人的临床实践，何华老师认为脾胃气虚是主要因素，但与肾精亏损密切相关，在我们的经验实践中，健脾补肾同时应用，临床疗效会更好。而湿热、痰浊、瘀血等病理因素也必须重视。在治疗中以补中益气汤为主方，但不完全拘泥于补中益气常法，可从脾肾入手，也可清利湿热，活血通络，脾胃气虚，则补气健脾，升清降浊；肾精亏虚则益肾填精，强筋壮骨；湿热内阻则清化湿热，瘀血内阻则养血活血通络，充分体现了中医的整体观和辨证论治的特点。应用中医药结合现代医学的治疗手段，重症肌无力的治疗取得了很好的临床效果，能提高和巩固疗效、减少激素的用量和减短激素的应用疗程，并能预防患者对泼尼松的依赖性，减少复发。可能与该类方药能与激素在治疗上有协同作用有关。

2. 辨治经验及用药特色

何华老师治疗重症肌无力立足于病情，辨证论治，随证选药。按本病的主要病症分为三型，根据证型应用不同方药；但是这三型并非一成不变，在病程的不同阶段证型会相互转化，也可合并出现，故应辨证施治，灵活用药。

（1）脾胃虚弱证：症见肢体软弱无力，神疲肢倦，少气懒言，纳呆便溏，面色㿠白或萎黄无华，面浮，舌淡苔薄白，脉细弱。证机概要：脾虚不健，生化乏源，气血亏虚，筋脉失养。治以健脾化湿、鼓舞气血。拟方选药多用黄芪、人参、白术、山药、扁豆、莲子、甘草、大枣、当归、薏苡仁、茯苓、砂仁、陈皮、升麻、柴胡、神曲。

（2）湿热浸淫证：症见肢体困重，痿软无力，尤以下肢或两足痿弱为甚，兼见微肿，扪及微热，喜凉恶热，舌质红，舌苔黄腻，脉濡数或滑数。治以清热利湿，通利经脉。拟方选药多用苍术、黄柏清热燥湿；萆薢、防己、薏苡仁渗湿分利；蚕沙、木瓜、牛膝利湿，通经活络；龟板滋阴益肾强骨。

（3）肾精亏虚证：症见肢体痿软无力，尤以下肢明显，腰膝酸软，不能久立，甚至步履全废，或伴有眩晕耳鸣，舌咽干燥，遗精或遗尿，或妇女月经不调。舌质淡苔薄白，脉细弱。治以益肾填精，强筋壮骨。拟方选药多用狗骨、牛膝、熟地黄、龟板、知母、黄芪、蜈蚣、巴戟天、淫羊藿、肉苁蓉、鹿茸、黄柏、锁阳、当归、白芍、陈皮、鹿角霜、紫河车。

3. 病案举隅

李某，男，72岁，河南省荥阳市人，2019年7月15日初诊。主诉：上眼睑下垂，劳则加重2年余。现病史：2017年发现重症肌无力，眼睑下垂，未发现胸腺瘤，曾用激素冲击治疗有效，激素逐渐减停，常服中药及针灸治疗，病情稳定1年后再次复发。现症见：眼睑下垂，吞咽困难，饮水呛咳，四肢乏力，纳眠可，大便先干后溏，尿频，排尿不畅，足凉，早醒。舌质紫暗，苔白厚，脉沉细滑。中医诊断及证型：痿证，脾肾亏虚、中气下陷。西医诊断：重症肌无力。治法：补中益气，兼以补肾。处方：黄芪30 g，白术15 g，五爪龙15 g，陈皮10 g，升麻6 g，柴胡6 g，当归10 g，盐杜仲20 g，牛膝6 g，太子参15 g，麦冬15 g，山茱萸24 g，丹参15 g，赤芍15 g，竹茹12 g，茯苓15 g，炒莱菔子15 g，炒麦芽20 g，炒山楂15 g，甘草6 g，制远志10 g。15剂，每日1剂，水煎服。

二诊（2019年8月12日）：服上方后症状好转，现四肢无力缓解，仍有眼睑下垂，吞咽困难好转，口水减少，夜尿2～3次，早醒，多汗。舌淡暗，苔白厚，脉沉细。现服泼尼松每日12片，每周减1片。处方：黄芪60 g，白术15 g，五爪龙30 g，陈皮10 g，升麻6 g，柴胡9 g，当归10 g，盐杜仲20 g，牛膝6 g，太子参15 g，麦冬15 g，盐菟丝子15 g，山茱萸12 g，丹参20 g，赤芍15 g，竹茹12 g，茯苓15 g，炒莱菔子10 g，制远志10 g，连翘15 g，炒麦芽20 g，炒山楂10 g，甘草6 g。15剂，每日1剂，水煎服。服用上方后症状逐渐好转，继续服用上方加减治疗3个月余以巩固疗效。

按语：重症肌无力归属于中医学"痿证""睑废""视歧""睢目"等范畴，该患者西医诊断为重症肌无力眼肌型，随着病情发展，后进展为重症肌无力全身型。临床上仍反复发作加重，治疗颇为棘手。中医辨证为脾肾亏虚、中气下陷，治疗上给予补中益气，兼以补肾之法，经加减调理获效。服用中药可以减少激素用量及副作用，降低复发率。

第二篇

临证用药与验方解析

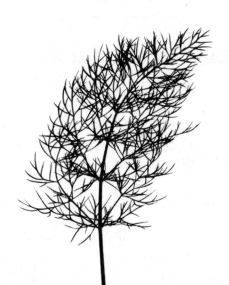

第一章　临床用药心得体会

看方犹看律，用药如用兵，机无轻发，学贵专精。中药的应用，具有特殊的理论体系指导，中药理论和中医理论相互依存，相互促进，不可分割。中药的应用，应当在中医药理论指导下发挥其功效。正如国医大师朱良春先生指出："中医药的生命在于疗效，而疗效来自明确的辨证和精当的用药。"以中医药应用经验中蕴含的学术思想为指导，在辨证的前提下，熟练掌握药物性能、特点，灵活地加以配伍应用，拓展临证用药思路，乃是提高中医临床水平的有效途径。以下是何华老师临床辨治疾病的用药体会。

一、中风的辨治用药

中风病是在气血内虚的基础上，遇有劳倦内伤，忧思恼怒，嗜食厚味、烟酒等诱因，进而引起脏腑阴阳失调，气血逆乱，直冲犯脑，形成脑脉痹阻，临床以突然昏仆，半身不遂，口舌歪斜，语言謇涩或失语，偏身麻木为主症，并且具有起病急、变化快，如风邪善行数变的特点，好发于中老年的一种常见病。

1. 风痰瘀阻证

症状：半身不遂，偏身麻木，头晕目眩，口舌歪斜，口角流涎，舌质暗红，或舌有瘀斑、瘀点，舌苔腻，脉弦滑。

治法：熄风化痰，活血通络。

处方：化痰通络汤加减。

用药：半夏、陈皮、茯苓、生白术、枳实、天麻、胆南星、丹参、天竺黄、大黄、僵蚕、川牛膝、甘草。

2. 风痰火亢证

症状：半身不遂，口舌歪斜，言语謇涩或不语，头晕目眩，肢体麻木，肢体强急，或神识昏蒙，发病突然，心烦易怒，痰多而黏，口苦咽干，面红目赤，小便黄赤，大便干，舌红，苔黄腻，脉弦滑。

治法：熄风化痰，清热通络。

处方：羚角钩藤汤加减。

用药：羚羊角、钩藤、茯神、桑叶、菊花、贝母、竹茹、生地黄、生白芍、天竺黄、川牛膝、地龙、甘草。

3. 痰热腑实证

症状：半身不遂，口舌歪斜，言语謇涩或不语，肢体麻木，头痛目眩，或神识昏蒙，咯痰或痰多，胸脘满闷，腹胀便秘，舌质红，苔黄腻，脉弦滑。

治法：通腑泻热，化痰通络。

处方：星蒌承气汤加减。

用药：大黄（后下）、芒硝（分冲）、全瓜蒌、胆南星、桃仁、丹参、厚朴、枳实、石菖蒲、郁金。

4. 痰湿蒙神证

症状：半身不遂，肢体松懈瘫软，口舌歪斜，言语謇涩或不语，喉中痰鸣，或神识昏蒙，二便自遗，舌质淡暗，苔白腻，脉沉缓滑。

治法：豁痰开窍。

处方：涤痰汤加减。

用药：半夏、陈皮、茯苓、制南星、竹茹、石菖蒲、枳实、郁金、桂枝、天竺黄、甘草。

5. 气虚血瘀证

症状：半身不遂，肢软无力，口舌歪斜，言语謇涩或不语，肢体麻木，面色萎黄，气短乏力，自汗出，舌质暗淡，苔白腻或有齿痕，脉沉细弱。

治法：益气养血，活血通络。

处方：补阳还五汤加减。

用药：党参、黄芪、当归、石菖蒲、桂枝、丹参、赤芍、川芎、川牛膝、地龙、鸡血藤、焦山楂、炙甘草。

加减：上肢无力者，重用黄芪90～240 g，加羌活、防风、桑枝、秦艽等祛风胜湿、活血通络；下肢无力沉重肿胀或兼麻木者，此系痰湿阻络，加独活、桑寄生、苍术、黄柏、薏苡仁、丝瓜络、全蝎、白芥子等补肾化湿，活血通络，与治痹证医理是相通的；若腰膝肢体疼痛者，可加乳香、没药、土鳖虫等活血祛瘀止痛，多获佳效。

6. 阴虚风动证

症状：半身不遂，口舌歪斜，言语謇涩或不语，肢体麻木，头晕耳鸣，腰膝酸软，手足心热，咽干口燥，舌质红瘦，苔少或无苔，脉弦细数。

治法：滋阴潜阳，熄风通络。

处方：镇肝熄风汤加减。

用药：白芍、玄参、天冬、龙骨（先煎）、牡蛎（先煎）、代赭石（先煎）、龟板（先煎）、川牛膝、川楝子、桑寄生、炒杜仲、甘草。

二、不寐的辨治用药

不寐是指由于心神失养或不安而引起经常不能获得正常睡眠为特征的一类病证，主要表现为睡眠时间、深度的不足，轻者入睡困难，或寐而不酣，时寐时醒，或醒后不能再寐，重则彻夜不寐。本病是临床常见病、多发病，中医亦称之为"不得眠""不得卧""目不瞑"等。本病有虚有实，大多病程较长，难以速愈，易反复发作，严重影响患者的工作和生活质量。

1. 肝郁化火证

症状：不寐多梦，性情急躁易怒，不思饮食，口渴喜饮，头晕头胀，耳鸣，目赤口苦，小便黄赤，大便秘结，舌红苔薄黄，脉弦而数。

治法：清肝泻火，镇心安神。

处方：丹栀逍遥丸加减。

用药：牡丹皮、栀子、柴胡、白芍、当归、茯神、生龙齿、薄荷、合欢皮、甘草。

加减：若胸胁胀闷，善太息者，加香附、郁金以疏肝解郁；若头晕目眩，头痛欲裂，不寐欲狂，大便秘结者，可用当归龙荟丸。

2. 痰热内扰证

症状：不寐，头重目眩，痰多胸闷，恶食嗳气，吞酸恶心，心烦口苦，舌红，苔腻而黄，脉滑数。

治法：清化痰热，和中安神。

处方：黄连温胆汤加减。

用药：黄连、半夏、枳实、竹茹、茯神、橘红、连翘、栀子、淡豆豉、甘草。

加减：若经久不寐或彻夜不眠，大便秘结者，用礞石滚痰丸降火泻热，逐痰安神；若不寐伴嗳气，脘腹胀满，大便不爽，苔腻，脉滑，用半夏秫米汤和胃健脾；若宿食积滞较甚，兼有嗳腐吞酸，脘腹胀满，可用保和丸消导和中安神。

3. 阴虚火旺证

症状：心烦不寐，心悸不安，头晕，耳鸣，健忘，腰酸遗精，五心烦热，口干津少，舌红，脉细数。

治法：滋阴降火，清心安神。

处方：黄连阿胶汤合交泰丸加减。

用药：黄连、阿胶、黄芩、白芍、百合、生地黄、麦冬、灯心草、莲子心、肉桂。

4. 心脾两虚证

症状：不易入睡，多梦易醒，心悸健忘，头晕目眩，肢倦神疲，饮食无味，面色少华，舌淡，苔薄，脉细弱。

治法：益气健脾，养心安神。

处方：归脾汤加减。

用药：黄芪、当归、茯神、龙眼肉、酸枣仁、柏子仁、合欢皮、远志、木香、白术、人参、炙甘草。

加减：若血虚较甚，加鸡血藤、芍药、阿胶；失眠较重，加夜交藤、百合、小麦养心安神；脘闷纳呆、苔腻，加陈皮、半夏、茯苓健脾理气化痰。

5. 瘀血扰神证

症状：失眠多梦，病程日久，伴头晕头痛，胸闷胁痛，舌质暗淡，舌边缘紫暗，苔白滑，脉弦涩。

治法：活血化瘀，宁心安神。

处方：血府逐瘀汤加减。

用药：桃仁、红花、当归、生地黄、柴胡、川芎、赤芍、桔梗、枳壳、茯神、灯心草、法半夏、黄连、龙齿。

三、眩晕的辨治用药

眩晕是以头晕、眼花为主症的一类病证。眩即眼花或眼前黑蒙；晕即头晕，感觉到自身或外界景物旋转，两者常同时并见，故统称为"眩晕"。其轻者闭目可止，重者如坐舟船，旋转不定，不能站立，或伴有恶心、呕吐、汗出、面色苍白等症状，严重者可突然仆倒。眩晕为临床常见的病证之一，多见于中老年人，亦可发于青年人。本病可反复发作，妨碍正常工作及生活，严重者可发展为中风或厥证、脱证，甚至危及生命。

1. 肝阳上亢证

症状：眩晕，头胀痛，易怒，面部潮红，目赤，口苦，少寐多梦，舌质红，苔黄，脉弦。

治法：平肝潜阳，熄风定眩。

处方：天麻钩藤饮加减。

用药：天麻、钩藤、石决明、川牛膝、益母草、黄芩、栀子、杜仲、桑寄生、夜交藤、茯神。

加减：肝火偏盛，面红、目赤、咽痛明显者，加龙胆草、牡丹皮以清肝泻热，或改用龙胆泻肝汤加石决明、钩藤等以清肝泻火；兼腑热便秘者，可加大黄、芒硝以通腑泻热；若肝阳亢极化风，症见眩晕欲仆、头痛如掣等，可用羚羊角粉吞服，牡蛎、代赭石入煎以镇肝熄风，或用羚羊角汤加减，以防中风变证。

2. 痰湿中阻证

症状：头晕，头重如裹，胸闷，恶心而时吐痰涎，少食而多思睡，舌胖苔浊腻或厚腻而润，脉滑或弦滑，或脉濡缓。

治法：燥湿祛痰，健脾和胃。

处方：半夏白术天麻汤加减。

用药：制半夏、白术、天麻、茯苓、橘红、薏苡仁、泽泻、生姜、大枣。

加减：眩晕较甚，呕吐频作者，可加代赭石、旋覆花、胆南星之类以除痰降逆；舌苔厚腻，水湿潴留者，可合五苓散，使小便得利，湿从下去；脘闷不食者，加白蔻仁、砂仁化湿醒胃；若兼耳鸣重听者，加生葱、石菖蒲、远志以通阳开窍。

3. 气血亏虚证

症状：头晕目眩，劳累则甚，气短声低，神疲懒言，面色㿠白，唇甲苍白，心悸少寐，纳少体倦，舌淡胖嫩，且边有齿印，苔少或薄，脉细或虚弱。

治法：补益气血，健运脾胃。

处方：归脾汤加减。

用药：当归、黄芪、茯苓、龙眼肉、酸枣仁、石菖蒲、远志、川芎、知母、炙甘草。

加减：若血虚较甚，加熟地黄、芍药、阿胶；脘闷纳呆、苔腻，加陈皮、薏苡仁、茯苓、厚朴以健脾理气化痰。

4. 肾精不足证

症状：头晕而空，精神萎靡，失眠，多梦，健忘，腰膝酸软，齿摇，耳鸣，遗精滑泄，发枯脱落，颧红，咽干，形瘦，舌嫩红，苔少或光剥，脉细数。

治法：补肾填精，充养脑髓。

处方：大补元煎加减。

用药：人参、熟地黄、杜仲、当归、山茱萸、枸杞子、炙甘草。

加减：偏于肾阴虚者，宜补肾滋阴清热，加知母、黄柏、丹参；偏于肾阳虚者，宜补肾助阳，加附子、肉桂、淫羊藿等；目花、耳鸣、腰酸、眩晕持久者，可加入黄精等以增强填精补髓之力；若遗精频频者，可选加莲须、芡实、桑螵蛸、沙苑子、覆盆子等以固肾涩精。

5. 瘀血阻窍证

症状：眩晕时作，反复不愈，头痛，唇甲紫暗，舌边及舌面有瘀点、瘀斑，伴有善忘、夜寐不安、心悸、精神不振及肌肤甲错等，脉弦涩或细涩。

治法：祛瘀生新，活血通络。

处方：血府逐瘀汤加减。

用药：当归、生地黄、桃仁、红花、赤芍、柴胡、桔梗、川牛膝、枳壳、川芎、甘草。

加减：若兼气虚身倦无力、少气自汗者，宜加黄芪，且应重用（30 g以上）以补气行血；若兼畏寒肢冷，可加附子、桂枝以温经活血；若兼虚热内生，骨蒸潮热，肌肤甲错者，可加牡丹皮、黄柏、知母、玄参，重用生地黄，去桔梗、枳壳耗津之药，以达到清热养阴、祛瘀生新的目的。

四、头痛的辨治用药

头痛是一种常见的自觉症状，既可单独出现，亦可并见于多种急慢性疾病中。凡表现以头痛为主症者，皆可作为一个独立的病证进行辨治。中医有"脑风""首风""头风"等称谓。头痛之发，多由肝阳上亢、痰瘀互结而致清阳不升，或浊邪上犯，清窍失养，以头部疼痛为主要表现。下文论述以内伤头痛为主，多见于偏头痛、紧张性头痛、丛集性头痛等。

1. 肝阳上亢证

症状：头痛而胀，或抽掣而痛，痛时常有烘热、面红耳赤，耳鸣如蝉，心烦口干，舌红，苔薄黄，脉弦。

治法：平肝潜阳，熄风止痛。

处方：天麻钩藤饮加减。

用药：天麻、白芍、酸枣仁、钩藤（后下）、石决明（先煎）、延胡索、夜交藤、蜂房、全蝎。

加减：肝火旺盛，头痛巨甚，加龙胆草、夏枯草；口干口苦，加龙胆草、柴胡、黄连；头晕耳鸣，加菊花、磁石（先煎）；肝肾阴虚，加何首乌、枸杞子、女贞子、旱莲草；血虚肝郁，症见头晕痛、稍劳累或思虑即发，伴心烦、失眠，脉弦细，加当归、龙骨、牡蛎、薄荷、生地黄，去全蝎。

2. 痰浊上扰证

症状：头痛胀重，或兼目眩，胸闷脘胀，恶心食少，痰多黏白，舌苔白腻，脉弦滑。

治法：化痰祛湿，健脾和胃。

处方：半夏白术天麻汤加减。

用药：半夏、白术、天麻、茯苓、陈皮、厚朴、白蒺藜、蔓荆子。

加减：脾虚胃寒，干呕吐涎沫，头痛者，加吴茱萸、生姜；痰湿化热者，去白术，加黄芩、枳实、竹茹、胆南星。

3. 瘀血阻窍证

症状：头痛反复，经久不愈，痛处固定，痛如锥刺，舌紫暗或有瘀斑，苔薄白，脉细弦或细涩。

治法：活血化瘀，通窍止痛。

处方：通窍活血汤加减。

用药：白芷、赤芍、川芎、桃仁、红花、延胡索、酸枣仁、龙骨（先煎）、全蝎、山楂。

加减：久病入络化火者，加黄芩、栀子、牡丹皮；火盛伤阴者，加生地黄、玉竹、石斛、沙参；头痛较剧者，加制乳香、制没药、蜈蚣、土鳖虫。

4. 气血亏虚证

症状：头痛绵绵，两目畏光，午后更甚，神疲乏力，面色㿠白，心悸寐少，舌淡，苔薄，脉弱。

治法：补气养血，和络止痛。

处方：归脾汤加减。

用药：党参、当归、川芎、黄芪、白术、酸枣仁、木香、茯苓、五味子、远志、甘草、生姜。

加减：血虚，加何首乌、芍药、阿胶（烊化）；风寒入侵而诱发，加羌活、防风、藁本；疼痛剧烈，加制川乌、细辛；失眠，加夜交藤、合欢皮、柏子仁；脘闷纳呆，加陈皮、厚朴。

5. 肾精不足证

症状：头痛眩晕，时轻时重，视物模糊，神疲乏力，耳鸣，腰酸腿软，舌红少苔，脉细。

治法：补肾填精。

处方：大补元煎加减。

用药：党参、熟地黄、山药、杜仲、枸杞子、当归、山茱萸、甘草。

加减：兼耳鸣者，加磁石、怀牛膝；兼头晕者，加天麻、何首乌；盗汗甚者，加煅龙骨、煅牡蛎、五味子。

五、颤证的辨治用药

颤证是以头部或肢体摇动颤抖，不能自制为主要临床表现的一种病证。轻者表现为头摇动或手足微颤，重者可见头部震摇，肢体颤动不止，甚则肢体拘急，失去生活自理能力。

1. 风阳内动证

症状：肢体震颤，不能自制，肢体强硬，行动迟缓，头晕耳鸣，面赤烦躁，易激动，生气或受刺激后颤动加重，伴肢体麻木，语言不清，流涎，便秘尿赤，舌红，苔薄黄，脉弦。

治法：平肝潜阳，熄风定颤。

处方：天麻钩藤饮加减。

用药：天麻、钩藤、石决明、川牛膝、龙骨、牡蛎、龟板、茵陈、生白芍、川楝子、玄参、麦冬、代赭石、甘草。

加减：合并痰热明显者，可酌情予以化痰熄风药，方用黄连温胆汤加减。

2. 阴虚血瘀证

症状：肢体震颤，情绪激动则震颤加重，肢体强直，活动笨拙，表情呆板，头胸前倾，伴头晕耳鸣，失眠多梦，头痛，盗汗，舌体瘦小，舌质紫暗，舌苔少，脉弦细。

治法：滋阴活血，熄风柔筋。

处方：大定风珠合桃红四物汤加减。

用药：白芍、阿胶、龟板、生地黄、火麻仁、五味子、牡蛎、麦冬、甘草、生鳖甲、川芎、当归、桃仁、红花。

3. 气血两虚证

症状：头摇肢颤，项背僵直或肢体强直，行走不稳，神呆懒言，面色㿠白，气短乏力，头晕眼花，自汗，动则尤甚，口角流涎，舌体胖，舌质淡红，舌苔薄白或白滑，脉沉濡无力。

治法：补气养血，柔筋熄风。

处方：人参养荣汤加减。

用药：当归、熟地黄、白芍、人参、白术、茯苓、黄芪、远志、天麻、全蝎、钩藤、丹参、鸡血藤、炙甘草。

4. 肝肾不足证

症状：肢体强硬，头摇肢颤，头项、腰背、双膝屈曲，神情呆滞，张口流涎，吞咽困难，语声极低，二便失禁，极度消瘦，头晕目昏，耳鸣耳聋，善忘，舌质红，少苔，脉细数。

治法：滋补肝肾，育阴熄风。

处方：左归饮加减。

用药：鹿角胶、龟板、人参、枸杞子、生地黄、熟地黄、白芍、山茱萸、杜仲、菟丝子。

5. 痰热动风证

症状：头摇不止，肢体震颤，头胸前倾，活动缓慢，头晕或头沉，胸脘痞满，口苦口黏，咯痰色黄，多汗，小便短赤，大便秘结，舌质红，舌苔黄腻，脉弦滑数。

治法：清热化痰，熄风定颤。

处方：黄连温胆汤加减。

用药：黄连、全瓜蒌、胆南星、半夏、橘红、赤茯苓、枳实、竹茹、珍珠母、僵蚕、厚朴、黄芩、甘草。

六、痴呆的辨治用药

痴呆是一种综合征，是后天获得的智能、记忆和人格的全面受损，但没有意识障碍。其发生具有脑器质性病变基础。临床主要表现为创造性思维受损，抽象、理解、判断推理能力下降，记忆力、计算力下降，后天获得的知识丧失，工作和学习能力下降或丧失，甚至生活不能自理，并伴有行为、精神症状，如情感淡漠、行为幼稚及本能意向亢进等。根据大脑病理变化的性质和所涉及范围大小的不同，可分为全面性痴呆及部分性痴呆。中医认为痴呆多因人到老年，五脏虚衰，但与肾、脾、心、肝功能失调密切相关，尤其肝肾亏虚，精血不足，髓海空虚，神明失用，即发本病。因肝肾阴亏，心肾失交，水火不济，灼伤心阴而心血不足，心血失养，虚阳上扰，神明不敛，易生呆证；或脾气虚，生化不足，不能上荣于脑髓脉络；或脏气虚衰，衰则易于气滞，气滞导致血瘀，气滞亦可壅聚水液为痰，痰气瘀血郁结，影响五脏与神志，从而形成本病虚实夹杂之证。

1. 早期

多表现为头晕、头痛，失眠，神疲乏力，记忆力和注意力、计算力、定向力呈进行性减退等症。老年人多为脾肾亏虚。

治法：益气健脾补肾。

处方：归脾汤酌加何首乌、山茱萸、山药、枸杞子、益智仁、菟丝子等补肾健脑之品。

加减：若见失眠者，加夜交藤、柏子仁、百合等宁心安神。

2. 气虚痰瘀

症状：表情呆滞，头晕，健忘，口角流涎，步履艰难，终日寡言少语，哭笑无常，言不达意，畏寒肢冷，食少纳呆，舌质暗淡，舌体胖大淡白或滑腻，脉沉细而滑。

治法：益气活血，化痰醒脑开窍。

处方：自拟方益气化痰通络汤。

用药：人参10 g，黄芪30 g，丹参30 g，法半夏15 g，当归12 g，石菖蒲9 g，土鳖虫8 g，胆南星10 g，远志10 g，天竺黄10 g，葛根20 g，桑寄生20 g，甘草6 g。

加减：若遗尿者，去葛根、桑寄生，加覆盆子、益智仁、乌药、桑螵蛸、五味子等固肾缩尿之品。

3. 心肾失交

症状：头晕目眩，记忆力显著减退，失眠健忘，心烦不宁，心悸气短，患肢酸软无力，或足跟痛，舌淡红，苔薄白，脉弦细。

治法：交通心肾，醒脑开窍，安神宁智。

处方：百合地黄汤（百合、生地黄）（《金匮要略》）合交泰丸（黄连、肉桂）加味治疗，酌加酸枣仁、茯神、远志、何首乌、益智仁、枸杞子、磁石等补肾养心、安神镇静之品。

4. 髓海不足，夹痰瘀

症状：神情淡漠，反应迟钝，头晕，耳鸣，善忘善怒，寡言少语，双目晦暗，智力明显下降，步履艰难，舌质暗或紫斑，苔薄白，脉弦细。

治法：补肾填精，去痰活瘀，健脑益智。

处方：补肾益脑丸。

用药：何首乌15 g，肉苁蓉30 g，枸杞子12 g，山茱萸25 g，茯神20 g，远志10 g，石菖蒲15 g，益智仁12 g，僵蚕10 g，胆南星9 g，黄芪30 g，地龙12 g，水

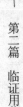

蛭10 g，川芎15 g，赤芍12 g，郁金12 g，巴戟天12 g，丹参20 g。

七、面瘫的辨治用药

面瘫临床表现为突然口眼歪斜，眼睑闭合不全，口角夹食，流水流涎、部分味觉缺失等症。

1. 风寒阻络

症状：突然出现口眼歪斜，眼睑闭合不全，流泪，患侧面部发紧，头面部无汗，舌淡苔薄白，脉浮紧。

治法：祛风散寒，活血通络。

处方：麻黄、羌活、防风、当归、川芎、僵蚕、全蝎、桂枝、白芍、甘草、大枣、生姜。此方且有调和营卫之效。

2. 风热阻络

症状：突然出现口眼歪斜，眼睑闭合不全，伴口苦咽干，舌红苔薄黄，脉滑数。

治法：祛风清热，活血通络。

处方：天麻、川芎、赤芍、夏枯草、地龙、生地黄、黄芩、连翘、全蝎、僵蚕、葛根、红花、甘草。

加减：若头痛，加生石膏、升麻、蔓荆子疏风散热止痛。

3. 风痰阻络

症状：突发口眼歪斜，面部抽搐，患侧面部麻木胀感，头部昏沉，舌胖大，苔白腻，脉弦细而滑。

治法：祛风化痰，通络止痉。

处方：牵正散（《杨氏家藏方》）合玉真散（《外科正宗》）加减。

用药：僵蚕、全蝎、白附子、丹参、赤芍、天麻、防风、白芷、胆南星、白芥子、丝瓜络、甘草。

加减：若抽搐重者，加蜈蚣、蝉蜕、地龙等祛风活血解痉之品；若久病难愈者，加当归、何首乌、白芍、白蒺藜等养血除风。

八、脾胃病的辨治用药

善治脾胃者，必知脾胃功能及性质。脾与胃经脉互相络属，构成脏腑的表里关系。脾主运化，胃主受纳；脾主升，胃主降；脾为阴脏，喜燥而恶湿，胃为阳腑，喜润恶燥。脾胃脏腑阴阳相合，升降相因，燥湿相济，共同运化水谷精微，完成消化功能，使脏腑、肌肉、四肢"皆禀气于胃"。如饮食不洁、情志失调、感受外感等因素或其他脏腑受到影响，均可导致脾胃疾病的发生。其治疗原则："脾苦湿，急食苦以燥之""脾欲缓，急食甘以缓之，用苦泻之，甘补之"。能纳不能化者，治脾为主；能化不能纳者，健胃为先；纳化皆差者，脾胃同治。治脾必和胃，兼以调肝；治脾必调阴阳，即扶脾阳益胃阴。

（1）益气健脾药：如党参、白术、黄芪、大枣、太子参等，针对脾胃为后天之本，气血生化之源，脾胃损伤，导致脾胃虚弱，脾胃之病，往往会影响其他有关脏腑病理改变，所以重视调理脾胃。常选用香砂六君子汤，以理气祛寒，燥湿化痰，适用于脾胃虚弱，寒湿滞于中焦，而见脘腹胀痛、胸闷嗳气或呕吐、腹泻等，治疗慢性胃炎、胃溃疡、慢性腹泻，以及胃肠功能紊乱等消化系统疾病。

（2）理气和胃药：如香附、厚朴、枳壳、檀香、佛手、砂仁等理气和胃降逆之品。肝气犯胃者，可选用柴胡疏肝散加减治之。胃酸多者，加左金丸、煅瓦楞子、乌贼骨等以清肝火，解肝郁，和胃气，制酸止痛。

1. 食积停滞

《素问·至真要大论》云："坚者削之""结者散之"。说明饮食积滞，必以消散之药除之。故《医学心悟》说："消者，去其壅也，脏腑、经络、肌肉之间本无此物，而忽有之，必为消散，乃得其平。"此为消导药物应用之准则。

食积停滞之证常有不同兼证，临床用药时应根据不同病性，选择适当药物配伍应用。若食积内停中焦，多阻塞气机，出现脾胃气滞之证，酌情配伍利气之药，何华老师宗李鲤老中医应用保和丸之旨，常用保和丸酌加枳壳、香附、檀香、厚朴行气宽中，消食化滞；若气机阻塞，郁而化热者，当泻热导滞，用左金丸，酌加瓜蒌、莱菔子、连翘、番泻叶等；若因气阻生湿，湿阻中焦者，用芳香化湿和胃如藿香、厚朴、半夏、白蔻仁、生薏苡仁等以化湿醒脾；若证兼寒象者，当配伍温中药，如干姜、吴茱萸、甘松、香附以温中散寒行滞；若脾胃虚弱，运化无力者，用香砂六君子汤加生姜、大枣以益气健脾，理气和中。

2. 胃痛

肝气郁滞，气郁化火导致脘胁疼痛，用金铃子散加柴胡、香附、郁金、白芍、枳壳行气活血止痛。若肝郁气滞，胃有寒凝之胃痛，用良附丸加干姜、青皮、木香、沉香、当归、吴茱萸、甘松等行气祛寒止痛。

胃病久痛入络，久痛多瘀，因此健脾同时使用活血祛瘀、行气止痛通络之品，常取捷效。如胃溃疡患者，常用失笑散加制乳香、制没药、刺猬皮、土鳖虫等，不但活血祛瘀，祛腐生新，还能促进溃疡愈合。对痰瘀者，酌加煅瓦楞子、蒲公英、生薏苡仁、乌贼骨更益于溃疡的愈合。治疗胃痛病久者，剧烈疼痛时用速效救心丸，每次6粒含服，疼痛即止。胃溃疡，可用煅瓦楞子、煅石决明各30 g，具有制酸、止痛，愈合溃疡的功效。胃出血，偏于气虚者用黄芪、炒白术、阿胶、炮姜炭之品；偏于热者，用十灰散酌加仙鹤草、茅根、藕节炭、三七粉等，以清热凉血、活瘀止血。

3. 便秘

中医将便秘分为实秘和虚秘，而对于实秘和虚秘也会有不同的辨证分类，大致有以下几个方面。

（1）实秘：胃肠积热所致，可见大便秘结、腹胀、腹痛、面红身热、口干口臭等，可选用麻子仁丸；气机郁滞所致，可见大便干结、气急不畅、腹中胀痛、胸胁胀满等，可选用六磨汤；阴寒积滞所致，可选用大黄附子汤。

（2）虚秘：气虚秘，可选用黄芪汤，其中阴虚秘选用增液汤，阳虚秘选用济川煎。血虚秘，可见面色无华、心悸气短、健忘、大便干结，可选用润肠丸。

（3）老年便秘：由于年老脾虚，中气不足，无力传递，导致大便秘结不通。常采用宣、行、润、通之法。宣用桔梗开提肺气，肺与大肠相表里；行用枳实，行气之力较猛，消积导滞；润用郁李仁、火麻仁、全瓜蒌润肠通便；通用大黄、芒硝攻下通腑。若阴亏血虚、肠燥者，可加桑葚、黑芝麻以滋阴润燥补血，润肠通便。何华老师常在此基础上酌情加减治之，每获良效。若肺胃热盛，热伤津液，肠间燥结，大便不通者，常用玄参、生地黄、知母为主清热养阴生津，润肠通便。临证时可酌加全瓜蒌、枳实、莱菔子等。

九、心病的辨治用药

1. 心悸

心悸是指自觉心跳，惊悸不安，甚则不能自主的一种病证。病位在心，其发生主要是阴阳失调，气血失和，心神失养所致。有虚实之分，其虚表现为气血阴阳亏损，其实表现为痰浊、血瘀、水饮，故治疗当辨别虚实。虚者当补益气血，调整阴阳；实者当化痰涤饮，同时配合重镇安神。临床表现多虚实夹杂。本病如脏腑虚损程度较轻者，预后较好；如脏腑虚损程度较重者，则治疗较难，不易治愈。

（1）心虚胆怯证：胆怯易惊，梦多易醒，稍惊即心悸不已，正如《素问·举痛论》说："惊则心无所倚，神无所归，虑无所定，故气乱矣。"此为心气耗散而致，治当镇惊安神。药如麦冬、五味子、磁石、茯神、浮小麦、百合、酸枣仁等，具有养血安神、重镇摄纳、安潜元阳、收敛耗散之气、镇惊宁心安神之效。①时寐时醒者，加黄连、肉桂。②梦中惊醒者，加生龙骨、生牡蛎。③动则心慌气短者，加太子参、麦冬、五味子。④恐惧不能独卧者，加炒酸枣仁、熟地黄、柏子仁、枸杞子、五味子。⑤苔厚腻、脉滑者，加竹茹、枳壳、半夏、胆南星。

（2）心脾两虚：心悸气短、面色㿠白、头晕眼花、倦怠无力、失眠多梦等。心主血，心藏神，如血虚，血不养心；如因失血过多（月经过多等疾病），久病血虚，或思虑过度，耗伤心血，以及脾胃虚弱，劳倦伤脾等，致使血之生化之源不足，可致血亏、血不养心、神不守舍，故而心悸气短、失眠多梦等。治当益气养血，宁心安神。常用归脾汤酌加何首乌、山药、麦冬、五味子、女贞子、旱莲草，以益肝肾，补阴血。①心烦、口干者，加玉竹、麦冬。②腹胀、纳呆者，加生麦芽、生谷芽。③心动悸、脉结代者，用炙甘草汤。

（3）痰瘀阻滞：心悸气短，胸闷胀满，食少腹胀，恶心呕吐，或伴烦躁失眠，口干口苦，纳呆，小便黄赤，大便秘结，舌质瘀暗，舌苔白腻或黄腻，脉弦滑。治当理气化痰，宁心安神。常用血府逐瘀汤合黄连温胆汤加减治疗。①纳呆、腹胀，兼脾虚者，加党参、白术、谷芽、麦芽、鸡内金。②心悸伴烦躁、口苦、苔黄、脉滑数，可加茵陈、苦参、黄连、竹茹、桑叶。

（4）心阳不振：心悸不安，动则加重，形寒肢冷，眩晕，甚则喘咳，不能平卧，胸脘满闷，纳呆食少，畏寒喜暖，舌淡，苔白，脉虚弱或沉细无力。治当温阳化气，宁心安神。方用桂枝甘草龙骨牡蛎汤合苓桂术甘汤加减。①兼有瘀血者，加红花、降香、当归等。②水肿甚者，合用真武汤。

2. 胸痹（冠心病）辨证用药

胸痹，多因本虚标实，胸痹日久，气阴两伤，血行无力，痰瘀交阻，而成正虚邪实之证。常以益气活瘀、化痰开窍法。如气虚，用太子参、黄芪、丹参、赤芍、三七粉益气活瘀；气滞痰浊者，加檀香、郁金、石菖蒲、法半夏、全瓜蒌，以行气宽胸、化痰开窍、扩张血管；兼阳虚者，加桂枝、薤白、淫羊藿；兼阴虚者，加玉竹、麦冬、五味子、葛根、桑寄生、鸡血藤，能扩张血管，改善冠脉循环。若气滞血瘀者，症见胸胁胀痛，或走窜作痛，常因情志不畅而诱发，当用当归、川芎、檀香、郁金、降香、瓜蒌、延胡索、五灵脂等，活血化瘀，行气止痛；若胆虚痰火扰心，症见心悸、胸闷气短、痰多、惊悸、虚烦不寐等，方用温胆汤加石菖蒲、郁金、瓜蒌，清热化痰，通阳开窍宣痹。该方酌加龙齿、紫石英，可镇心神、安魂魄，对惊悸、心烦不寐者可获良效。

十、肺心病的辨治用药

肺心病，是肺源性心脏病的简称，属中医学"咳嗽""心悸""哮喘""痰湿""水肿"范畴。常由于慢性支气管炎、肺气肿、咳喘日久不愈，逐渐形成肺心病。迁延日久，进而致使肺、心、脾、肾等脏器功能失调，出现咳喘、心悸、水肿、唇青、舌紫等表现。

本病多为年老、久病、体弱患者，故其病理为本虚标实，以虚为主。急性发作期，往往虚中夹实，久则伤及脾肾之阳，更伤肺气，肺阳虚不能输布津液，聚而成痰，痰阻气机，血液运行不畅，导致瘀血阻肺，痰瘀相搏，内伏于肺，偶受风寒之邪侵袭而诱发。肺心病急性发作，同时阳气虚弱，寒痰瘀阻，损及心阳，心阳不能温运血脉，出现心血瘀阻，临床表现为咳嗽、胸闷、心悸、气喘，甚则喘不能平卧，畏寒、口唇暗、肢体浮肿等。何华老师常以生脉散合大柴胡汤合桂枝茯苓丸为基础加减治疗，其方药组成为：柴胡15 g，黄芩10 g，桂枝10 g，枳实15 g，地龙15 g，炒葶苈子15 g，桃仁12 g，牡丹皮15 g，赤芍12 g，炙桑皮12 g，党参20 g，白术12 g，麦冬12 g，五味子10 g，丹参20 g。具有益气温阳、强心平喘之功。若心衰、唇甲发绀者，重用葶苈子；若阳虚水泛，见颜面及肢体浮肿，合用真武汤；若肺气耗散，心阳欲脱，加红参、南沙参、制附子；若吐痰色白、清稀者，加细辛、生姜；若咯痰不利者，加冬瓜子、全瓜蒌、桑白皮；若吐痰黄稠、腥臭者，加鱼腥草、芦根、生薏苡仁、桔梗等。

十一、咳嗽的辨治用药

1. 风寒袭肺（风寒感冒咳嗽）

症见咳嗽声重气急，咯痰稀薄色白，常伴鼻塞流涕、咽痒、肢体酸楚等，舌苔薄白，脉浮或浮紧。治以疏散风寒，宣肺止咳。常用荆芥、防风、陈皮、半夏、炒枳壳、杏仁、前胡、桔梗、紫菀、款冬花解表宣肺、祛痰止咳，配生姜、大枣调和营卫，对胃肠型感冒疗效尤佳。

2. 风热犯肺

症见咯痰黄稠，咳而不爽，属痰热壅肺，肺失肃降。治以疏风清热、宣肺化痰止咳。药如桑叶、黄芩、杏仁、前胡、桔梗、炒枳壳、全瓜蒌、连翘、地龙、桑皮、甘草等。若见咽痛、身热者，加板蓝根、生石膏、知母、川贝母清热化痰。

3. 外寒里热，热饮壅肺，肺失宣降

症见咳嗽、胸闷、气喘发热、口渴或不渴，有汗或无汗，苔黄稍腻，脉滑数。治以宣肺解表，清热化痰。方选麻杏石甘汤加枳壳、炒苏子、炒莱菔子、紫菀、款冬花等。若咳嗽痰盛，喘满腹胀者，用三子养亲汤降气豁痰，消胀定喘。适用于慢性支气管炎、哮喘等。

4. 外寒里饮，肺失宣降，水饮内停

风寒外束，肺气郁而不宣，肺气上逆，遂生喘咳、咯痰稀薄等症。治以解表化饮，止咳平喘。常用小青龙汤加枳壳、炒苏子、炒莱菔子、丹参、地龙、生姜、大枣等。所加苏子、莱菔子、枳壳降气止咳，丹参活血解痉，以达平喘之效；地龙能扩张支气管平滑肌，缓解气管痉挛，故有良好的止咳效果；生姜、大枣祛痰和胃、调和营卫，增强解表化饮之效。

5. 咽源性咳嗽

多因感受风寒或风热之邪未能及时治疗，其邪不解而留恋咽喉，肺气不利，肺失宣降，郁而化火化燥，喉失濡润，形成喉痒、干咳之症，遇风邪或异味刺激咽喉即咳，进而形成阵挛性咳嗽，持续十天半月，甚则几个月缠绵不解。常以玉屏风散加蝉蜕、僵蚕、山柰、桔梗、当归、瓜蒌、炒牛蒡子、金银花、连翘、甘草等。方中玉屏风散益气固表、扶正祛邪，余药宣肺清热、化痰利咽。若久咳不愈，痰盛、咳剧，加三子养亲汤、地龙、厚朴以降气祛瘀止咳。咳嗽呈阵发性、

咳痰，常以祛风热解痉止咳，药选桑叶、黄芩、百部、防风、僵蚕、蝉蜕、枳壳、地龙、全蝎、蜈蚣等。另用全蝎、蜈蚣各等份，共为细末吞服，每次5g，日服2次，治疗久咳效佳。

十二、痹证的辨治用药

痹证，多由于正气不足，营卫先虚，腠理不密，风寒湿邪乘虚内袭，正气为邪所阻，不能宣行，因而留滞，气血凝滞，久而成痹。理当先行扶正治疗，同时也要分辨气血虚弱、营卫不固、肝肾亏虚、阴虚、阳虚之别。因痹证病机特点为"闭而不通"，因此治疗中应注意调、宣、通、行，使营卫调和，气血流畅，免生壅塞之弊。在祛邪方面，由于风邪、寒邪、湿邪、热邪及痰瘀之邪相互夹杂，相互转化，病邪性质不同，其临床表现多异，因此在辨证治疗时，必须视其病情，辨证准确，方可取得满意疗效。

1. 肩臂痛（肩周炎）

肩臂疼痛，多由于素体虚弱，营卫失调，腠理空虚，风寒之邪侵入，留注经络，以致肩臂肌肉、筋骨重着酸楚疼痛，屈伸不利。治当益气和营，温经通痹。方用黄芪桂枝五味汤（《金匮要略》）（黄芪、桂枝、芍药、生姜、大枣）加味治之。偏于风湿阻络疼痛者，加羌活、防风、白芍、桑枝、姜黄、当归、川芎等，以祛风胜湿、活血止痛；若重着酸痛、麻木者，加苍术、黄柏、薏苡仁、全蝎、白芥子、丝瓜络等，以化湿活血通络；若日久难愈者，久痛多瘀，酌加制乳香、制没药，以活血祛瘀止痛。

2. 腰膝疼痛

腰膝疼痛，下肢酸痛无力，怕风，遇风寒则疼痛加重。多由于肝肾亏虚，风寒湿邪侵袭而成痹痛。治宜补益气血，滋补肝肾，祛风湿，散寒通络止痛。方用独活寄生汤（《备急千金要方》）（独活、秦艽、防风、白芍、茯苓、当归、牛膝、桑寄生、地黄、杜仲、川芎、人参、细辛、桂心、甘草）加减治之。若偏于湿邪，下肢酸沉麻木者，加苍术、黄柏、薏苡仁、木瓜、丝瓜络、全蝎、牡蛎等，以化湿通络止痹痛；偏于湿邪凝滞，关节下肢冷痛者，加制首乌、制草乌、乌梢蛇、麻黄、制附子等，以温经散寒止痛。若痹痛迁延，日久不愈，正虚邪恋，久痛入络，络者主血，血伤则燥则瘀，津困为痰为饮，从而痰瘀相结，阻塞经络，故而痹痛，症见关节疼痛，时轻时重，甚则强直畸形，屈伸不利，舌暗苔腻，脉沉细而滑。治以化痰祛瘀，搜风通络，药用制乳香、制没药、穿山甲、土鳖虫、蜈蚣活血化瘀通络；还可酌加白芥子、胆南星、牡蛎祛痰散结通络。

临床上许多疾病，医理是相通的，如中风后遗症与痹证治疗，多有相通之处，可同样应用制乳香、制没药、全蝎、蜈蚣、土鳖虫、胆南星、白芥子、穿山甲等活血祛瘀、化痰通络之品，颇获良效。

十三、郁证的辨治用药

郁证是气机不畅，结聚而不得发越所致的一类病证。多因情志不舒，气郁不伸，进而导致气滞血瘀、痰壅、食积、湿郁、火逆以及脏腑失调，而引起各种病证，即"气血冲和，万病不生，一有怫郁，诸病生焉"。因此在治疗上主要以调理气机的方法为主，通过调理脏腑功能，使疾病痊愈。

1. 肝郁气滞证

胁居两侧，为肝胆之分野，肝主疏泄，性喜条达而抑郁，若因情绪不舒，疏泄不利，可出现胸胁疼痛、胸闷喜叹息或乳房胀痛等症。常用药物如柴胡、生白芍、薄荷、制香附、佛手、合欢、郁金、川楝子、延胡索、夏枯草、凌霄花等。

2. 气滞心胸证

胸居上焦，内藏心肺，心主血脉，与气的功能密切相关。血属阴，赖阳气运行，气行血亦行，气滞血亦凝，血随气行，气为血帅。胸中阳气不振，气血运行失调，而见胸闷不适、唉声叹气、心烦意乱、失眠多梦、心神不定等。常用药物如丹参、枳实、薤白、瓜蒌、郁金、檀香、川芎、香附、茯神、酸枣仁、远志等。

3. 胃肠积滞证

由于气机不利，食滞不消而引起脘腹饱胀，嗳气酸腐，不欲饮食，大便不调、情绪不稳、睡眠不佳等。方药选用越鞠丸（苍术、川芎、神曲、栀子、香附）加减，全方具理气开郁、消食化积之效。或用保和丸（山楂、神曲、半夏、茯苓、陈皮、连翘、莱菔子）加减，具有消积和胃、清热利湿之功。可稍加疏肝或镇静之品。

4. 肝胃不和证

症见情绪不稳，喜长叹息，失眠多梦，脘腹胀痛，吞酸呕吐，饮食不消，头昏胀痛等症。方选越鞠丸加减。气郁偏重者，酌加柴胡、薄荷、郁金、檀香等；湿郁偏重者，酌加厚朴、藿香、生薏苡仁、白蔻仁等；痰郁偏重者，酌加胆南星、半夏、瓜蒌、海浮石等；热郁偏重者，酌加黄芩、青黛、牡丹皮等；血郁偏重者，酌加桃仁、红花、丹参、赤芍等；食郁偏重者，酌加山楂、麦芽、莱菔子等。凡郁皆在中焦，以苍术、川芎开提其气以升之。假如食气在上，提其气则食自降。余皆仿此。

5. 忧郁伤神证

症见精神恍惚，心神不宁，多疑易惊，悲忧善哭，喜怒无常，或时时欠伸，或手舞足蹈，骂詈喊叫；舌质淡，苔薄白，脉弦。宜甘润缓急，养心安神。方选甘麦大枣汤加减。常用药物如甘草、陈小麦、大枣、酸枣仁、柏子仁、茯神、龙齿、牡蛎、当归、白芍、合欢皮、百合、生地黄等。

第二章 验方解析

一、养心安神饮

【药物组成】炒酸枣仁30 g，茯苓15 g，茯神15 g，生龙骨30 g（先煎），生牡蛎30 g（先煎），夜交藤30 g，合欢花20 g，甘草6 g。

【功效主治】养血解郁、调和阴阳，宁心安神，主治各型不寐。

【方解】方中酸枣仁性平味甘，归心、脾、肝、胆经，有宁心安神、养肝、敛汗之效。酸枣仁与炒酸枣仁功效截然不同，《本草蒙筌》记载酸枣仁"多眠，胆实有热，生研末……不眠，胆虚有寒，炒作散"，何华老师在治疗失眠时多用炒酸枣仁。该方中包含了三组对药，分别是：茯苓与茯神、夜交藤与合欢花、生龙骨和生牡蛎。其中茯苓入脾、肾经以交通心气于肾，利尿使湿热从小便出；茯神入心经以养心安神。二药合用，健脾益气，养心安神。夜交藤、合欢花均有宁心安神之功，然夜交藤入心、肝经，长于养血宁心，引阳入阴以安神，如《本草备要》指出，"夜则藤交，一名六藤，有阴阳交合之象"。合欢花入心、肝经，长于疏肝解郁以除烦安神，该药又称黄昏汤，是取其黄昏即合之特征，有交通阴阳之效。二药合用，使阴血得补，气机得畅，共奏养血解郁、调和阴阳、宁心安神之功。生龙骨和生牡蛎均具有敛阴潜阳、镇惊安神之功，然龙骨入心、肝经，以镇惊安神为长；牡蛎入肝、肾经，以益阴退虚热为著。二药合用，滋阴潜阳，使痰火不致随虚阳上泛扰窍而治不寐。甘草有"国老"之称，为使诸药调和而设。该方熔养心安神、解郁安神、镇心安神于一炉，随证加味用治各种证型的不寐，每获良效。

【临证加减】临床上属肝气郁结者，合逍遥散加减；属气滞血瘀者，合血府逐瘀汤加减；属心脾两虚者，合归脾汤加减；属肝阳上亢扰神者，合天麻钩藤饮加减；属痰热扰心者，合黄连温胆汤加减；属痰湿蒙窍者，酌加石菖蒲、郁金以芳香化浊开窍；属心肾不交者，合二至丸、六味地黄丸加减；伴胃火炽盛者，合清胃散加减；心肝火旺者，合用导赤散、丹栀逍遥散加减，何华老师常将导赤散中木通易为通草，以防误用关木通而致马兜铃酸对肾脏造成损害；伴胃痛属气滞血瘀者，加丹参饮（丹参30 g，檀香3 g，砂仁3 g）以活络行气止痛；伴胃痛、泛酸者，合乌贝散（浙贝母12 g，煅乌贼骨30 g）以制酸止痛；大便溏属脾虚湿盛者，酌加炒白扁豆、炒山药、砂仁；大便溏属湿热下注者，酌加黄连、地榆。

【验案】李某，男，56岁，2018年12月10日初诊。主诉：失眠4个月。现病史：患者4个月前因家中变故，加之经常担心自己生病而情志不畅，开始出现入睡困难，易醒，日睡眠时间不足5小时，伴胸闷不适，纳差，头晕乏力。诊见舌体大，舌质暗，苔白，脉沉弦。中医诊断：不寐。辨证：肝郁脾虚，气滞血瘀，心神失养。治法：疏肝健脾，理气活血，养心安神。方药：养心安神饮合血府逐瘀汤、保和丸加减。处方：炒酸枣仁30 g，茯苓15 g，茯神15 g，生龙骨30 g（先煎），生牡蛎30 g（先煎），夜交藤30 g，合欢花15 g，当归10 g，赤芍15 g，川芎10 g，柴胡10 g，炒枳实10 g，桔梗3 g，陈皮10 g，半夏12 g，炒莱菔子15 g，炒麦芽20 g，炒山楂15 g，琥珀3 g（冲），甘草6 g。7剂，水煎服，日1剂。

二诊（2018年12月21日）：近2日入睡有所改善，无明显胸闷，纳食可，大便不成形，仍感乏力，舌质暗，苔白，脉沉弦。守上方，合欢花用至20 g，加炒白扁豆30 g、砂仁6 g、太子参15 g。7剂。

三诊（2019年1月2日）：患者入睡可，眠安，大便正常，精神、体力复常，余无不适，舌质稍暗，苔薄白，脉沉弦。守二诊方继服7剂，以巩固治疗。

按语：年老之人，多虚多瘀，加之家中变故，情绪低落，肝郁不舒，横克脾土，脾失健运，气血不足，心神失养而成失眠。气失调畅，则胸闷不适；中焦失运，气血生化乏源，则纳差、头晕乏力。舌体大、舌质暗、苔白、脉沉弦，为肝郁脾虚、气滞血瘀湿阻之征。治以疏肝健脾、理气活血、养心安神之法。方中养心安神饮功擅养心、解郁、镇心安神；血府逐瘀汤疏肝理气，化瘀通络；保和丸长于健运脾胃，化湿和中，促进气血生化，且有助于药物的吸收。加炒麦芽助疏肝和胃之功；加琥珀以增安神之效。二诊又加入炒白扁豆、砂仁、太子参以益气健脾，渗湿止泻。诸药合用，标本兼治，效如桴鼓。

二、清肝和胃汤

【药物组成】 桑叶、菊花、天麻、生白芍、决明子、茯苓各15 g，陈皮、半夏、焦山楂、建曲各12 g，谷精草30 g，甘草9 g，大枣4枚，生姜2片。

【功效主治】 清肝和胃。主治肝郁痰阻型眩晕，症见头晕目眩，时有头痛，恶心欲呕，胸中烦闷，喜太息，不欲饮食，大便时干时稀，舌质淡红，苔白腻，脉弦细而滑。

【方解】 何华老师认为肝气郁结，克脾犯胃，痰浊内生，久则痰火交炽，肝气夹痰火上扰清窍。针对本病机，当清肝、疏肝、祛痰、和胃。方中桑叶、菊花、天麻、生白芍、决明子、谷精草清肝热、疏肝气、平肝阳；陈皮、半夏、焦山楂、建曲、茯苓、甘草健脾和胃祛痰。全方共奏清肝祛痰、健脾和胃之功。

【临证加减】 若热象明显者，加黄芩、葛根、生石膏等；若病程日久，缠绵难愈者，可加全蝎、地龙、土鳖虫等虫类药物以加强活血通络之功。

【验案】 李某，女，66岁，农民，河南省清丰县人。2018年10月15日初诊。主诉：头晕昏沉间断性发作1年余。现病史：头晕头痛，头昏沉，时轻时重，每因情绪波动而病情加重，素感四肢无力，纳差嗳气，曾服用六味地黄丸、盐酸氟桂利嗪等药物治疗，效果不佳。现仍感头晕目眩，有时左侧头痛，胸中烦闷，喜太息，不欲饮食，大便时干时稀，舌质淡红，苔白腻，脉弦细而滑。辨证：肝郁痰阻证。治法：疏肝解郁，祛痰和胃。方药：清肝和胃汤加减。处方：桑叶、菊花、天麻、生白芍、决明子各15 g，茯苓、谷精草各30 g，陈皮、半夏、焦山楂、建曲、蔓荆子各12 g，甘草9 g，大枣4枚，生姜2片。10剂，水煎服，日1剂。

二诊：服上药后头晕头痛显著减轻，食欲增加，精神亦见好转，舌淡红，苔薄白，脉滑细。仍按上方继服10剂。

三诊：头晕头痛已除，精神显著好转，二便、舌脉正常。继以香砂六君子丸缓图，以资巩固。

按语：本案患者为老年女性，肝气素郁，克脾犯胃，痰浊内生，久则痰火交加，肝气夹痰火上扰清窍，发为本病。清肝和胃汤系何华老师集多年经验总结而来，针对本证型效果显著，故能标本兼顾，顽疾得愈。

三、麻韭镇痛饮

【药物组成】 天麻15 g，川芎15 g，蔓荆子12 g，细辛5～8 g，白芷10 g，夏枯草15 g，全蝎8 g，白蒺藜20 g，吴茱萸5 g，人参9 g，防风10 g，桔梗9 g，鲜韭菜根30～50 g，甘草9 g。药物按照一定比例煎汤口服。每日1剂，水煎2次，早晚各服1次，连续14天。治疗期间忌浓茶、咖啡、辛辣刺激食物。

【功效主治】 祛风散寒，通络止痛。主治风寒湿夹杂型头痛，症见头痛呈搏动性，甚则疼痛剧烈，疼痛偏于颞侧，或左或右，重则恶心呕吐，遇风冷诱发或加重，舌淡红，苔滑腻，脉浮细而滑。

【方解】 方中天麻、防风、蔓荆子、细辛、白芷、白蒺藜祛风胜湿，散寒止痛；吴茱萸、人参健脾化湿止呕；"寒盛则血滞，不通则痛"，故用川芎、全蝎活血行气止痛；夏枯草清解上焦郁热；《古今医鉴》记载鲜韭菜根治诸痛；桔梗载药上行直达病所；甘草调和诸药。诸药共达祛风散寒胜湿、活血通络止痛之效。

【临证加减】 若寒湿郁而化热，加桑叶、黄芩、葛根、生石膏、菊花等；若疼痛日久，缠绵难愈者，可加蜈蚣、土鳖虫等虫类药物以搜剔经络之邪。

【验案】 张某，女，35岁，职员。2018年8月13日初诊。主诉：头痛反复发作5年余。现病史：5年来每遇劳累、风寒则诱发，疼痛加剧，头痛多为胀重跳痛，时伴恶心，偏于左侧眉棱骨处。曾在神经内科诊断为偏头痛，给予盐酸氟桂利嗪胶囊及对症治疗，服天麻丸、正天丸、镇脑宁胶囊等，未能奏效，无奈常服去痛片（索米痛片）度日。头颅CT检查：未见明显异常。舌淡红，苔滑腻，脉滑缓。诊断：头痛。辨证：风寒湿夹杂。治法：祛风散寒，除湿活血通络。方药：麻韭镇痛饮加减。处方：鲜韭菜根50 g，天麻15 g，川芎15 g，蔓荆子12 g，细辛5 g，白芷10 g，夏枯草15 g，全蝎8 g，白蒺藜20 g，吴茱萸5 g，人参9 g，防风10 g，延胡索10 g，桔梗9 g，甘草9 g。10剂，水煎服，日1剂。

二诊：服上药后，头痛显著减轻，但时感两太阳穴处疼痛，夜间口干，舌质红，苔薄白而腻，脉弦滑。此乃寒湿化热之象。仍宗上方加葛根20 g，野菊花10 g，生石膏30 g。继服10剂，头痛未再发作。后服用该方配方颗粒3个月余，善后调理而愈。随访半年未大发作，仅有轻微疼痛。

按语：风寒湿邪夹杂为患之头痛，临床颇为常见，何华老师常用自拟麻韭镇痛饮，方中鲜韭菜根让患者自备，经济有效。

四、解郁安神饮

【药物组成】柴胡12 g，生白芍15 g，竹茹10 g，生地黄10 g，枸杞子12 g，茯神20 g，桑葚20 g，黑芝麻20 g，夜交藤30 g，合欢皮20 g，酸枣仁30 g，百合30 g，小麦30 g，大枣8枚，甘草10 g。

【功效主治】疏肝解郁，养心安神。主治情志不遂，肝气郁结，肝郁化火，邪火扰动心神，心神不安而不寐；或肝肾阴虚，肝阳偏亢，火盛神动，心神失交而神志不宁；或因心虚胆怯，暴受惊恐，神魂不安，以致夜不能寐或寐而不酣。

【方解】甘麦大枣汤为张仲景《金匮要略》中治妇人脏躁之方，甘润缓急，养心调肝。本方是甘麦大枣汤合逍遥散化裁而成，主治肝气失和、心肾阴虚型失眠、郁证等。方中另加入生地黄、枸杞子柔肝敛阴，桑葚、黑芝麻滋阴补肾，茯神、酸枣仁、夜交藤养心安神，竹茹、百合清心安神，合欢皮解郁安神。诸药合用，则心安神宁，诸症可愈。

【验案】张某，女，42岁，河南省登封市人。2019年5月18日初诊。主诉：入睡困难，多梦易醒，醒后难以入睡3个月余。现病史：患者3个月前开始出现睡眠不佳，复因孩子外出上学，老公外出务工，导致入睡困难，多梦易醒，难再入睡，悲伤欲哭，甚则彻夜不眠，服用安定（地西泮）效果不显。现症见：入睡困难，睡后易醒，心烦多梦，咽干口燥，心悸不安，胆怯易惊，悲伤欲哭，情绪易波动，纳食正常，大便干结，舌质红，苔少，脉弦细。辨证：肝郁肾虚，心神失养。治法：疏肝滋肾，养心安神。方药：解郁安神饮加减。处方：柴胡12 g，生白芍15 g，竹茹10 g，生地黄10 g，枸杞子12 g，茯神20 g，桑葚30 g，黑芝麻30 g，夜交藤30 g，生龙骨30 g，生牡蛎30 g，合欢皮20 g，酸枣仁30 g，百合30 g，小麦30 g，大枣8枚，甘草10 g。10剂，水煎服，日1剂。

二诊：患者入睡困难、心烦多梦、睡后易醒、大便干结等症状均减轻，悲伤欲哭基本消失，仍有口干、心悸易怯。守原方加麦冬12 g，继服14剂，诸症均基本消失。

按语：方中柴胡、生白芍疏肝解郁，养心安神；生地黄、生白芍养血敛阴，养阴生津；桑葚、黑芝麻、枸杞子滋补肝肾，生津润燥；小麦、茯神、酸枣仁、百合、竹茹、合欢皮、夜交藤养心安神，清心除烦；生龙骨、生牡蛎敛阴潜阳，镇惊安神；甘草、大枣甘润调中而缓急。

五、补气通络消痰汤

【药物组成】黄芪30g，人参10g，当归12g，丹参30g，三七粉6g，土鳖虫8g，全蝎8g，水蛭8g，牡蛎30g，浙贝母10g，石菖蒲10g，胆南星9g，远志9g，瓜蒌15g，益智仁12g，肉苁蓉30g，制何首乌18g，甘草9g。

【功效主治】补气通络，消痰益智。主治脑小血管病所致偏瘫、失语、反应迟钝，情绪低落，认知功能减退，二便障碍等，舌质暗，有瘀点，苔白厚，脉沉细滑。

【方解】方中人参、黄芪培补元气；丹参、三七粉、当归活血祛瘀；久病入络，全蝎、土鳖虫、水蛭为虫类药物，不仅能够破血逐瘀，尚能入络脉，逐瘀通络，化瘀与通络并举；益智仁、肉苁蓉、制何首乌补肾健脑益智；浙贝母、牡蛎、石菖蒲、远志、胆南星、瓜蒌不仅能够消痰，且能通腑，推陈出新，荡涤一切痰浊瘀血，使血脉通畅，气血调和。全方合用，共奏补气通络消痰之功，达到气旺、痰消、络通、脑健之目的。临床上可根据不同时期相兼症状的不同，临证加减。

【验案】任某，男，72岁，退休干部，河南省郑州市人。2019年2月12日初诊。主诉：反应迟钝1年，加重伴左侧肢体力弱3天。现病史：患者1年前无明显诱因出现反应迟钝，双下肢无力，走路不稳，认知功能下降，在我院住院治疗。查头颅磁共振成像（MRI）提示多发脑梗死，脑白质脱髓鞘。给予抗血小板聚集、改善循环、改善脑代谢等治疗，患者症状好转出院。此后反复发生血管事件，并出现情绪低落，兴趣丧失，少言寡语，多次住院治疗好转出院。3天前患者出现左侧肢体力弱，行走不能，构音障碍，言语不利，吞咽困难，饮水呛咳，遂到我院住院治疗。症见神志清，精神差，言语不利，左侧肢体力弱，表情呆滞，反应迟钝，情绪低落，沉默寡言，认知功能减退，走路不能，伴纳少，乏力，口泛痰涎，小便失禁，大便干。舌质暗，有瘀点，苔白厚，脉沉细滑。神经系统检查：意识清，言语不利，构音障碍，记忆力、计算力下降（100-7-7=？），理解力、定向力尚可，双侧瞳孔等大等圆，对光反射灵敏，双侧额纹对称，伸舌稍左偏，左侧肢体上肢肌力2级、下肢肌力3级，右侧肢体肌力4+级，肌张力可，双侧巴宾斯基征阳性，共济及感觉检查不配合，脑膜刺激征阴性。头颅CT扫描示：①多发性脑梗死。②脑白质脱髓鞘。头颅MRI+磁共振血管成像（MRA）+磁敏感加权成像（SWI）：右侧额顶枕叶较新梗死；两侧小脑半球、脑桥、两侧丘脑、基底节、胼胝体及两侧脑室周围白质多发梗死；两侧脑室周围白质脱髓鞘；颅内动脉硬化，颅内血管多发狭窄；两侧小脑、脑桥、两侧丘脑、基底节、侧脑室体旁、额顶枕叶散在含铁血黄素沉积。颈部血管彩超：双侧颈总、颈内、颈外、椎动脉及锁骨下动脉硬化并多发斑块形成；右侧颈内动脉狭窄，左侧颈外动脉狭窄。既往高血压病史6年，血压控制在（110~140）/（60~90）mmHg；反复脑梗死病史6年，间断治疗好转出院。中医诊断：中风病。西医诊断：①脑梗死。②血管性痴呆。③高血压病2级，极高危。辨证：元气亏虚，痰瘀阻络。治法：补气通络消痰。方药：补气通络消痰汤加减。处方：黄芪12 g，人参10 g，当归12 g，丹参24 g，三七粉6 g，土鳖虫8 g，全蝎6 g，水蛭6 g，牡蛎30 g，胆南星9 g，石菖蒲15 g，白术30 g，远志10 g，瓜蒌12 g，益智仁15 g，甘草9 g。水煎服，日1剂。配合认知功能及肢体功能康复训练，畅情志，合理饮食。经上方治疗14天好转，带药7剂出院。

二诊（2019年3月6日）：服上药后，左侧肢体力弱好转，可以扶物行走，言语不利、情绪低落好转，吞咽改善，纳食增加，舌苔稍退，余症稍有改善。舌质暗，有瘀点，苔白稍厚，脉沉弦滑。此痰浊渐去也，故治宜化痰祛瘀、疏通经络之法，兼以补肾填精。在原方基础上加肉苁蓉、制何首乌、佛手、贯叶金丝桃，以增补肾填精及解郁之功。处方：黄芪25 g，人参10 g，当归12 g，丹参24 g，三七粉6 g，土鳖虫8 g，全蝎6 g，水蛭6 g，牡蛎30 g，石菖蒲15 g，白术30 g，远志10 g，瓜蒌12 g，益智仁15 g，肉苁蓉30 g，制何首乌18 g，佛手10 g，贯叶金丝桃12 g，甘草9 g。15剂。

三诊（2019年3月21日）：服上方15天后，认知功能明显改善，反应较前灵敏，记忆力增强，肢体功能进一步恢复，情绪好转，纳食正常。舌质稍暗，苔薄白，脉沉弦细滑。此脾胃健运，脉道渐通，则其虚可补。治宜培元益髓，兼以通络消痰。拟以上方加减制丸，徐徐收功。处方：黄芪45 g，人参15 g，当归20 g，熟地黄30 g，山药30 g，山茱萸25 g，丹参30 g，三七粉10 g，土鳖虫10 g，全蝎10 g，水蛭10 g，石菖蒲15 g，白术30 g，远志10 g，瓜蒌15 g，益智仁15 g，肉苁蓉30 g，制何首乌18 g，佛手10 g，贯叶金丝桃12 g，甘草9 g。10剂，打粉制水丸，每次9 g，每日3次，口服。

以上方随证加减治疗3个月，患者肢体功能明显好转，可以自行活动，但动作仍缓慢，认知明显好转，情绪稳定，能与人交流，小便时有失禁（尿急，考虑为前列腺疾病所致）。神经系统检查：神志清，精神一般，言语稍显不利，吞咽可，记忆力、计算力可，左上肢肌力远端4级，左下肢肌力4+级，右侧肢体肌力4+级，肌张力可，病理征阳性。生活基本自理。

按语：本案所患系元气不足、痰瘀阻络之中风病、呆病。患者年逾七旬，肾气日衰，脾胃素虚，痰浊内盛，气虚夹痰，脉络阻滞，脑脉瘀阻，清阳之气被遏，脑髓受损，元神被扰，神机失用，而致肢体无力，行走不能，构音障碍，言语不利，吞咽困难，饮水呛咳、情绪不稳、认知下降、二便失禁诸症。舌质暗、有瘀点、苔白厚、脉沉细滑均为元气亏虚、痰瘀内阻之征。本患者元气亏虚为本，痰瘀阻络为标，故以培补元气、通络消痰为基本治法。肾为先天之本，脾胃为后天之本，亦为生痰之源，痰浊阻滞脉道，使血流受阻，痰瘀互阻，清阳不升，清气不能上荣元神，则脑病由生。若元气足，痰瘀去，脉络通，则元神得养，神机得用，故脑病可除。因此，方用何华老师之经验方补气通络消痰汤加减。方中加白术以健脾生津益气，补益后天之本，兼以通便。

二诊患者痰瘀渐去，故方中增加黄芪用量，并加用肉苁蓉、制何首乌、佛手、贯叶金丝桃以增强培补元气、理气开郁之功，故能收到较好疗效。

经过前两次治疗，患者脾胃健运，脉道渐通，其虚可补，但在补之同时，仍要兼顾痰、瘀这两大病理因素。故本次以补肾益髓、增进智能为主，佐以祛瘀化痰之法。守上方加大黄芪、人参之量，并加用六味地黄丸之"三补"（熟地黄、山药、山茱萸）以加强补气填精之力，丸药缓图，久久建功，方可使元气足，痰瘀去，血脉通，脑髓充，故能使脑脉得畅，元神得养，顽病渐愈。

本案提示临证宜根据不同病期之标本虚实偏差，灵活施治。正如《素问·至真要大论》云："谨守病机，各司其属，有者求之，无者求之，盛者责之，虚者责之……疏其血气，令其调达，而致和平。"

六、补肾益脑汤

【药物组成】 黄芪15 g，当归12 g，何首乌20 g，肉苁蓉30 g，枸杞子12 g，山茱萸15 g，茯神20 g，远志10 g，石菖蒲10 g，益智仁15 g，僵蚕10 g，胆南星10 g，地龙10 g，水蛭6 g，川芎15 g，郁金10 g，巴戟天12 g，丹参24 g，甘草6 g。

【功效主治】 益气补肾，健脑益智，活血消痰。主治中风后遗症引起的血管性痴呆、脑动脉硬化症、老年痴呆等。

【方解】 本方为治疗痴呆的经验方。中医认为肾藏精，生髓通脑，肾精充足则脑髓得养、神机运转如常；痰为浊邪，可蒙蔽神明；血瘀可阻塞脑络，脑髓失于濡养，同样可出现痴呆。本方以何首乌、肉苁蓉、枸杞子、山茱萸、巴戟天、益智仁补肾养脑益智；茯神、远志、石菖蒲、胆南星健脾化痰开窍；黄芪、当归、丹参、川芎、僵蚕、地龙、水蛭、郁金益气活血，通络益智。从补肾、化痰、通瘀三方面论治，使脑髓得以充养，智力得以康复。

【验案】张某，男，76岁，河南省濮阳人。2018年5月9日初诊。主诉：反应迟钝，行走不稳，口角流涎半年余。现病史：患者半年前脑梗死后渐出现反应迟钝，遇事善忘，行走不稳，呈小碎步，口角流涎。曾在当地医院查头颅CT提示：多发性腔隙性脑梗死，脑白质脱髓鞘改变，脑萎缩，诊断为"血管性痴呆"，服中西药乏效，症状进行性加重。现不能独立行走，需要搀扶，腰酸腿软，表情呆滞，口角流涎，食欲差，纳食少，尿频，大便正常。舌质暗红，苔白腻，脉滑缓。既往有高血压病史近十年，血压控制尚可。辨证：肝肾不足，风痰瘀阻。治法：滋补肝肾，益气活血，化痰开窍。方药：补肾益脑汤加减。处方：党参12 g，炙黄芪20 g，丹参24 g，茯神20 g，赤芍15 g，川芎20 g，胆南星9 g，土鳖虫8 g，菟丝子30 g，僵蚕12 g，山茱萸20 g，桑寄生20 g，益智仁15 g，炙远志10 g，石菖蒲10 g，当归12 g，陈皮6 g，生山药20 g，菊花10 g，炙甘草8 g，大枣8枚。10剂，水煎服，日1剂。

二诊：患者反应较前灵敏，腰酸腿软症状改善，可扶杖行走，纳食增加。舌质暗红，苔白腻，脉滑缓。上方去陈皮，加白蔻仁10 g以化湿行气。15剂。

三诊：患者精神明显好转，表情自然，反应较前灵敏，记忆力改善，行走自如，口角流涎症状消失，纳食可。舌质略暗，苔白，脉缓。上方去菊花，加制何首乌20 g、巴戟天12 g以补肾阳，益精血，强筋骨，20剂以善其后。随访生活可以自理。

按语：患者年老体衰，肝肾亏虚，水不涵木，肝风内动，挟痰阻滞清窍，加之久病气虚，无力推动血行而致血瘀，脉络瘀阻，故发本病。方中菟丝子、山茱萸、桑寄生、生山药、益智仁补肝肾，强筋骨；菊花、胆南星、僵蚕、炙远志、石菖蒲熄风化痰开窍；党参、炙黄芪、丹参、赤芍、川芎、当归、土鳖虫益气活血通络；茯神养心益肝；陈皮理气和胃。后加制何首乌、巴戟天以增补肾益精、强筋壮骨之力。合而用之，肝肾得补，痰化窍开，气旺瘀消，络通筋强，诸症向愈。

七、补肾乌发汤

【药物组成】 制首乌18 g，女贞子10 g，旱莲草30 g，枸杞子12 g，牡丹皮10 g，熟地黄15 g，桑叶20 g，荆芥穗6 g，桑葚30 g，黑芝麻30 g，山药30 g，黑豆30 g，当归15 g，山茱萸25 g，甘草6 g。

【功效主治】 滋肾养阴，养血凉血、祛风通络。主治白发、脱发、斑秃等属肾精不足证者。

【方解】 白发、斑秃、脱发等多由禀赋素弱、肝肾不足、阴血亏虚，不能随气营养皮肤，以致毛孔疏松，风邪乘虚而入，或风盛血燥，使发失所养而致。因发为血之余，发失所养，故见白发、脱发等。方中制首乌、女贞子、旱莲草、枸杞子、黑豆、山茱萸、熟地黄、桑葚、黑芝麻、山药滋阴补肾，养血生发；桑叶、当归、牡丹皮活血生发；荆芥穗引经达表，兼以祛风；甘草调和诸药。全方滋阴补肾，活血除风生发。文献记载，桑叶滋燥、凉血（《本草从新》），长发（《本草纲目》）。

【验案】 吕某，男，43岁，山东省菏泽市人。2017年3月5日就诊。主诉：头发花白2年余，右侧头部环形脱发2个月。现病史：患者2年前出现前额部及后枕部头发花白，未予重视，2个月前被爱人发现其右侧头部有2处约2 cm×1 cm大小环形脱发，伴心烦口干、手足发热，大便偏干，眠差，舌暗红，苔少，脉细数。平素工作压力较大。辨证：肝肾阴虚，发失所养。治法：滋补肝肾，养血生发。方药：补肾乌发汤加减。处方：制首乌18 g，女贞子10 g，旱莲草20 g，枸杞子12 g，牡丹皮10 g，熟地黄15 g，山茱萸24 g，山药30 g，桑葚30 g，黑芝麻30 g，黑豆30 g，当归15 g，桑叶15 g，荆芥穗6 g。15剂，水煎服，日1剂。并配合外用法：生姜切片，搓擦脱发处皮肤，每日2次，每次15分钟，使头皮发热，连续使用至新发长出为止。嘱其放松心情，减少压力，合理作息。

二诊：服上方15剂，斑秃处生毳毛，但较稀少。舌脉同前。守方继服20剂。随访头发已长约1 cm，发质接近正常，白发亦较前减少。

按语：肝藏血，肾藏精，肝肾亏虚则精血不足，发无生长之源，故发落成片，发失所养，故头发花白。阴虚生内热，故见心烦口干、手足发热；阴血不足，肠道失润，故见便干。舌红苔少、脉细数，为肝肾阴虚之象。方中制首乌、桑葚、黑芝麻归肝、肾经，补益精血，乌发养发，二至丸合六味地黄丸、枸杞子滋补肝肾。诸药合用，精血得补而发长生。

八、顽痛消方

【药物组成】荆芥10 g，防风10 g，白芍20 g，羌活10 g，川芎15 g，细辛5 g，全蝎10 g，白芷10 g，蜈蚣2条，白蒺藜30 g，延胡索10 g，红花10 g，甘草6 g。

【功效主治】祛风散寒，活血通络。主治头面部神经痛。

【方解】方中荆芥、防风、羌活、白芍、细辛祛风散寒，温经止痛；川芎、白芷、红花、延胡索、白蒺藜、全蝎、蜈蚣活血通络，搜风止痛；甘草调和诸药。

【验案】刘某，女，69岁。自诉3个月前因冒风受寒而致左侧颜面阵发性剧烈疼痛，疼痛呈刀割样撕裂性疼痛，每次持续30秒左右，每日发作数次，每当饮冷或咀嚼时诱发。既往无外伤史，头颅CT检查未见明显异常。在当地医院诊断为三叉神经痛，服用卡马西平、曲马多等药略有好转，但发作时仍不能忍受，遂来求中医诊治。经询问、检查患者为左侧三叉神经 2、3支分布区域内剧烈疼痛，现症见：恶寒怕风，左侧头痛时作，有时夜间痛醒而影响睡眠，小便正常，大便软，舌质淡，苔薄白，脉浮紧。辨证：风寒阻络。治法：祛风散寒，通络止痛。方药：顽痛消方加减。处方：生荆芥10 g，桂枝10 g，防风10 g，白芍20 g，川芎15 g，细辛5 g，全蝎10 g，白芷10 g，白附子8 g，白蒺藜20 g，羌活10 g，红花10 g，延胡索10 g，甘草6 g。7剂，水煎服。

二诊：服药7天后复诊，诉疼痛渐减，发作次数减少，饮食及睡眠正常。风寒已散，经络未通，守上方加僵蚕12 g。上方加减调服1个月后，面部疼痛消失。随访至半年未再发作。

按语：患者冒受风寒，阻滞面部经络，不通则痛。方中以荆芥、防风、白芍、细辛、全蝎、白芷、白附子、羌活、桂枝祛风散寒、通络止痛，川芎、红花、延胡索、白蒺藜理气活血止痛。全方共收祛风散寒、通络止痛之功，故能使疾病痊愈。

九、泻心愈疡汤

【药物组成】生地黄12 g，葛根12 g，竹叶10 g，黄芩10 g，桔梗10 g，知母10 g，黄连6 g，白芷6 g，蒲公英18 g，连翘15 g，生石膏30 g，甘草6 g。

【功效主治】清热解毒，泻火敛疮。主治口糜（口腔溃疡）属心胃之火上炎所致者，往往反复发作，溃疡面周围微红、微肿且痛。

【方解】方中黄连、黄芩为君药，清热解毒、泻火敛疮；臣以生地黄、竹叶清心火，生石膏、知母、葛根清胃热；蒲公英、连翘、白芷为佐药，清热解毒、敛疮止痛；使以桔梗载药上行直达病所，甘草调和诸药。

【验案】张某，女，38岁，河南省郑州市人。2019年4月13日初诊。主诉：发作性口腔溃疡2年余，再发1周。现病史：患者2年多来反复出现口腔溃疡，每因进食辛辣或劳累后加重，1周前口腔溃疡再发加重，现舌体多处溃疡，创面鲜红，疼痛明显，舌体发硬，言语不清，进食困难，口干喜饮，大便约2天1次、较干。舌红嫩，苔薄白，脉滑。诊断：口糜。辨证：心火上炎。治法：清心泻火。方药：泻心愈疡汤合导赤散加减。处方：生地黄12g，葛根12g，黄芩8g，黄连6g，知母10g，桔梗8g，白芷10g，生石膏30g，连翘15g，木通6g，竹叶12g，升麻5g，甘草8g。7剂，水煎服，日1剂。

二诊（2019年4月20日）：服上药后诸症明显减轻，言语清晰，然2天前略有加重，大便干。上方去木通，加玄参12g，继服7剂。

按语：《内经》云："诸痛痒疮，皆属于心。"舌为心之苗窍，脾开窍于口，心肝火旺则生疮。导赤散为清热剂，具有清脏腑热、清心养阴、利水通淋之功效，主治心经火热证，症见心胸烦热，口渴面赤，意欲冷饮，以及口舌生疮等。《医宗金鉴·删补名医方论》记载："心与小肠为表里也，然所见口糜舌疮、小便黄赤、茎中作痛、热淋不利等证，皆心移热于小肠之证。故不用黄连直泻其心，而用生地滋肾凉心，木通通利小肠，佐以甘草梢，取易泻最下之热……心经之热可导也。此则水虚火不实者宜之，以利水而不伤阴，泻火而不伐胃也。若心经实热，须加黄连、竹叶，甚者更加大黄，亦釜底抽薪之法也。"方中生地黄甘寒，凉血滋阴降火；木通苦寒，入心与小肠经，上清心经之火，下导小肠之热。两药相配，滋阴制火，利水通淋，共为君药。竹叶甘淡，清心除烦，淡渗利窍，导心火下行，为臣药。甘草清热解毒，调和诸药，还可防木通、生地黄之寒凉伤胃，为方中佐使。升麻能引经，可升散火热；葛根退热生津；黄芩、黄连清上、中二焦之热；知母滋阴降火、润燥滑肠；桔梗开宣气机；白芷消肿止痛；生石膏清热泻火，除烦止渴，收敛生肌；连翘散结消肿。诸药合用，共奏良效。

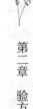

十、行气消痰散结汤

【药物组成】柴胡12g，赤芍12g，牡丹皮12g，郁金12g，夏枯草12g，王不留行子12g，浙贝母10g，半夏10g，荔枝核15g，昆布10g，海藻10g，青皮10g，牡蛎30g，路路通10g。

【功效主治】疏肝理气，化痰软坚散结。主治乳癖（乳腺增生）、瘿瘤（甲状腺结节）及其他部位的结节性疾病，结节多在经前或生气时乳房胀痛，或针刺样疼痛，舌质淡红，边缘紫暗有瘀斑，苔薄白而腻，脉弦细。

【方解】中医认为肝之经脉布胸胁，绕乳头，络阴器而行，肝气郁而化火，热灼津液为痰，气滞痰凝血瘀，即可形成乳房肿块、甲状腺结节等肿块性疾病。方中柴胡、郁金、夏枯草疏肝解郁散结；青皮、荔枝核疏肝理气散结；赤芍、牡丹皮、王不留行子、路路通活血通络散结；浙贝母、半夏、牡蛎、昆布、海藻软坚化痰散结。全方配伍共奏疏肝理气、化痰软坚散结之效。

【验案】杨某，女，35岁，2019年5月23日初诊。主诉：发现双乳肿块伴疼痛1年余。现病史：患者无意中触及双乳发现肿块，当行经或情绪波动时，双乳疼痛加重，伴有嗳气，心烦易怒。当地医院诊断为乳腺增生。曾服用"乳癖消""疏肝解郁剂"等治疗，症状好转。今日因生气致双侧乳腺疼痛加重，特来求诊。现双侧乳房胀痛，可触及多个结节，大小不一，边界尚清。舌质淡红，苔薄白，脉沉弦。彩超及钼靶提示双侧乳腺增生。辨证：肝气郁结，痰瘀凝滞。治法：疏肝解郁，化痰散结，活血通络。方药：行气消痰散结汤。处方：柴胡12g，赤芍12g，牡丹皮12g，郁金12g，夏枯草12g，王不留行子12g，浙贝母10g，半夏10g，荔枝核20g，牡蛎30g，昆布10g，海藻10g，青皮10g，路路通10g。10剂，水煎服，日1剂。

二诊：服上方后双侧乳腺肿块变软，疼痛未作。效不更方，服上方共20剂，结节及疼痛消失。

按语：乳腺增生是一种临床常见的乳腺非炎性增生性疾病，多为乳腺小叶增生，属中医学"乳癖"范畴。何华老师以行气消痰散结汤治之，药证相合，坚持服用，故能取效。

十一、中风复原汤

【药物组成】 党参10 g，生黄芪30 g，丹参30 g，当归12 g，川芎15 g，桂枝10 g，川牛膝12 g，地龙15 g，陈皮10 g，半夏10 g，茯苓15 g，建曲12 g，鸡血藤30 g，山楂10 g，土鳖虫8 g，甘草6 g。

【功效主治】 补气活血，化瘀通络。主治中风后半身不遂，肢体麻木，口眼歪斜，语言不利，伴心悸气短，神疲乏力，舌质淡或暗紫，苔薄白而腻，脉沉缓无力或沉细而滑。

【方解】 本方是在补阳还五汤的基础上加减而成，此方更注重化瘀通络。方中党参、生黄芪健脾补气，气旺则血行；丹参、当归、川芎、山楂活血化瘀；地龙、土鳖虫破血逐瘀通络，力专擅走，以行药力；桂枝引药上行，温经通络；川牛膝引药下行，活血通络；鸡血藤养血活络；陈皮、半夏、建曲、茯苓健脾和胃，以助生化之源；甘草调和诸药。上药合用，血行脉通，四肢可健也。

【临证加减】 病在上肢者，可加羌活、姜黄、桑枝等；病在下肢者，加木瓜、蜈蚣、乌梢蛇等；手足肿胀者，加防己、丝瓜络、生薏苡仁等；肢体麻木者，加生牡蛎、全蝎、蜈蚣等。

【验案】 杨某，男，71岁，河南省许昌市人。2018年6月22日初诊。主诉：右侧肢体活动不遂伴言语不利3个月余。现病史：患者3个月前起床时发现右半身不遂，行走不稳，言语不利，无头痛、头晕等症，遂到当地医院就诊，时测血压190/102 mmHg，查头颅CT提示"脑梗死"，即入院治疗。头颅磁共振提示：左侧基底节区脑梗死，脑动脉硬化，部分血管管腔狭窄。经中西医结合治疗月余好转出院，但遗留右侧肢体力弱，需扶杖行走，手足浮肿，言语欠流利，头晕，倦怠乏力，喉间有痰，舌质暗红，苔白腻，脉沉细而滑。查体：伸舌略右偏，右上肢肌力3级，右下肢肌力4级，肌张力略高，右侧巴宾斯基征阳性。既往高血压病史20余年，血压控制不佳。辨证：气虚血瘀，痰瘀阻络。治法：益气活血，化痰通络。方药：中风复原汤加减。处方：党参20 g，黄芪30 g，桃仁10 g，红花10 g，当归12 g，川芎15 g，丹参30 g，桂枝6 g，川牛膝12 g，鸡血藤30 g，伸筋草20 g，地龙10 g，山楂10 g，建曲12 g，陈皮10 g，半夏10 g，茯苓15 g，甘草8 g。10剂，水煎服，日1剂。

二诊：身体转动较前灵活，倦怠乏力症状较前改善，但仍言语不利。上方加远志、全蝎、天竺黄、郁金以化痰开窍利音。守上方加减变化治疗月余，右侧肢体较前有力，行走基本正常，语言较前流利，可正常交流，血压稳定在（130~140）/（80~90）mmHg。

　　按语：患者中风日久，久病正气亏虚，气虚不能运血，气不能行，血不能荣，气血瘀滞；加之年老脾虚，失于健运，聚湿生痰，痰瘀互阻，右侧脉络不畅，筋脉失于濡养，故遗留右侧肢体力弱；痰生热，热生风，风痰阻于舌窍，故言语不利。方中重用党参、黄芪补益元气，陈皮、半夏、茯苓、甘草益气健脾，气旺则血行，血行则络通；桃仁、红花、当归、川芎、川牛膝、地龙、全蝎、鸡血藤活血祛瘀，通经活络；伸筋草祛风化湿，舒筋活络；天竺黄、郁金、远志化痰开窍；山楂、建曲消食化积，行气散瘀，与党参、黄芪相伍，使补而不滞。合而用之，使气旺、血行、瘀消、络通，诸症向愈。

第三篇

临证医案

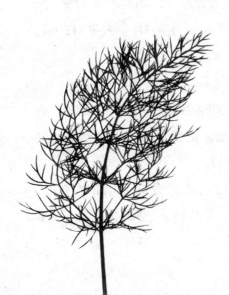

第一章　脑病医案

一、脑梗死 / 气虚血瘀证（一）

刘某，男，36岁，工人，河南省郑州市人。2017年6月12日初诊。

主诉：右半身麻木无力3周。

现病史：3周前于过劳后突发头晕，测BP 180/100 mmHg，自服降压药，并长时间处在高温室内，汗出过多。次日晨被发现右半身不遂、麻木，活动不能，伴语言不利，即被送往某医院住院治疗。经头颅CT检查被诊为"脑梗死"。经用脱水、扩血管、抗血小板等西药，口服天麻钩藤饮加减方治疗3周，头晕消失，血压正常，但余症无明显改善。现症见：右半身麻木，活动不遂，言语不利，纳呆腹胀。诊其舌质暗，苔白稍厚，脉沉细。此乃气虚血行无力而瘀阻，加之脾胃虚弱，运化失职，气血化生乏源，则更加重其气血亏虚，故瘀不易除，其病难复。治宜益气养血，健运脾胃，化瘀通络。方拟补阳还五汤合保和丸加减。

处方：黄芪30 g，当归15 g，川芎12 g，赤芍20 g，地龙15 g，陈皮10 g，半夏12 g，茯苓30 g，炒莱菔子15 g，炒麦芽20 g，建曲15 g，炒鸡内金20 g，全蝎10 g，鸡血藤30 g，桑枝30 g，川牛膝10 g，甘草6 g，生姜3片，大枣5枚（切开）。7剂。

嘱其勿劳累，配合肢体运动训练，忌生冷油腻之品。

二诊（2017年6月19日）：服上方后，麻木范围缩小至右上肢及右面部，右半身不遂、纳呆有所改善。舌质暗，苔白，脉沉细。此脾运及气虚血瘀有所改善，效不更方，继治以前法，于前方中加大补气药量。

处方：黄芪40 g，当归15 g，川芎12 g，赤芍20 g，地龙15 g，陈皮10 g，半夏12 g，茯苓30 g，炒莱菔子15 g，炒麦芽20 g，建曲15 g，炒鸡内金20 g，全蝎10 g，鸡血藤30 g，桑枝30 g，川牛膝10 g，甘草6 g，生姜3片，大枣5枚（切开）。7剂。

三诊（2017年6月26日）：服前方后，麻木范围已缩小至右面部，右上肢活动复常，右下肢可缓慢行走，仍跛行，纳食正常。舌质暗，苔薄白，脉沉稍细。此脾胃健运，气虚渐复，血脉渐通。治宜益气养血活血之法。继加大补气药及熄风通络药量，减和胃消食药。

处方：黄芪50 g，当归15 g，川芎12 g，赤芍20 g，地龙30 g，陈皮10 g，半夏12 g，茯苓30 g，炒莱菔子15 g，炒麦芽20 g，建曲15 g，全蝎10 g，鸡血藤30 g，桑枝30 g，川牛膝10 g，甘草6 g，生姜3片，大枣5枚（切开）。14剂。

四诊（2017年7月10日）：麻木范围已缩至右口角，右下肢活动较前灵活。舌质暗，苔薄白，脉沉。仍治宜益气健脾、养血活血为主，续加大补气药量。

处方：黄芪60 g，当归15 g，川芎12 g，赤芍20 g，地龙30 g，陈皮10 g，半夏12 g，茯苓30 g，炒莱菔子15 g，炒麦芽20 g，建曲15 g，全蝎10 g，鸡血藤30 g，桑枝30 g，川牛膝10 g，甘草6 g，生姜3片，大枣5枚（切开）。14剂。

药后麻木、肢体无力消失，舌暗减轻，脉象较前有力，病告痊愈。

按语：本案所患系中风病。因过劳、高温多汗，耗伤气阴，使气血运行无力，脉道滞涩，脑络痹阻而发病。复因治之不当（降压、扩血管、平肝），加之脾胃失运，化源受损，更耗正气，故病难痊愈。半身麻木、活动不遂、言语不利为气虚血瘀所致。脾虚失运则纳呆腹胀、苔白稍厚。舌质暗、脉沉细为气虚血瘀之征。综合四诊，此乃气虚血瘀，脉络痹阻所致，并伴脾胃虚弱。治用补阳还五汤益气活血、养血通络，保和丸健运脾胃，开发气血生化之源。服后中焦运化渐复，又渐加大补气药量，使气血充盛，脉络畅通，瘀邪祛除，脑窍得养而病愈。

本案治中风并非单纯熄风，而用扶正以助祛邪之法，再现中医审证求因、治病求本之精华。

二、脑梗死 / 气虚血瘀证（二）

张某，女，69岁，农民，河南省郑州市人。2018年11月7日初诊。

主诉：以下肢无力、小便失禁、言语不利1个月为主诉就诊。

现病史：1个月前于过劳后突发双下肢无力，不能行走，小便失禁，言语不利，头部 CT 示"脑梗死"。西医给予内科常规治疗，症状无明显好转，遂求助中医治疗。现症见：下肢无力，不能行走，小便失禁，言语不利，伴乏力，少气懒言。诊其舌质淡红，苔白，脉沉无力。此谓中医之中风，西医之脑梗死。证属气虚血瘀，经脉失养。治宜益气活血，化瘀通络，温肾固摄。方以补阳还五汤加减。

处方：黄芪40 g，当归15 g，赤芍15 g，川芎15 g，桃仁10 g，红花15 g，地龙20 g，党参15 g，白术20 g，炒升麻10 g，巴戟天15 g，益智仁15 g，桑螵蛸30 g，石菖蒲10 g，土鳖虫10 g，全蝎10 g（另包，研末兑服），蜈蚣 2 条（另包，研末兑服），炙甘草6 g。7剂。

适当配合肢体功能训练和语言训练。嘱其适劳逸。

二诊（2018年11月14日）：服上方后，下肢无力、小便失禁明显改善，此后以该方为主随证加减，连服20剂，小便失禁消失，可持杖而行，言语不利、乏力、少气懒言均明显好转，生活自理。

按语：本案所患系中医之中风，西医之脑梗死。患者近古稀之年，劳累过度，气血虚衰，气血运行不畅，脑为髓海，气虚清阳不升，髓海空虚，气虚血瘀，肾水通于脑，脉络受阻，阻滞于肾经，固摄失职所致。故见下肢无力、小便失禁、言语不利。乏力、少气懒言、舌质淡红、苔白、脉沉无力，为气虚血少之征。治宜益气活血，化瘀通络，温肾固摄。方以补阳还五汤合桑螵蛸散加减。方中黄芪、白术、炙甘草、党参大补脾胃之元气，使气旺血行，瘀去络通；气虚属脾，故重用黄芪补中益气为主；川芎活血，配炒升麻引药上行；当归长于活血，兼能养血，因而有化瘀而不伤血之妙；桃仁、红花、赤芍、石菖蒲活血化瘀，祛痰开窍；巴戟天、桑螵蛸、益智仁温肾固摄小便；地龙、全蝎、蜈蚣、土鳖虫均为虫类搜剔之品，增强活血化瘀通络作用。本案正虚为主，故以益气固肾扶正为主治，意在使气旺血行，清阳得升，髓海充盈，气化得利，开阖有度。

补阳还五汤出自清代王清任《医林改错》一书，是体现王清任所创气虚血瘀理论的代表方剂。气为血之帅，本方大量补气药与少量活血药相配，气旺则血行，活血而又不伤正，共奏补气活血通络之功。

三、脑梗死／痰瘀互结，痹阻脉络证

王某，男，48岁，工人，河南省郑州市人。2019年9月20日初诊。
主诉：左半身活动不遂1个月余。

现病史：患者素喜烟酒、肥甘。1个月前突发左半身不遂，活动不能，于发病后次日查头颅CT示"右侧豆状核及右侧侧室旁多发腔隙性脑梗死"。在某医院住院治疗1个月余，症状稍有改善，现求进一步诊治。现症见：左半身无力、活动不遂，伴头晕，胸闷，纳差，大便干结。诊其舌质暗红，苔白腻，脉弦滑。此属中医之中风，西医之脑梗死。证属痰瘀阻络。脾虚失运，痰浊内盛，为病之本；因痰致瘀，脉络痹阻，为病之标。痰不除则瘀不易祛，而其病难复。治宜和中化痰，祛瘀通络。方拟保和丸合桃红四物汤加减。

处方：陈皮12ｇ，半夏12ｇ，茯苓30ｇ，炒莱菔子15ｇ，焦山楂12ｇ，焦神曲12ｇ，连翘10ｇ，丹参30ｇ，当归20ｇ，桃仁12ｇ，红花20ｇ，川芎10ｇ，全蝎10ｇ，甘草6ｇ，生姜3片，大枣5枚（切开）。10剂。

嘱其配合肢体功能训练，忌烟酒及肥甘厚味。

二诊（2019年9月30日）：服上方后，头晕、胸闷等明显减轻，左侧肢体活动较前灵便。舌质暗红，苔白稍厚，脉弦滑。守上方加石菖蒲12ｇ、远志10ｇ、白花蛇1条（冲服），以增化浊开窍、熄风通络之功。14剂。

三诊（2019年10月15日）：左侧肢体活动自如，诸症消除，生活自理，工作如常，病告痊愈。复以上药为主继服30剂，巩固疗效。

按语：本案所患系中风病。因患者平素生活无度，致中焦失和，痰浊素盛，加之发病后气血逆乱，津液运行不畅，复又生痰，痰阻血脉而致瘀，痰瘀互结，脑脉痹阻，而发为本病。头晕，胸闷，纳差，大便干结，为痰瘀上扰清窍、痹阻胸阳、壅阻肠胃所致。舌质暗红、苔白腻、脉弦滑为痰瘀互结之征。盖"痰"邪贯穿于雇病始终，因痰致瘀，瘀复可生痰，终成痰瘀互结，脉络痹阻。可见脾虚痰阻为病之本，痰瘀痹阻为病之标。痰不祛则瘀不易除，故治用保和丸为主和中化痰，治病之本，一则除脏腑经络之积滞顽痰；二则健脾运，资化源，生化气血。合用桃红四物汤加减以活血化瘀、熄风通络。

脾（胃）健运与否，直接关乎其余四脏的正常生理功能。脾胃健则诸脏得养，脾胃虚则诸脏必亏。本案体现了注重何华老师和中化痰、调理后天之本之学术思想，正如李东垣所言："中风为百病之长，乃气血闭而不行，此最重疾。"周慎斋曾云："诸病不愈，必寻到脾胃之中，方无一失。"盖此理也。

四、腔隙性脑梗死 / 阴虚阳亢证

吴某，女，57岁，工人，山东省曹县人。2019年5月20日初诊。

主诉：头晕4个月。

现病史：患者4个月前突发头晕，自觉天旋地转，身不自支，无耳鸣及恶心呕吐，遂往医院就诊，测血压正常，血脂偏高，头颅MRI检查诊断为腔隙性脑梗死，对症治疗后症状减轻，但未能痊愈。现症见：头晕头胀，卧床时偶有天旋地转感，纳眠差，全身不适；大便2～3日一行，黄软成形，小便正常。舌质红，苔白滑腻，脉沉偏弦。此谓中医之眩晕，西医之腔隙性脑梗死。证属阴虚阳亢，肝风内动。治宜清肝泻火，滋阴柔肝以熄风。方用谷青汤加减。

处方：谷精草30g，青葙子15g，决明子20g，蝉蜕6g，薄荷10g（后下），菊花10g（后下），酒黄芩10g，蔓荆子10g，生地黄10g，白芍30g，泽泻15g，钩藤15g（后下），生甘草6g。12剂。

嘱其勿劳累，畅情志。

二诊（2019年6月15日）：上方服12剂后，头晕痊愈。半个月前因家务事生气，眩晕复作，头晕且胀，全身困倦乏力，舌质红，苔白，脉细。原方去钩藤、泽泻，加竹叶10g、栀子10g、玄参15g、桑叶10g、荷叶15g清心除烦，清利头目。12剂。

再诊：以上症状完全消除，病告痊愈。

按语：本案所患系阴虚阳亢、肝风内动之眩晕，西医之腔隙性脑梗死。患者眩晕、头胀、睡眠不安、舌红、脉弦，属肝经风火上扰、肝风内动之证，故用谷青汤以清散肝经风热郁火。脉细为阴不足之象。肝经郁火日久伤阴，加之年近花甲，阴气自衰，肝阴不足，不能敛阳，以致阳亢扰动于上而头晕，故用生地黄、白芍、玄参滋阴柔肝；重用钩藤，与菊花、桑叶、栀子皆能清肝熄风，平肝定眩；用酒黄芩清肝火；睡眠不安，为心热扰动，入竹叶配生地黄意在清心利尿，使热从小便出，且无伤阴之忧；舌苔白滑腻，表示胃中湿浊不化，用泽泻取其渗湿泄热，且主头眩之意（《日华子本草》）；荷叶色青气香，除利湿作用外，与辛散风药相合，可升发散邪，使邪从上越而散之。

本病虚实夹杂，反复发作，治以补泻同施，标本兼治，以轻清法灵活加减，而获速效。

五、中风后呃逆 / 肝脾不和，胃失和降证

周某，男，57岁，干部，河南省西平县人。2019年4月12日初诊。

主诉：呃逆伴吞咽困难3天。

现病史：患者3天前突发左侧肢体活动不遂，并出现持续呃逆，呃逆连声，伴吞咽困难，饮水发呛，面红，胸闷，纳少，二便失禁。头颅MRI检查示右基底节、顶叶和脑桥多发性梗死。经穴位注射、服用中西药物等多种方法治疗不效。

现症见：持续呃逆，呃逆连声，饮水发呛，左侧肢体活动不遂，伴吞咽困难，面红，纳少，胸闷，二便失禁。诊其舌质红，苔黄厚，脉弦数。此谓中医之中风后呃逆，西医之多发性脑梗死。证属肝脾不和，肝克脾土，胃失和降。治以疏肝和胃，熄风通络。方用何华老师经验方治之。

处方：当归20 g，赤芍25 g，地龙15 g，全蝎10 g，丹参20 g，川牛膝15 g，半夏10 g，藿香10 g，香附15 g，全瓜蒌25 g，佛手12 g，降香10 g，生麦芽30 g。7剂。

上方服3剂后呃逆止。后未再发作。

按语：本案所患系肝脾不和、胃失和降之中风后呃逆，西医之多发性脑梗死。中风多由五志过极而生，或由素体阴虚，水不涵木，复因情志所伤，肝阳暴亢，引动心火，而肝阴虚复伤情志者，亦可郁而化热而生肝火，肝火过旺而致肝阳暴亢与心火暴盛，风火相煽，气血上逆，上冲犯脑，进而肝风横逆犯胃，肝克脾土，胃失和降，冲气上干，即呃逆不止。吞咽困难、饮水发呛、胸闷、纳少，为肝胃不和，胃气不降所致。半身不遂、二便失禁，为肝风内动，经络痹阻，肾失固摄所致。面红、舌红、苔黄厚、脉弦数，为风火相煽之征。遵《素问》"高者抑之"之旨，故治以疏肝和胃，除风降逆，每取良效。方中当归、赤芍、生麦芽、丹参养血活血，柔肝疏肝；全瓜蒌、佛手、全蝎、降香、香附除风理气降逆；地龙熄风止痉；半夏、藿香和胃燥湿；川牛膝为引经药。诸药合用，肝平胃和，呃逆自止。

六、血管性痴呆 / 痰瘀互阻，肾精不足证

张某，男，65岁，离休干部，河南省郑州市人。2019年5月10日初诊。

主诉：呆、傻、愚、笨1年。

现病史：患者2018年4月曾患"脑梗死"，出现半身不遂，经治1个月肢体功

能恢复正常，但渐见表情呆滞，反应迟钝，沉默寡言，记忆力、计算力、识别力、判断力均明显减退，呈进行性加重，西医诊断为血管性痴呆。经多方治疗不效。现症见：表情呆滞，反应迟钝，沉默寡言，记忆力、计算力、识别力、判断力均明显减退，呈进行性加重，伴纳少，口泛痰涎。诊其舌质暗，有瘀点，苔白厚，脉沉弦滑。头颅CT扫描示：①多发性脑梗死。②脑白质脱髓鞘。中医诊断：老年呆病。西医诊断：血管性痴呆。证属痰瘀互阻，肾精不足。治宜和中化痰为主，佐以祛瘀通络。方拟保和丸加减。

处方：陈皮12 g，半夏12 g，茯苓30 g，炒莱菔子15 g，石菖蒲15 g，远志10 g，郁金15 g，僵蚕10 g，丹参30 g，焦三仙各15 g，炒鸡内金15 g，甘草6 g。12剂。

嘱其配合脑力训练，适劳逸，畅情志，忌肥甘厚味。

二诊（2019年5月25日）：服上药后，纳食增加，舌苔稍退，余症稍有改善。舌质暗，有瘀点，苔白稍厚，脉沉弦滑。此痰浊渐去也，故治宜化痰祛瘀、疏通经络之法。在原方基础上加桃仁、红花、川芎、当归、蔓荆子、菊花，以增养血活血、清利头目之功。

处方：陈皮12 g，半夏12 g，茯苓30 g，炒莱菔子15 g，石菖蒲15 g，远志10 g，郁金15 g，僵蚕10 g，丹参30 g，桃仁12 g，红花20 g，川芎10 g，当归20 g，蔓荆子10 g，菊花12 g，焦三仙各15 g，炒鸡内金15 g，甘草6 g。30剂。

三诊（2019年8月21日）：服上方近3个月后，认知功能明显改善，反应较前灵敏，记忆力增强，纳食正常。舌质暗，有瘀点，苔薄白，脉沉弦滑。此脾胃健运，脉道渐通，则其虚可补。治宜补肾益髓、增进智能为主，佐以祛瘀化痰之法。方用还少丹合桃红四物汤加减。

处方：熟地黄15 g，枸杞子15 g，山茱萸15 g，肉苁蓉15 g，石菖蒲15 g，远志10 g，何首乌15 g，当归15 g，桃仁10 g，红花20 g，丹参30 g，焦三仙各15 g。30剂。

以上方随证加减治疗3个月，患者智能恢复正常，临床症状消失，生活完全自理，曾独自外出旅游。

按语：本案所患系痰瘀互阻、肾精不足之老年呆病。患者年逾花甲，肾气日衰，脾胃素虚，痰浊内盛，且发病前已有脑梗死病史，脑脉瘀阻，清阳之气被遏，脑髓受损，元神被扰，神机失用，而致呆傻愚笨。纳少、口泛痰涎，为脾虚痰湿内盛所致。舌质暗、有瘀点、苔白厚，脉沉弦滑，为痰瘀内阻之征。中焦为生化之源，亦为生痰之源，痰浊阻滞脉道，使血流受阻，清阳不升，则元神失养。中焦健运，则痰源乏竭，血行流畅，而元神得养。故治疗第一步以保和丸化裁，健脾运胃，以绝生痰之源。痰可使血行黏滞，脉道变细，血脉不畅，由痰阻而渐致血瘀，痰瘀互结，血行不利，清气不能上荣元神，则痴呆由生。若痰瘀去，脉络通，则呆症可除。故第二步佐以活血化瘀之品，以畅气血运行，治宜化痰祛瘀、疏通经络之法。方用保和丸合荆菊四物汤加减。《神农本草经》曰菊花"主诸风头眩"，清利头目，药理研究证实其有抑制毛细血管通透性的作用。蔓荆子能泄湿降浊，升发清阳，为治上焦头目之要药。经过前两步之治疗，患者脾胃健运，脉道渐通，则其虚可补，且在补之同时，仍要兼顾痰、瘀这两大病理因素。故第三步以补肾益髓、增进智能为主，佐以祛瘀化痰之法。方用还少丹合桃红四物汤加减。痰瘀去，血脉通，脑髓充，元神得养，呆病渐愈。

本案提示临证宜根据不同病期之标本虚实偏差，灵活施治。

七、痴呆 / 痰瘀互阻，肾精不足证

吕某，男，78岁，河南安阳人。2018年6月21日初诊。

主诉：记忆力减退1年余。

现在症：近日记忆力差（如日期、吃饭种类等），偶有头顶及耳上方痛，纳眠、言语可，常服复方吡拉西坦脑蛋白水解物及中药，舌暗红，苔薄白，脉沉滑缓。中医诊断为痴呆，属痰瘀内阻、肾精不足。西医诊断为阿尔茨海默病。治宜滋补肝肾，化痰活血开窍。

处方：石菖蒲15 g，醋郁金15 g，制远志10 g，当归10 g，赤芍15 g，丹参15 g，炒酸枣仁30 g，茯苓15 g，茯神15 g，首乌藤30 g，合欢皮20 g，醋延胡索15 g，陈皮10 g，竹茹12 g，炒莱菔子15 g，炒麦芽20 g，炒山楂15 g，莲子心3 g，蝉蜕10 g，银杏叶15 g，荷叶10 g，甘草6 g。7剂。

二诊（2018年12月29日）：近日记忆力减退，纳眠可，近期复查脑MRI提示：脑白质脱髓鞘。高脂血症。舌暗，苔薄白，脉沉弦。

处方：当归10 g，酒苁蓉30 g，赤芍15 g，川芎10 g，石菖蒲12 g，醋郁金15 g，制远志10 g，荷叶10 g，炒山楂15 g，银杏叶15 g，陈皮10 g，竹茹12 g，茯苓15 g，炒莱菔子15 g，炒麦芽20 g，甘草6 g。7剂。

三诊（2019年1月9日）：服用安理申片（盐酸多奈哌齐）出现失眠易醒，精神状态较前改善，舌暗红，苔薄白，脉沉弦。

处方：当归10 g，赤芍15 g，川芎10 g，石菖蒲 12 g，醋郁金15 g，制远志10 g，荷叶10 g，酒苁蓉30 g，炒山楂15 g，银杏叶15 g，陈皮10 g，竹茹 12 g，茯苓15 g，炒莱菔子15 g，炒麦芽20 g，甘草 6 g，炒酸枣仁30 g，浮小麦30 g。15剂。

四诊（2019年2月16日）：头痛减轻，入睡快，可入睡5～7小时，记忆力明显改善，头顶热痛，耳鸣，舌暗红，苔薄白，脉沉细。

处方：当归10 g，赤芍15 g，川芎10 g，生地黄15 g，醋延胡索15 g，石菖蒲15 g，醋郁金15 g，制远志10 g，龙骨30 g（先煎），牡蛎30 g（先煎），钩藤15 g（后下），荷叶10 g，银杏叶15 g，枸杞子15 g，酒萸肉 12 g，浮小麦30 g，陈皮10 g，竹茹 12 g，炒莱菔子15 g，连翘15 g，茯苓15 g，炒山楂15 g，甘草 6 g，佛手10 g，酒苁蓉30 g。15剂。

五诊（2019年3月11日）：头痛明显减轻、范围缩小，健忘未加重，头轰响，耳鸣，背困，寐可，纳可，精神较前充沛，常自我按摩，常服茴拉西坦、银杏叶、安理申、脑蛋白水解物，舌偏红，苔薄白，脉沉弦。

处方：当归10 g，赤芍20 g，川芎10 g，生地黄15 g，醋延胡索15 g，石菖蒲15 g，醋郁金15 g，制远志10 g，酒苁蓉30 g，钩藤30 g（后下），珍珠母30 g，荷叶10 g，白芍15 g，枸杞子15 g，酒萸肉 12 g，陈皮10 g，竹茹 12 g，茯苓15 g，炒莱菔子15 g，炒山楂15 g，佛手10 g，丹参15 g。20剂。

按语：患者属于老年痴呆病。脑为髓海，精神记忆皆在于此。老年肝肾不足，髓海失养，脑髓渐空，痴呆病易于出现。颜德馨老提出：脑为至纯之地，痰浊内阻，或脑脉瘀阻，都会导致髓海失养，并认为衰老是由于气血失衡导致。故治疗老年痴呆，一方面要滋补肝肾，一方面要化痰活血开窍。当归、赤芍、川芎、生地黄、酒萸肉、酒苁蓉、丹参等药物补肝肾、养血活血，石菖蒲、醋郁金、制远志、陈皮、竹茹、茯苓等化痰开窍。患者长期治疗后，病情相对平稳。

八、椎基底动脉供血不足 / 痰浊中阻证

赵某，男，43岁，干部，河南省杞县人。2019年5月20日初诊。

主诉：头晕间断发作半年，加重半月。

现病史：患者素嗜肥甘厚味，半年前始出现间断头晕，伴头困痛，遇工作紧张或饮酒后易诱发或加剧。迭经中西医治疗，效果不佳。现症见：间断头晕，伴

头困痛，遇工作紧张或饮酒后易诱发或加剧。诊其形体肥胖，舌质暗，苔腻微黄，脉弦滑。实验室检查提示血脂较高，彩色经颅多普勒（TCD）提示"椎基底动脉血流速度减慢"。此属中医之眩晕，西医之椎基底动脉供血不足。乃痰浊中阻，清窍被蒙，清阳不升所致。治宜和中化痰，泄浊开窍。方拟保和丸加减。

处方：陈皮10g，半夏12g，茯苓30g，炒莱菔子15g，焦山楂15g，焦神曲12g，连翘15g，炒鸡内金20g，泽泻20g，天麻15g，石菖蒲12g，郁金15g，荷叶30g，甘草6g。30剂。

嘱其忌烟酒及肥甘厚味，劳逸适度，适当配合体育运动。

二诊（2019年6月26日）：服上方后，头困痛基本消失，头晕及体重均较前减轻，舌质暗，苔薄腻微黄，脉弦滑。守上方加葛根30g，以增升发清阳之功。30剂。

处方：陈皮10g，半夏12g，茯苓30g，炒莱菔子15g，焦山楂15g，焦神曲12g，连翘15g，炒鸡内金20g，泽泻20g，天麻15g，葛根30g，菖蒲12g，郁金15g，荷叶30g，甘草6g。30剂。

三诊（2019年7月31日）：头晕、头痛诸症消失，血脂、TCD复查均恢复正常，病告痊愈。

按语：本案所患系痰浊中阻之眩晕、西医之椎基底动脉供血不足。患者除头晕、头痛症状外，尚有血脂异常，其根本在于体内代谢异常，究其病机，当责之脾胃。恣嗜肥甘，损伤脾胃，脾虚不运，致水谷不化精微，聚而成痰留于体内，蒙蔽清窍，滞涩脉道，气血受阻，而发为眩晕。故辨治乃需从脾胃入手，治宜和中化痰，泄浊开窍。保和丸能调理脾胃，消滞泄浊，化痰散结，改善代谢；泽泻、天麻、石菖蒲、郁金、荷叶可降脂减肥，醒神开窍；葛根升清，有显著扩血管、改善血循环之功效。诸药合用，正中病机，故获良效。

本案调和中焦、寓补于消之观点，为中医疾病防治提供了新的思路和方法。

九、椎基底动脉供血不足 / 痰热中阻证

常某，男，60岁，农民，河南省濮阳县人。2019年1月4日初诊。

主诉：头晕目眩间断发作8个月。

现病史：近8个月来经常头晕目眩，晚间及晨起尤甚，伴恶心，呕吐清水痰涎，口干喜饮。此眩晕病曾被诊断为"椎基底动脉供血不足"，经用西药降脂、

扩血管等多种药物治疗，效果不佳。既往有高血压病、糖尿病、高脂血症病史，平素常服药治疗，血压、血糖控制可。现症见：头晕目眩，晨起尤甚，动则加重，伴恶心，呕吐清水痰涎，口干喜饮。诊其面赤，舌质红，苔薄，脉沉。此属中医之眩晕，西医之椎基底动脉供血不足，与《金匮要略》之支饮冒眩病相似。乃痰热中阻，上蒙清窍，日久胃阴耗损所致。治以化痰祛湿，清热开窍。方用温胆汤合泽泻汤、半夏白术天麻汤加减。

处方：半夏10 g，陈皮10 g，茯苓10 g，炒枳实12 g，竹茹30 g，炒白术10 g，天麻6 g，泽泻15 g，丁香6 g，酒黄芩10 g。10剂。

嘱其忌食辛辣刺激及肥甘厚味，劳逸适度，畅情志。

二诊（2019年1月14日）：服上方后，眩晕、呕吐发作次数减少，口干减轻。诊其面赤，舌质红，苔薄白，脉沉。继守前法。原方加荷叶10 g以升清化浊，10剂。

三诊（2019年1月24日）：服上方后，眩晕明显减轻，恶心、呕吐基本消失，痰涎减少，诊其舌质偏红，苔薄白，脉沉。守原方加减治疗1个月余，诸症消失，病告痊愈。

按语：本案属痰热中阻、上蒙清窍之眩晕，西医之椎基底动脉供血不足。痰热内阻，蒙蔽清窍，胃气上逆，则眩晕，恶心，呕吐清水痰涎；呕吐日久，津液耗伤，虚热上扰，则口干喜饮，面赤，舌质红，苔薄；脉沉为脾虚湿阻之征。治宜化痰祛湿，清热开窍。方用温胆汤、泽泻汤、半夏白术天麻汤共奏理气化痰、清热和胃、消饮止眩之效；加丁香、酒黄芩以降逆泻热，和胃止呕。本病虽有阴伤，但初期治疗不可骤用滋阴之法，以防助湿生痰之弊。待痰热去，胃气和，呕逆止，则胃阴自可恢复。

本案提示临证施治宜分清标本虚实缓急，审证求因。

十、梅尼埃病 / 脾虚痰阻证

秦某，男，47岁，干部，山东省济南市人。2019年7月27日初诊。

主诉：反复头晕3年、加重2个月。

现病史：3年前始出现发作性头晕目眩，如坐舟车，伴恶心呕吐，耳鸣如蝉，血压下降，曾在当地某医院就诊，诊断为梅尼埃病，服用多种西药，初服有效，续服渐无效，曾服中药温胆汤、杞菊地黄丸不效，头晕反复发作。近2个月来头晕又发作，特来求治于中医。现症见：头晕，看书稍久则加重，伴恶心欲吐，喉中痰多，纳呆，嗳气，失眠，多噩梦，小便稍频，有时脱肛。诊其舌淡红，苔薄白腻，脉弦细无力。此谓中医之眩晕，西医之梅尼埃病。辨证属中虚脾弱，痰浊蒙窍，兼心气不足。法拟益气健脾，化痰开窍，佐以宁心安神。方用补中益气汤加减。

处方：炙黄芪20 g，党参15 g，白术10 g，当归10 g，陈皮10 g，柴胡5 g，升麻5 g，法半夏10 g，炒远志10 g，茯神15 g，炙甘草6 g，生姜3片，大枣12 g。10剂。

嘱其适劳逸，避免用脑过度，畅情志。

二诊（2019年8月15日）：尽药后诸症均减轻，由于当时看书较多，5天前失眠严重，经当地某医院诊治，给予镇静剂后稍改善，二便自调。诊其舌淡红，苔薄黄腻，脉弦滑。此兼有食滞之象，仍宜调和脾胃，健强中气兼消胃滞。原方减黄芪用量为10 g，加炒酸枣仁30 g、焦山楂15 g养心安神，和胃消积。10剂。

三诊（2019年8月30日）：服上药后头晕基本消失，食欲增加，睡眠明显好转，精神佳，看书写字能较前持久，但超过2小时即觉烦躁及头痛。诊其舌淡红，苔薄白，脉虚。此为兼有郁热，改用心脾并调，以丸剂缓治，补中气，解郁热，助脾胃以善其后，用补中益气丸每早服6 g，越鞠丸每午饭后1小时服3 g，归脾丸每晚服6 g，连服1个月。

药后头晕失眠等症消失，随访3个月未复发。

按语：本案所患系中医之眩晕，西医之梅尼埃病。梅尼埃病属祖国医学"眩晕"范畴，其病因古人分析较多，有风眩、痰眩、火眩、虚眩及七情内伤、过劳、失眠等所致之眩。虽病况繁多，只要详为辨证施治，即能收到应有的效果。本例患者既非风、火、痰之实证，又非肝肾不足的虚候，其症头晕用脑后加重、纳呆、脱肛、脉弦细无力，系中虚劳伤之证。中焦者，脾胃之所属也，脾胃气足，清阳出上窍而耳聪目明，实四肢而手足健强，充腠理而体气温和。今脾气虚馁，清阳无以上注空窍，浊阴乘虚而袭，故见眩晕。脾虚失运，痰浊中阻，则恶心欲吐、喉中痰多、纳呆、嗳气、苔薄白腻。气虚血少，心神失养，则失眠多梦。投以补中益气，健脾化痰，佐宁心安神法。方用补中益气汤加味。方中补中益气汤补中益气，健运脾胃；加法半夏、炒远志祛痰开窍；茯神、炒酸枣仁养心健脾安神；焦山楂和胃消滞。药后诸症悉减，最后用补中益气丸、越鞠丸、归脾丸补中气，解郁热，助脾胃，以善其后。中气复而脾运健，清气升而眩晕止。

检阅以前所服之方，无非清热豁痰，滋肝补肾，然久服无功。改服补中益气为主，先以汤剂升其虚陷之清阳，继以调补心脾，丸剂缓图，养其将复之中气，先后缓急，各有次第，故收到较好疗效。充分说明治病分清虚实，为提高疗效之关键；服法亦要考虑病情特点而施之，才能更好地发挥药效。

十一、偏头痛 / 肝寒犯胃，浊阴上逆证

李某，女，42岁，工人，河南省开封市人。2019年5月17日初诊。

主诉：反复头痛3年余，再发1周。

现病史：患者3年多来反复出现头痛，疼痛加重时呈跳痛、胀痛，伴呕吐，曾做头颅 CT、MRI 未见异常，TCD示：颈内动脉血流加速。经口服镇脑宁胶囊、西比灵（氟桂利嗪）胶囊、中药汤剂及针灸等多方治疗，不效。头痛甚时靠口服麦角胺咖啡因止痛。近1周来上症又发作，伴头昏、乏力、恶心、呕吐清涎，静脉滴注天麻素、倍他司汀针剂无效，口服麦角胺咖啡因仅能缓解2小时左右。现症见：头部跳痛、胀痛，伴恶心，呕吐清涎，头昏，乏力。诊其舌质淡，苔白滑，脉细滑。此谓中医之头痛，西医之偏头痛。证属肝寒犯胃，浊阴上逆。治以温降肝胃，泄浊通阳。方用吴茱萸汤加减。

处方：吴茱萸15 g，党参15 g，生姜12 g，砂仁12 g，法半夏15 g，白芷12 g，大枣10 g。3剂。

嘱其慎风寒，畅情志，适劳逸，忌食生冷油腻之品。

二诊（2019年5月20日）：服上方3剂后，头痛明显缓解，呕吐止。诊其舌质淡，苔白滑，脉细滑。效不更法，上方加蜈蚣2条研细末吞服，以增通络止痛之功。7剂。

继服7剂后，续服1周，头痛止。随访半年未复发。

按语：本案所患系中医之头痛，西医之偏头痛。证属肝寒犯胃，浊阴上逆。本案头痛缠绵不愈，究其原因厥阴寒浊较甚。寒浊上犯清窍，阻于中焦，气机不畅，脉络不通，则头痛、头昏、恶心、呕吐清涎。舌质淡、苔白滑、脉细滑，均为寒浊内阻之征。治宜温降肝胃，泄浊通阳。方用吴茱萸汤加味。吴茱萸汤出自张仲景《伤寒论》，原文曰："干呕，吐涎沫，头痛者，吴茱萸汤主之。"方中吴茱萸味辛性热，归肝肾脾胃经，中温脾胃，下暖肝肾；生姜辛温散寒，温胃降逆，与吴茱萸同用相得益彰；党参益气健脾，温中补虚；大枣甘补，既可协助温

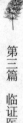

中补虚，又能甘缓调和诸药。加砂仁、法半夏和胃降逆，燥湿化痰；白芷芳香止痛；蜈蚣增强通络止痛之功。诸药共同组成可散可降、既温又补之剂，颇合仲景师法，故获良效。

十二、偏头痛 / 气虚血瘀证

林某，女，39岁，教师，河南省郑州市人。2019年4月20日初诊。

主诉：头痛反复发作3年余。

现病史：患者以右侧颞部为甚，呈血管搏动样跳痛，遇用脑过度或睡眠不佳则加重，经TCD、头颅CT及脑电图检查未见异常。曾服用多种中西药物治疗，不效，故求治于中医。现症见：右侧颞部跳痛，遇用脑过度或睡眠不佳则加重，伴失眠，神疲乏力，喜静恶躁。诊其面色晦暗，舌质淡红，苔薄白，脉涩而芤。此谓中医之头风，西医之偏头痛。证属气虚血瘀，髓海失荣。治宜益气化瘀，通络止痛。方以补阳还五汤加减。

处方：黄芪40g，当归15g，赤芍15g，白芍15g，川芎15g，桃仁10g，红花15g，白芷10g，地龙20g，僵蚕10g，桂枝10g，全蝎10g（另包，研末兑服），蜈蚣2条（另包，研末兑服），石菖蒲10g，炙甘草6g。7剂。

嘱其适劳逸，避免用脑过度，畅情志。

二诊（2019年4月27日）：服上方3剂后，头痛减轻。服7剂后，头痛消除。继服1周，巩固疗效。随访6个月头痛未复发。

按语：本案所患系中医之头风，西医之偏头痛。乃用脑过度，耗伤精血，正气亏虚，气虚血瘀，清阳不升，髓海失荣，脉络瘀阻，不通则痛，而发为本病。用脑过度或睡眠不佳则气血更耗，故头痛加重。气血不足，形神失养，则失眠、神疲乏力、喜静恶躁。面色晦暗、舌质淡红、苔薄白、脉涩而芤，为气虚血少、血脉瘀阻之征。久病入络，则头痛缠绵难愈。治宜益气化瘀，通络止痛。方以补阳还五汤加减。方中黄芪补益元气，白芷芳香上达，川芎禀性升散，上行头目，活血行气，为血中之气药；白芷、川芎引药上行；桂枝宣通阳气；白芍、僵蚕解痉；地龙、全蝎、蜈蚣、桃仁、红花、当归、赤芍养血活血，通经活络；石菖蒲芳香开窍。诸药合用，共奏补气养血、活血通络之功，使瘀祛络通，清阳得升而头痛自止。本案以气虚、髓海不足为主，因虚致瘀，故以大量补气药与少量活血药相配，以补为主，补活相合，扶正祛邪，气旺则血行，活血而又不伤正。

十三、偏头痛／肝郁不舒，瘀热阻络证

狄某，女，53岁，工人，河南省平顶山市人。2019年10月4日初诊。

主诉：左侧头胀痛13年，加重3年。

现病史：患者10余年前始出现间断左侧头胀痛，遇生气时诱发或加重，近3年头痛加重，呈持续性，夜间常痛醒，伴情志抑郁，嗳气泛酸，纳差便秘。曾查头颅CT、TCD等无异常。经多方治疗不效，苦不堪言。现症见：左侧头胀痛，遇生气易诱发或加重，夜间常痛醒，伴情志抑郁，嗳气泛酸，纳差便秘。诊其舌质暗，苔少，脉沉弦。BP 115/80 mmHg。此中医之头痛，西医之偏头痛。乃肝郁不舒，瘀热阻络所致。治宜凉血化瘀，清利头目。方用血府逐瘀汤加减。

处方：当归30 g，生地黄15 g，桃仁12 g，红花10 g，赤芍15 g，柴胡6 g，川芎10 g，桔梗3 g，炒枳壳6 g，怀牛膝10 g，薄荷3 g（后下），蔓荆子10 g，竹茹10 g，白芍15 g，炒麦芽15 g，甘草6 g。15剂。

嘱其畅情志。

二诊（2019年10月21日）：服上方3周，头胀痛、情志抑郁、便秘有所改善，仍纳差，嗳气。诊其舌质暗，苔薄白，脉沉弦。于上方中加炒鸡内金20 g、炒莱菔子15 g，以消食降气和胃。15剂。

三诊（2019年11月12日）：服前方后，诸症均减轻，头痛发作时间减少。以上方加减治疗3个月，头痛基本控制。

按语：本案所患系肝郁不舒、瘀热阻络之头痛，西医之偏头痛。因"久痛入络"，加之患者素体肝郁，气机不畅，化火伤阴，故均可致瘀热内生，上扰清窍，脑络不通，而发为头痛。情志抑郁、嗳气泛酸、纳差便秘，为肝气犯胃、肝胃郁热所致。舌质暗、苔少、脉沉弦为肝郁、瘀热内阻之征。瘀不除则永无宁日，何华老师治以血府逐瘀汤祛其瘀邪。血府逐瘀汤方中以桃红四物汤活血化瘀而养血，防单纯化瘀之伤正；四逆散疏理肝气，使气行则血行；加桔梗引药上行达于胸中（血府）；牛膝引瘀血下行而通利血脉。诸药相合，以活血化瘀而不伤正、疏肝理气而不耗气为特点，达到行气活血、祛瘀止痛之功效。又加蔓荆子清利头目，引药归经；加竹茹、白芍、炒麦芽、炒鸡内金、炒莱菔子等养肝和胃降逆，终获显效。

十四、血管性头痛 / 肝经风热上扰证

张某，男，24岁，职员，河南省郑州市人。2019年6月1日初诊。

主诉：前额及两颞部热胀痛1年余。

现病史：患者长期从事电脑工作，用脑过度，近1年来出现前额及两颞部热胀痛，未予诊治，终不得愈。现症见：前额及两颞部热胀痛，天热及午后加重，清晨和天凉时减轻，伴口苦口黏，手心多汗，小便黄。诊其面赤，舌质红，苔薄黄，脉弦数。BP 120/70 mmHg。TCD检查提示脑血管痉挛。此谓中医之头痛，西医之血管性头痛。乃肝郁化热生风，风热郁阻阳经所致。治宜疏散风热，清利头目。方拟谷青汤加减。

处方：谷精草30 g，青葙子15 g，决明子10 g，酒黄芩10 g，蔓荆子10 g，薄荷6 g（后下），菊花10 g（后下），夏枯草15 g，葛根10 g，延胡索10 g，僵蚕6 g，甘草6 g。12剂。

嘱其忌食辛辣刺激之品，畅情志，勿劳累。

二诊（2019年6月15日）：服上方后，口苦及手心汗出消失，前额及两颞部热胀痛减轻，小便黄。诊其舌质淡红，苔薄黄，脉细数。此乃风热郁久伤阴，上方去延胡索、葛根，加麦冬、白芷、川芎，加大夏枯草用量，以养阴泄热，化瘀通络。

处方：谷精草30 g，青葙子15 g，决明子10 g，酒黄芩10 g，蔓荆子10 g，薄荷6 g（后下），菊花10 g（后下），夏枯草30 g，僵蚕6 g，麦冬15 g，白芷10 g，川芎10 g，甘草6 g。12剂。

三诊（2019年6月29日）：服前方1个月后，头痛基本消失，唯午后略有头胀，伴小便黄，余无不适。诊其舌质淡红，苔薄白，脉沉细。上方加荷叶、茶叶、当归、熟地黄，以清利头目，养血活血而善后。

处方：谷精草30 g，青葙子15 g，决明子10 g，酒黄芩10 g，蔓荆子10 g，薄荷6 g（后下），菊花10 g（后下），夏枯草30 g，僵蚕6 g，麦冬15 g，白芷10 g，川芎10 g，荷叶10 g，茶叶6 g，当归10 g，熟地黄10 g，甘草6 g。12剂。

按语：本案所患系肝经风热上扰之头痛，西医诊为血管性头痛。乃思虑操劳过度，肝郁不舒，化热生风，风热郁阻阳经，上扰清窍所致。治宜疏散风热，清利头目之法。方拟谷青汤加减治之。谷青汤系张磊老师数十年临床之经验方。其主要药物多入肝经，诸如谷精草、青葙子、菊花、薄荷、蔓荆子、决明子、黄芩

等，头目疾患虽与阳经有关，但与厥阴肝经也关系密切，如《临证指南医案·头痛》邹时乘按语："头为诸阳之会，与厥阴肝脉会于巅，诸阴寒邪不能上逆，为阳气窒塞，浊邪得以上据，厥阴风火乃能逆上作痛。故头痛一证，皆由清阳不升，火风乘虚上入所致。"说明头痛多由火风循肝经入巅顶所为。故方中所选药物多归肝经，取其疏肝经郁热、散阳经风热之功。方中药物性多寒凉，味多辛甘，质多轻清，多为风药，头为诸阳之会，其位最高，非风药莫能上达至巅，风热之邪壅塞清窍或阳气郁热，非寒凉莫能清，非辛甘莫能散，只清不散则取效不捷，只散不清则取效不彻，故应清散合用，使风热之邪无潜藏之所。方中清上润下，上下分消，谷精草、青葙子、菊花等，清上焦风热；黄芩清热燥湿；决明子润肠通便，泻肝热下行，并通大便以助清上，取效较速。本方主要应用于风热上犯或阳经郁热或肝经风热上旋所致之头痛头晕、头胀头蒙、耳鸣鼻渊等病症。本案头痛偏于阳明经和少阳经部位，故加白芷、葛根、川芎；加僵蚕以祛风通络；风热郁久伤阴，故合四物汤，加麦冬，以滋阴养血活血；加荷叶、茶叶以清利头目。该方无论邪气伤及新久，张磊老师临证化裁治之多有良效，变化之要领在于辨证。

十五、血管性头痛／风痰上扰证

赵某，男，43岁，干部，河南省安阳市人。2019年5月17日初诊。

主诉：头痛间断发作3年余。

现病史：患者近3年遇情志不畅易诱发头痛，发则巅顶剧痛，头晕目眩，干呕欲吐，痛甚则呕吐涎沫。曾查脑电图、头颅CT无异常，查TCD诊断为脑血管痉挛。服用氟桂利嗪、尼莫地平、卡马西平等西药，疗效不佳。病情反复发作，终不得愈。现症见：巅顶剧痛，头晕目眩，干呕欲吐，痛甚则呕吐涎沫，遇情志不畅易诱发。诊其表情痛苦，舌质淡红，苔白腻，脉弦滑。此谓中医之头痛，西医之血管性头痛。乃肝风挟痰浊上扰清窍所致。治以平肝降浊，化痰熄风。方以吴茱萸汤、半夏白术天麻汤合芍药甘草汤加减。

处方：吴茱萸10 g，党参20 g，生姜10 g，半夏15 g，白术15 g，天麻10 g，陈皮15 g，茯苓15 g，钩藤30 g，石决明30 g，川芎15 g，白芍30 g，甘草15 g，大枣15 g。7剂。

嘱其畅情志，慎风寒，忌食辛辣、油腻之品。

二诊（2019年5月24日）：服上方后，头痛减轻，头晕目眩、呕吐消失，舌质淡红，苔白腻，脉弦滑。病势略减，仍以原方续服，以冀根治。7剂。

三诊（2019年5月31日）：疼痛诸症消除，以上方加减治疗2周，继以逍遥丸善后巩固疗效。半年后随访，病未反复。

按语：本案所患系中医风痰上扰之头痛，西医诊为血管性头痛。《冷庐医话·头痛》云："厥阴之脉，会于巅顶，故头痛在巅顶。"《素问·至真要大论》认为："诸风掉眩，皆属于肝。"《丹溪心法》中强调"无痰不作眩"。患者忧郁恼怒太过，肝失条达，肝气郁结，气郁化火，肝阴耗伤，则风阳易动；肝郁克脾，健运失司，湿聚生痰，风阳挟痰浊上扰，清窍不利，则巅顶头痛；痰浊内阻，阻塞气机，浊阴不降，清窍被蒙而致头晕目眩、干呕、吐涎沫；舌质淡红、苔白腻、脉弦滑，为风阳痰浊之征。其治疗宜平肝降浊，化痰熄风之法。方药遵《伤寒论》厥阴病篇"干呕，吐涎沫，头痛者，吴茱萸汤主之"，以吴茱萸汤疏肝降浊止呕。方中吴茱萸味辛苦而性热，归肝、脾、胃、肾经，既能温胃暖肝以祛寒，又善和胃降逆以止呕，一药而两擅其功；重用生姜温胃散寒，降逆止呕；党参甘温，益气健脾；大枣甘平，合党参以益脾气，合生姜以调脾胃，并能调和诸药。四药配伍，共奏温中补虚，降逆止呕之功。另加钩藤、石决明合半夏白术天麻汤平肝健脾化痰；川芎祛风通络止痛；芍药甘草汤养肝缓急止痛。全方组合切中病机，故获良效。取效之后，继以逍遥丸疏肝健脾，脾健则痰生无源，肝疏则其气条达，风阳痰浊悉除，故病愈。

157

十六、三叉神经痛 / 风热郁阻证

冀某，女，35岁，工人，河南省林州市人。2019年6月17日初诊。

主诉：右侧头部、眼眶及上颌部疼痛1个月余。

现病史：患者右侧头部、眼眶及上颌部阵发性灼痛，日发数次，每次数分钟，曾在当地医院就诊，诊断为三叉神经痛。经服中西药及针灸不效。现症见：右侧头痛欲裂，右侧眉眶及上颌部胀痛，畏光流泪，心烦少寐，两胁胀满，平素性急易怒。诊其舌质淡红，苔薄白，脉弦紧。此谓中医之头痛，西医之三叉神经痛。乃风热气郁结滞清窍所致。治宜疏肝解郁，疏风清热。方用王氏通气散加减。

处方：川芎30 g，柴胡15 g，香附15 g，白芷10 g，葛根30 g，菊花15 g，蔓荆子15 g，全蝎10 g，地龙10 g，川牛膝10 g，白芍30 g，甘草6 g。3剂。

嘱其畅情志，忌郁怒；适劳逸；忌食辛辣、刺激之品。

二诊（2019年6月20日）：服上方3剂后，诸症大减，右侧头面痛发作明显减少，程度减轻，仍有失眠，诊其舌质淡红，苔薄白，脉弦紧。守前方加酸枣仁30 g，以补肝阴血，养心神。20剂。

20天后其病痊愈。随访半年未复发。

按语：本案所患系中医之头痛，西医之三叉神经痛。乃情志不畅，气郁化火生风，风热气郁结滞清窍，不通则痛所致。治宜疏肝解郁，疏风清热。方用王氏通气散加味。王氏通气散系王清任《医林改错》用于治疗耳聋不闻雷声的专方，取其通关开窍、行气解郁之用。气为血之帅，气行则血行，气滞则血瘀。方中重用川芎，以其一为血中之气药，二为少阳引经药，善治诸经头痛；用香附，为气中之血药，开郁散滞，行气止痛；柴胡升阳达郁，理气清热，止少阳头痛。三药合用，共奏开郁散滞、行气活血、通窍止痛之功。加葛根疏风清热解肌以治太阳头痛；白芷祛风解表通窍以治阳明头痛；菊花、蔓荆子疏风清热，清利头目；地龙破血逐瘀通络；全蝎熄风止痉通络；川牛膝引血下行以抑川芎、香附过于升窜；白芍养阴敛肝，配甘草缓急止痛。诸药相伍，气血并调，升降相宜，疏风清热，开郁散滞，通窍止痛，而获良效。

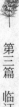

十七、癫痫 / 痰火扰心，肝风内动证

赵某，男，18岁，学生，河南省漯河市人。2019年4月9日初诊。

主诉：阵发性昏不知人、四肢抽搐5年余。

现病史：患者曾做脑电图、头颅CT确诊为癫痫，近1年不规律服用苯妥英钠、卡马西平等抗癫痫西药，仍偶有发作，遇情志不畅易诱发。近因成绩不佳，与父母吵架后，心情抑郁，发作较前频繁。发作前常先感腹部有气上冲头面，继而头晕，随之昏倒，四肢抽搐，口角流涎，持续数分钟或10多分钟后自行缓解，转为昏睡，之后渐清醒。现症见：阵发性昏不知人、四肢抽搐，苏醒后如常人，遇情志不畅易诱发，伴口苦心烦，夜寐不宁，纳食不香。诊其形体虚胖，面色少华，神情抑郁，舌质红，苔黄厚腻，脉滑。此谓中医之痫病，西医之癫痫。乃肝胆气郁，痰火扰心，肝风内动所致。治以清热化痰，平肝熄风。投以柴胡加龙骨牡蛎汤加减。

处方：柴胡10 g，黄芩10 g，法半夏10 g，党参15 g，生姜10 g，夏枯草10 g，石菖蒲10 g，胆南星6 g，远志10 g，天麻10 g，全蝎3 g，蜈蚣2 g，生龙骨（先煎）30 g，生牡蛎30 g（先煎），礞石30 g（先煎），甘草6 g，大枣3枚（切开）。7剂。

嘱其畅情志，忌郁怒；忌食辛辣油腻之品；劳逸适度；适寒温。

二诊（2019年4月16日）：服药期间，仅发作一次，持续数分钟自止。药已中鹄，原方继进10剂。药后未见复发，继以原方做成丸药常服，3 g/次，日3次。服药半年，随访至今，病无复发。

按语：本案所患系中医之痫病，西医之癫痫。癫痫之疾，伏痰为其宿根。患者情志不舒，肝胆气郁，蕴而化热，扰动伏痰，蒙蔽心窍，引动肝风，故癫痫发作。故见阵发性昏不知人、四肢抽搐，苏醒后如常人，遇情志不畅易诱发。口苦心烦、夜寐不宁、纳食不香，为痰热内扰，心神不宁，胃失和降所致。形体虚胖、面色少华、神情抑郁、舌质红、苔黄厚腻、脉滑，为肝郁脾虚、痰热内盛之征。给予柴胡加龙骨牡蛎汤加减。以礞石易有毒之铅丹以下气消痰，平肝镇惊；加胆南星、远志、石菖蒲化痰开窍；加天麻、全蝎、蜈蚣熄风止痰；加夏枯草清肝火。药证合拍，迅速控制发作。后以益气养血、化痰熄风之品缓图。

徐灵胎在《伤寒论类方》中说柴胡加龙骨牡蛎汤"能下肝胆之惊痰，以之治癫痫必效"，确为阅历之言。此方见于《伤寒论》太阳篇中篇第107条："伤寒八九日，下之，胸满烦惊，小便不利，谵语，一身尽重，不可转侧者，柴胡加龙骨牡蛎汤主之。"现代临床广泛用于治疗精神分裂症、抑郁症、心脏神经症、脑外伤后遗症、更年期综合征、癫痫、失眠、动脉硬化症等，疗效卓著。何华老师认为使用本方时应注意以下几点：①多有受惊吓或情志抑郁史。②临床症状复杂多变，但多与心神失常相关，且少见器质性改变。③必有口苦、心烦、失眠、舌红、苔黄腻、脉滑等相应痰热见症。④铅丹多服久服有毒，可据病情代之以其他镇惊安神之品，如代赭石、生铁落、珍珠母、礞石等。

十八、症状性癫痫／阳热内盛，风邪内动证

徐某，男，64岁，退休工人，河南省郑州市人。2019年6月12日初诊。

主诉：发作性昏不知人、肢体抽搐3年，加重1个月。

现病史：患病前曾有脑梗死病史，3年前始出现发作性昏不知人，四肢抽搐，牙关紧闭，口吐涎沫，移时苏醒。常服丙戊酸钠片（每次0.2 g，日3次），

痫病偶有发作。1个月前于郁怒后病情明显加重，每日均发，用西药无法控制。现症见：发作性昏不知人，四肢抽搐，牙关紧闭，口吐涎沫，移时苏醒。伴平素头胀痛，肢体瘫痪，失语，烦躁易怒，大便秘结，舌质暗红，苔黄厚，脉弦滑。西医诊断：①症状性癫痫。②脑梗死。此谓中医之痫病。乃阳热内盛，风邪内动所致。治宜清热降火，潜阳熄风。方选《金匮要略》风引汤加减。

处方：大黄10 g，桂枝6 g，生石膏20 g，寒水石20 g，紫石英30 g，赤石脂18 g，滑石15 g，生龙骨30 g，生牡蛎30 g，干姜6 g，胆南星6 g，全蝎10 g，蜈蚣2条，甘草10 g。15剂。

嘱畅情志，忌郁怒及惊吓，忌辛辣之品。

二诊（2019年6月30日）：服前方后发作性昏不知人、肢体抽搐次数较前减少，头胀痛、烦躁易怒减轻，大便正常，舌质暗红，苔黄厚，脉弦滑。继守前法治疗，于前方中加地龙20 g以增熄风止痉之功。15剂。

三诊（2019年7月17日）：以上方治疗1个月后，近1周痫病未再发作，头脑较前清醒，头胀痛、烦躁易怒明显减轻，舌质暗红，苔厚微黄，脉弦滑。继守前法治疗，将上方药加工研末装胶囊，每次6粒，日3次，口服。连服3个月。

服药期间痫病仅发作1次，程度轻微。后随访半年未见复发。

按语：本案属阳热内盛、风邪内动之痫病，西医之癫痫。乃由于五志过极化火，阳热亢盛，燔灼肝经，炼液成痰，迷闭脑窍，引动肝风，则痫证始作。肝阳上亢，肝火内扰，则头胀痛，烦躁易怒，大便秘结。肢体瘫痪、失语，为肝风内动所致。舌质暗红，苔黄厚，脉弦滑，为阳热痰火内盛之征。故治疗本病当以清热潜阳、镇惊熄风为要。《金匮要略》之风引汤擅清热降火，镇惊熄风。方中大黄、桂枝，泻血分实热，引血下行，通行血脉，为除热瘫痫之主药；滑石、生石膏、寒水石、紫石英、赤石脂潜阳下行，清金伐木，利湿解热；生龙骨、生牡蛎镇惊安神，固敛肝肾；干姜、甘草温暖脾胃，和中益气，且制诸石之寒。酌加胆南星、全蝎、蜈蚣、地龙以清化痰热，熄风止痉。诸药合用，使热清、痰消、风熄而病愈。

十九、锥体外系疾病 / 虚风内动证

刘某，男，77岁，干部，河南郑州市人。2019年6月26日初诊。

主诉：口舌不自主运动半年。

现病史：近半年来渐出现口舌不自主运动，午后尤甚，伴舌强，舌面灼痛，言语尚清，未予诊治。10余年前曾患脑梗死，后遗双眼睑下垂。既往有双下肢静脉曲张史。现症见：口舌不自主运动，午后尤甚，伴舌强，舌面灼痛，言语尚清，双眼睑下垂，眼裂变小，睁眼困难，大便干结，3～4日一次。诊其口舌不自主运动，双眼裂变小，双下肢肿胀色暗，舌质暗，苔薄而燥，有裂纹，脉沉细。此属西医之锥体外系疾病，中医之风痱。乃真阴亏虚，肌肤筋脉失养，虚风内动所致。治宜滋阴熄风，养血活血，和中健脾。方拟大定风珠、保和丸加减。

处方：制龟板20g，制鳖甲20g，生牡蛎20g，白芍20g，熟地黄15g，麦冬30g，火麻仁30g，丹参20g，当归15g，全蝎10g，蜈蚣2条，陈皮10g，竹茹10g，茯苓10g，炒莱菔子10g，焦山楂15g，焦建曲10g，连翘10g，甘草6g。14剂。

嘱其适劳逸，畅情志，忌食辛辣油腻之品。

二诊（2019年7月10日）：服上方后，舌面灼痛减轻，大便正常，口舌不自主运动、舌强仍较著，诊其舌质暗，苔少，有裂纹，脉沉细。继守前法。原方中加大龟板、鳖甲、牡蛎用量，以滋阴潜阳，补肾填精充脑；加大丹参用量，以增强化瘀通络、改善血液循环的功效。

处方：制龟板30g，制鳖甲30g，生牡蛎30g，白芍20g，熟地黄15g，麦冬30g，火麻仁30g，丹参30g，当归15g，全蝎10g，蜈蚣2条，陈皮10g，竹茹10g，茯苓10g，炒莱菔子10g，焦山楂15g，焦建曲10g，连翘10g，甘草6g。20剂。

三诊（2019年8月1日）：服前方后，舌面灼痛明显减轻，口舌不自主运动、舌强有所改善，大便调。诊其舌质暗，苔少，有裂纹，脉沉细。此真阴稍复，风动稍减，故效不更法。守原方加减治疗2个月，口舌不自主运动基本消失。

按语：本案所患系虚风内动之风痱，西医诊为锥体外系疾病。乃真阴亏虚，肝失涵养，肌肤筋脉失濡，虚风内动所致。风性主动，"诸暴强直，皆属于风"，故阴虚风动可见口舌不自主运动，舌强；舌面灼痛，大便干结，舌苔薄而燥，有裂纹，脉沉细，为阴虚内热所致；双下肢肿胀色暗，舌质暗，为络脉瘀滞，津行受阻之征。治宜滋阴熄风，养血活血，和中健脾。方拟大定风珠滋阴养液，柔肝熄风。加丹参、当归、全蝎、蜈蚣养血活血，熄风通络。加保和丸其功一则可健运脾胃，开气血生化之源，补后天以养先天；二则可散郁结，有利于正气之恢复；三则易促进药物吸收，使之与补益剂相配而无壅滞之弊，促使药效发挥。阴液得补，肝得涵养，则虚风可除。

盖脾属土，坤土为万物之母，四运之轴，五脏之中心，上乘下达，乃升降转运之机枢。脾升则上输于心肺，降则下达于肝肾，脾胃健旺，可以权衡五脏，灌溉四旁，生心营，养肺气，柔肝血，填肾精。故脾（胃）健运与否，直接关乎其余四脏的正常功能。正如李东垣云："胃虚脏腑经络皆无所受气而俱病。"张景岳云："凡先天之有不足者，但得后天培养之力，则补天之功，亦可居其强半。"

二十、原发性失眠 / 阴虚阳亢证

孟某，女，60岁，会计，河南省新蔡县人。2019年6月10日初诊。

主诉：失眠10余年。

现病史：10余年前因丈夫突然去世，精神严重受创，之后经常入睡困难，易醒，多梦，常梦见往事，失眠时伴血压升高［(140~150)/(85~95)mmHg］，平素性急易怒，阵发性烘热汗出，未予诊治。现症见：入睡困难，易醒，多梦，常梦见往事，失眠时伴血压升高［(140~150)/(85~95)mmHg］，性急易怒，阵发性烘热汗出。诊其舌质暗红，苔薄黄腻，脉细弦。此谓中医之不寐，属西医之原发性失眠。乃情志不遂，气郁化火，耗伤阴津，肝肾阴虚，肝阳偏亢，心神被扰，心肾失交所致。治用滋阴潜阳、宁心安神之法。方拟二至丸、天麻钩藤饮合酸枣仁汤加减。

处方：女贞子15 g，旱莲草30 g，天麻10 g，钩藤20 g，石决明20 g，怀牛膝10 g，栀子12 g，黄芩10 g，杜仲20 g，桑寄生30 g，茯神15 g，夜交藤30 g，酸枣仁30 g，知母12 g，川芎12 g，白芍20 g，龙齿30 g，合欢皮15 g，浮小麦30 g，甘草6 g。20剂。

嘱其畅情志，忌忧思郁怒；勿饮酒、浓茶及咖啡等；忌食辛辣油腻之品；劳逸适度。

二诊（2019年7月1日）：服上方后，多梦、易醒有所改善，血压基本正常，阵发性烘热汗出发作减少，天热时感头胀。诊其舌质暗红，苔薄黄腻，脉细弦。此头胀乃肝阳亢盛，上扰清窍所致。继守前法。原方中加夏枯草30 g以清肝潜阳。20剂。

三诊（2019年7月21日）：服前方1个月后，睡眠明显改善，血压恢复正常，余无明显不适。诊其舌质暗红，苔薄腻，脉细弦。守原方加减治疗2个月，睡眠正常而病愈。

按语：本案所患系阴虚阳亢之不寐、西医之原发性失眠。乃情志不遂，肝郁化火，耗伤阴液，肝肾阴虚，肝阳上亢，心神被扰，心肾失交所致。肝火偏旺，则性急易怒；阴虚生内热，虚热上蒸，则烘热汗出；舌质暗红，苔薄黄腻，脉细弦为阴虚阳亢、血脉不畅之征。治宜滋阴潜阳，宁心安神。方拟二至丸滋补肝肾；天麻钩藤饮平肝潜阳；酸枣仁汤补益阴血，敛肝安神；加白芍滋阴潜阳；龙齿镇心安神；合欢皮、浮小麦解郁敛汗，养心安神。本案辨证翔实，应用多种经方综合施治，标本兼顾，扶正祛邪，使阴阳调和，心神安宁，则病除。

二十一、原发性失眠 / 脏阴亏虚，痰火内伏证

刘某，女，47岁，工人，河南省郑州市人。2019年7月30日初诊。

主诉：失眠1个月余。

现病史：近1个月来常入睡困难，易醒，每日仅入睡3～4小时，甚则彻夜不寐，伴手心热，少汗，目涩，时有烘热等，平素痰多白黏难咯。未予诊治。现症见：入睡困难，易醒，每日仅入睡3～4小时，甚则彻夜不寐，伴手心热，少汗，目涩，时有烘热，晨起手麻，自觉四肢关节发硬，与天气变化无关，大便黏滞不爽，日2～3次，便前腹痛、下坠，尿频，平素痰多白黏难咯。已停经半年。诊其舌体偏胖，舌质淡红，苔薄白，舌底脉络迂曲，脉细。此谓不寐。属西医之原发性失眠。乃痰湿瘀阻，化热伤阴，扰动心神所致。治宜益阴清热，化痰除湿，养心安神。方拟酸枣仁汤、甘麦大枣汤合枳实芍药散加减。

处方：炒酸枣仁30 g，茯神10 g，茯苓10 g，麦冬10 g，炒枳实10 g，生白芍30 g，浮小麦30 g，制半夏10 g，夜交藤30 g，红花10 g，怀牛膝10 g，胆南星6 g，生甘草6 g，大枣6个（切开）。12剂。

嘱其畅情志，忌忧愁郁怒；勿饮酒、浓茶及咖啡等；忌食辛辣油腻之品；劳逸适度。

二诊（2019年8月14日）：服上方后，睡眠有所改善，每日可入睡5～6小时。唯胞睑稍浮，咽中仍有黏痰，大便排解不畅，日2～3次。诊其舌体偏胖，舌质淡红，苔薄白，舌底脉络迂曲，脉细。此证现以痰湿瘀阻为主。治以化痰清热，理气活血为主。方以二陈汤加减。

处方：制半夏10 g，陈皮10 g，茯苓10 g，夏枯草15 g，炒白扁豆12 g，红花6 g，

浮小麦30 g，菊花10 g（后下），槐花30 g，炒枳实10 g，生白芍15 g，制香附6 g，生甘草6 g。12剂。

三诊（2019年8月28日）：服前方后，睡眠基本正常，胞睑虚浮消失，咯痰明显减轻，小便调。服前药8剂后来月经1次，量少。唯觉口干苦涩，如食柿一般，手足有憋胀感，双髋部酸沉，大便溏，日3～4次。诊其舌淡红，苔中后部厚腻略黄，舌底脉络迂曲，脉细。此乃脾虚失运，湿邪内阻，郁而化热所致。治宜健脾和胃，渗湿清热。方拟焦三仙合参苓白术散、酸枣仁汤加减。

处方：炒神曲10 g，炒麦芽15 g，炒山楂15 g，连翘10 g，炒白扁豆20 g，炒山药30 g，车前子（包）10 g，黄芩6 g，小麦30 g，茯苓10 g，炒酸枣仁20 g，生甘草6 g。12剂。

按语：本案所患系脏阴亏虚、痰火内伏之不寐证，西医之原发性失眠。乃痰湿瘀阻，化热伤阴，扰动心神所致。患者年届五旬，手心热、烘热、少汗、目涩，属阴虚内热之象；大便黏滞、便前腹痛、黏痰多、舌体胖，为内有痰湿、湿热之象；手麻、四肢关节发硬、舌底脉络迂曲，与血脉不畅有关。故本病为阴虚与痰湿并存，治宜益阴清热，化痰除湿，养心安神。方拟酸枣仁汤加麦冬养血滋阴神，清热；合甘麦大枣汤加夜交藤补心养肝，安神；合枳实芍药散行气活血；加制半夏、胆南星清化痰热；加红花、怀牛膝活血通络。

二诊以痰湿瘀阻为主，遂减酸枣仁汤、麦冬等养阴之品，加二陈汤祛湿化痰，且半夏配夏枯草能交通阴阳；夏枯草、菊花、制香附清肝经郁热；槐花、炒白扁豆凉血清热渗湿。治以化痰清热、理气活血为主。方以二陈汤加减。

三诊以脾虚湿阻、郁而化热为著，故治予健脾和胃、渗湿清热以助运，养心安神而善后，方拟焦三仙合参苓白术散、酸枣仁汤加减。

本案不寐一方面表现为脏阴亏虚，另一方面则有痰火内伏之征。形成痰火内伏的原因有二：其一，脏阴不足则生内热，热炼津为痰，痰火胶结，潜伏于脏腑，壅塞于经隧；其二，不寐加重患者精神负担，忧思焦虑，思则气结，脾气郁结不能为胃正常行其津液，津不正化，停聚为痰；忧虑过度又可致气郁化热，痰热互结，隐匿于脏腑之中，阻碍阴阳之正常顺接，而致不寐。临证治之效果多不理想，其原因多为治法方药单一，未能针对"脏阴亏虚，痰火内伏"遣方用药。本案系何华老师继承张磊老师临床经验，针对阴虚与痰热并存之顽固性不寐，治予益阴与化痰并用，而获捷效。

关于半夏、夏枯草能交通阴阳之机理，《医学秘旨》曰："盖半夏得阴而生，夏枯草得阳而长，是阴阳配合之妙也。"夏枯草"四月采收，五月枯"，《本草纲目》记载夏枯草为"夏至后即枯，盖禀纯阳之气，得阴气则枯"。而半夏生长在夏至以后，"五月半夏生"，此时正是阴阳二气盛衰开始发生变化的时候，阴气渐渐在地下开始萌动，故古人谓夏至一阴生，半夏、夏枯草配伍正顺应了天地间阴阳盛衰的自然规律，也符合人体营卫循环的节律。夏枯草禀纯阳之气，能使浮散的卫气收于阳气；半夏得阴而生，又可把卫气从阳分引入阴分。二药配合，共同恢复营卫如环无端的正常循环，促使人体睡眠昼夜节律的重建。

二十二、顽固性失眠／肝胆气郁，痰火扰心证

孙某，男，33岁，农民，河南省郑州市人。2019年5月13日初诊。

主诉：失眠半年。

现病史：患者半年前因家人突患重病去世，精神受到严重刺激，自此惊惧不安，整日不眠。服安定（地西泮）片能睡2～3小时，睡中噩梦频频。久则精神困惫，痛不欲生。应用归脾汤、酸枣仁汤、黄连阿胶鸡子黄汤、血府逐瘀汤、温胆汤等中药，终无显效。现症见：神情疲惫，面色暗滞，夜不成寐，惊惧不安，头脑昏沉，心烦口苦，胸闷气短，肩臂酸沉，小便短黄。诊其舌质红，苔黄腻，脉沉滑。此谓中医之不寐，西医之顽固性失眠。证属肝胆气郁，痰火扰心。治宜疏肝解郁，清化痰热，镇心安神。方用柴胡加龙骨牡蛎汤加减，并配合心理疏导。

处方：柴胡10 g，黄芩10 g，法半夏10 g，党参10 g，大黄5 g，桂枝5 g，茯苓15 g，生龙骨30 g（先煎），生牡蛎30 g（先煎），珍珠母30 g（先煎），丹参15 g，夏枯草10 g，甘草6 g，大枣3枚（切开）。14剂。

嘱其畅情志，忌郁怒；忌食辛辣油腻之品。

二诊（2019年5月27日）：服上方后，不用安定片，每晚可睡1～2小时，然仍噩梦纷纭，余症减轻。诊其舌质偏红，苔黄腻，脉沉滑。效不更法，原方加酸枣仁30 g以养血安神。28剂。

三诊（2019年6月24日）：睡眠基本正常。随访半年，每晚基本能入睡5小时以上。

按语：本案所患系中医之不寐，西医之顽固性失眠。乃起于突受惊吓，气机逆乱，肝失疏泄，津液失布，凝而为痰，蕴而化火，扰乱心神，故失眠、惊悸等诸症蜂起。神情疲惫、面色暗滞、头脑昏沉、心烦口苦、胸闷气短、肩臂酸沉、

小便短黄，为肝郁气滞、痰热内阻所致。舌质红、苔黄腻、脉沉滑为痰热之征。因属痰热为患，故投归脾汤、酸枣仁汤、黄连阿胶鸡子黄汤等方无异于隔靴搔痒。不因瘀血为患，故投血府逐瘀汤无效。而投温胆汤也无功者，此因病重药轻，又少重镇之品故也。方以柴胡加龙骨牡蛎汤和解清热，镇惊安神；去铅丹之毒性，加珍珠母以增强镇心安神作用；加夏枯草清泻肝火；加丹参化瘀除滞。用本方恰合病机，故不专治失眠而失眠自愈。

本案提示临证施治既要辨别病性，亦要辨清病之轻重，才有望获得良效。

二十三、顽固性失眠 / 心火内盛，阴不敛阳证

赵某，女，42岁，农民，河南省长垣县（现长垣市）人。2019年6月28日初诊。

主诉： 失眠2年。

现病史： 患者平素喜食辛辣，长期在南方经商。近2年来常入睡困难，易醒，每日仅入睡1~2小时，甚则彻夜不寐，白日神疲乏力。曾服中药和安定（地西泮）片治疗1年，效果不佳。现症见：入睡困难，易醒，每日仅入睡1~2小时，甚则彻夜不寐，伴头热，头痛，口干苦，口臭，齿衄，时泛酸，胃脘疼痛，大便干，2~3日一行，白日神疲乏力。诊其面赤，舌质淡红，苔薄黄，脉细。此谓中医之不寐，西医之顽固性失眠。乃心胃肝火内盛，阴津耗伤，心神失养所致。治宜清心泻火，滋阴安神。方用清宫汤清心养心、滋阴补液；合枳实芍药散以行气活血、解郁散火；甘麦大枣汤补心调肝安神；加夏枯草以清肝热；加怀牛膝引血下行，以降上逆之火。

处方： 连翘10 g，莲子心3 g，竹叶10 g，麦冬30 g，玄参15 g，炒枳实12 g，生白芍30 g，怀牛膝10 g，夏枯草10 g，浮小麦30 g，生甘草3 g。20剂。

嘱其畅情志，忌忧愁郁怒；勿饮酒、浓茶及咖啡等；忌食辛辣油腻之品；劳逸适度。

二诊（2019年7月9日）： 服上药10剂后，睡眠即明显改善，自述"如吃了安眠药一样睡得踏实"。服上药20剂后未再服药，睡眠一直较佳。

按语： 本案所患系心火内盛、阴不敛阳之不寐证，西医之顽固性失眠。乃心胃肝火内盛，阴津耗伤，心神失养所致。本案患者素嗜辛辣，长期经商，忧思过度，致心阴耗损，胃火炽盛；心属火，木生火，故心肝火往往同时并存。长期不

寐，暗耗人体之精神气血，致机体阴阳始终不能达到阴平阳秘之平衡状态，而表现为虚阳亢奋，虚火内生，且进一步损伤阴津，尤以损伤五脏阴液为主，形成脏阴虚—不寐—伤脏阴之恶性循环。失眠、头热、头痛为心肝火内盛之象；口干苦、齿衄、口臭、大便干、苔薄黄、脉细为胃热阴伤之征。给予以上治疗，使火去热清，阴液得复，心神得养，失眠自愈。清心散热之同时多需清肝养肝，何华老师仿张磊老师临证以莲子心、竹叶清心，浮小麦养心，夏枯草清肝，大量生白芍养肝，获效甚佳。本案为阴虚火旺、阴阳失交之虚实夹杂证，治疗重在滋阴泻火，养心安神，扶正祛邪并用。

二十四、顽固性失眠 / 气血瘀阻证

刘某，女，38岁，干部，河南省郑州市人。2019年5月13日初诊。

主诉：失眠3年余。

现病史：患者3年来经常彻夜难眠，或入睡后噩梦纷纭，伴有头痛头晕，健忘，心烦，偶有阵发性胸痛。曾用安定等安眠药治疗，结果药量不断加大，效果却越来越差。遂改用中药酸枣仁汤、朱砂安神丸、柏子养心丸等均无显效。现症见：经常彻夜难眠，或入睡后噩梦纷纭，伴有健忘，心烦，头痛头晕，偶有阵发性胸痛。诊其面色晦暗无泽，眼周青晕，神色萎靡，舌暗有瘀斑，苔腻微黄，脉弦涩。查心电图未见异常。此谓中医之不寐，西医之顽固性失眠。证属久病入络，气血瘀阻胸中，心脉不畅，心神失养。治宜活血祛瘀，宁心安神。方以血府逐瘀汤加味。

处方：生地黄15 g，当归15 g，赤芍15 g，川芎10 g，桃仁10 g，红花10 g，柴胡6 g，枳壳6 g，桔梗3 g，川牛膝6 g，丹参20 g，酸枣仁30 g，夜交藤30 g，甘草6 g。7剂。

嘱其畅情志，忌郁怒；适劳逸。

二诊（2019年5月20日）：服上方后，已能入睡3小时，诸症减轻。诊其舌暗有瘀斑，苔腻微黄，脉弦涩。效不更法，继服原方。7剂。

三诊（2019年5月27日）：服上方后，每夜可入睡6小时，精神明显改善。诊其舌暗有瘀斑，苔薄白，脉弦涩。以此方加减治疗，以巩固疗效。

以上方化裁连服2个月余，诸症消失而痊愈。

按语：本案所患系中医之不寐，西医之顽固性失眠。乃久病入络，气血瘀阻

胸中，心脉不畅，心神失养所致，故见经常彻夜难眠，或入睡后噩梦纷纭、心烦等症。瘀阻脑络，清窍失养，则头痛头晕、健忘。气机郁滞，心脉瘀阻，则胸痛。舌暗有瘀斑、苔腻微黄、脉弦涩，为气滞血瘀之征。治宜活血祛瘀，宁心安神。方以血府逐瘀汤加味。加丹参活血祛瘀，清心除烦，养血安神；酸枣仁、夜交藤养肝、宁心、安神。服用7剂，已能入睡3小时。继服7剂后诸症好转，每夜可入睡6小时。后以此方加减连服2个月余，诸症消失而痊愈。

本案顽固性失眠，迁延日久，正所谓"久病入络""久病必瘀"。故治疗抓住气滞血瘀这一主要病机，通过调畅气机，养血活血祛瘀，治病求本，且调气而不耗气，治血而不伤血，攻补兼施，使心脉得通，心神得养，而获良效。

二十五、顽固性失眠 / 阴虚火旺，挟痰内扰证

张某，女，42岁，工人，河南省三门峡市人。2019年5月6日初诊。

主诉：间断性不寐10余年，加重半年。

现病史：10年来，患者经常不寐，无明显诱因，近半年病情加重，甚则彻夜不眠，口服艾司唑仑2～3片仍难以入睡，在其他医院服中西药治疗乏效，今求中医诊治。现症见：经常不寐，无明显诱因，甚则彻夜不眠，口服艾司唑仑2～3片仍难以入睡，伴心烦急躁欲哭，入眠时易惊颤而醒，口干口苦，耳鸣，大便干，小便黄，平素易上火。诊其舌质红，苔薄黄，脉细。此谓中医之不寐，西医之顽固性失眠。证属阴虚火旺，挟痰内扰。治宜滋阴清热，化痰安神。方拟眠安汤（张磊老师自拟方）治之。

处方：百合30 g，生地黄20 g，麦冬30 g，炒酸枣仁30 g，茯神10 g，灯芯草2 g，竹叶10 g，胆南星6 g，生龙骨30 g，生牡蛎30 g，浮小麦30 g，甘草6 g，大枣5枚（切开）。24剂。

嘱其畅情志，适劳逸。

二诊（2019年6月5日）：服上方1个月后，睡眠有所改善，不服西药安眠药已能入睡3～4小时，心烦、口干苦、耳鸣减轻，二便调。诊其舌质红，苔薄黄腻，脉细。守上方加玄参12 g，以养阴清热。24剂。

后又在此方基础上略为加减治疗1个月余，病告愈。

按语：本案所患系阴虚火旺、挟痰内扰之不寐，西医之顽固性失眠。多因脏阴亏虚，痰火内伏，神不守舍，魄不归位，魂不潜藏所致。口干口苦、耳鸣、大

便干、小便黄、舌质红、苔薄黄、脉细均为阴虚火旺之征。治宜滋阴清热，化痰安神之法。方拟眠安汤（张磊老师自拟方）加玄参治之。方中百合、生地黄、麦冬、炒酸枣仁养心肺之阴，清心肺虚火，除烦安神；胆南星、茯神清热化痰，定惊安神，祛内伏之痰火；灯芯草、竹叶清心火，除烦安神；甘草、大枣养心脾，润脏躁；生龙骨、生牡蛎平亢奋之阳，镇潜安神。全方共奏滋阴清热、化痰安神之功，故治疗顽固性失眠属阴虚火旺挟痰者，多获良效。

二十六、神经衰弱症 / 瘀血内阻证

刘某，女，40岁，干部，河南省郑州市人。2019年4月27日初诊。

主诉：失眠、多梦5年余。

现病史：近5年来，经常入睡困难，多梦，伴头晕，健忘，神疲，面色晦暗，眼圈色黑，月经量少、色暗，时有胸胁窜痛，善太息。曾在医院体检，未发现明显异常，诊断为"神经衰弱"。服用西药安眠药，暂可入睡，但白日头晕困乏，停药后仍失眠严重，遂来求中医诊治。现症见：入睡困难，多梦，伴头晕，健忘，神疲，眼圈色黑，时有胸胁窜痛，面色晦暗，月经量少，色暗，善太息。诊其舌质暗，有瘀斑，苔薄黄，脉细涩。此谓中医之不寐，西医之神经衰弱。乃瘀血内阻，气血不能上奉，心神失其濡养，肝魂失其敛藏所致。治以疏肝理气、活血化瘀之法。方用血府逐瘀汤加炒酸枣仁、生龙骨、生牡蛎镇心安神。

处方：生地黄15 g，当归15 g，桃仁10 g，红花10 g，赤芍15 g，炒枳壳9 g，柴胡6 g，川芎6 g，桔梗6 g，川牛膝9 g，炒酸枣仁30 g，生龙骨30 g，生牡蛎30 g，甘草6 g。12剂。

嘱其畅情志，适劳逸。

二诊（2019年5月11日）：服上方后，稍有睡意，面色仍晦暗，诊其舌质暗，有瘀斑，苔薄白，脉细涩。上方加郁金15 g以凉血活血，行气解郁。12剂。

三诊（2019年5月28日）：服前方半个月后，睡眠明显好转，可持续入睡6～7小时，余症亦有所改善。效不更方，继服上方半月，以巩固疗效。

按语：本案所患系瘀血内阻之不寐，西医之神经衰弱。"不寐"一词，早在《内经》中就有记载："目不瞑""不得眠""不得卧"，在《难经》中称"不寐"。本证临床主要表现为入睡困难，多梦易醒，醒后不易入睡，严重者彻夜难眠。患者夜间休息不好，白天精神疲惫，影响其工作和生活质量，甚至引发其他

疾病。

本例患者不寐病史5年以上，正所谓"病初气结在经，病久血伤入络"，因此其存在"郁"和"瘀"两种不同病机，由初起表现为肝郁气滞，逐渐演变为气滞血瘀证型。瘀血内阻，气血不能上奉，心神失其濡养，肝魂失其敛藏，故见失眠、多梦、头晕、神疲、健忘。肝性喜条达恶抑郁，肝失疏泄，气机郁滞，经脉不利，故胸胁窜痛、善太息。血瘀内阻，气血运行不畅，故见月经不调。瘀久不消，气血不荣，故面色晦暗、眼圈泛黑。苔薄黄为瘀而化热之征。舌暗、有瘀斑及脉细涩皆为血瘀之象。故治以疏肝理气，活血化瘀，方用血府逐瘀汤加减。

王清任《医林改错》指出："夜不安者，将卧则起，坐未稳，又欲睡，一夜无宁刻，重者满床乱滚""夜不能睡，用安神养血药治之不效者，此方若神"。王氏所指"此方"即是血府逐瘀汤。血府逐瘀汤由四逆散和桃红四物汤化裁而成。方中桃仁、红花、川芎、赤芍活血化瘀，配合当归、生地黄活血养血，使瘀去而不伤血；柴胡、炒枳壳疏肝理气，使气行推动血行；川牛膝破瘀通经，引瘀血下行；桔梗入肺经，载药上行。共奏活血祛瘀、行气止痛、调整升降之功。方中加入酸枣仁、生龙骨、生牡蛎镇心安神。其中，酸枣仁当炒用。对于酸枣仁生熟之别，《本草纲目》云："睡多生使，不得睡炒熟。"郁金凉血活血，行气解郁，《本草汇言》谓郁金为"清气化痰，散瘀血之药……心肺肝胃气血火痰郁遏不行者最验。"本案肝经症状明显，而肝为刚脏，赖阴血以滋之，用药不宜刚而宜柔，不宜伐而宜和，当于甘凉、辛润、酸降、柔静中求之。故方中川芎仅用6 g，以防辛散耗气。方贵配伍，医贵权变，故临证中须随证加减，方不致为误。

二十七、癔症／心虚肝郁肺燥证

马某，女，48岁，工人，河南省郑州市人。2019年8月5日初诊。

主诉：情绪不宁、喜悲伤欲哭3年。

现病史：3年前因常操劳过度，渐出现情绪不宁，喜悲伤欲哭，伴善忘，心烦易怒，失眠多梦，口干苦喜饮，盗汗，未予诊治。现症见：情绪不宁，喜悲伤欲哭，伴善忘，心烦易怒，失眠多梦，口干苦喜饮，盗汗。诊其面色微赤，舌质淡红，苔微黄，脉细。此属中医之脏躁，西医之癔症。乃忧郁伤神，心气不足，阴血亏耗，虚热躁扰所致。治宜甘缓滋补，养阴清热，宁心安神。方拟甘麦大枣汤合百合地黄汤、酸枣仁汤加减。

处方：甘草10 g，浮小麦30 g，大枣10枚（切开），炒酸枣仁30 g，知母10 g，百合30 g，生地黄10 g。15剂。

嘱其畅情志，忌忧愁郁怒；劳逸适度。

二诊（2019年8月19日）：服上方后，心烦易怒、口干苦喜饮明显减轻，失眠多梦稍有改善。面色微赤，舌质淡红，苔微黄，脉细。继治以前法，于前方中加煅龙骨、煅牡蛎各30 g以潜镇敛汗，加合欢花30 g以解郁安神。30剂。

三诊（2019年9月18日）：服前方后，情绪不宁、心烦易怒、口干苦喜饮明显减轻，失眠多梦、盗汗亦明显改善，舌质淡红，苔微黄，脉细。效不更方，继治以前法。30剂。

四诊（2019年10月19日）：情绪恢复正常，睡眠明显改善，余无明显不适。舌质淡红，苔薄白，脉细。守前方继服15剂，以巩固疗效。

按语：本案所患系忧郁不解，肝郁抑脾，耗伤心气，阴血渐耗，虚热内扰，心失所养，神失所藏所致之"脏躁"，故见情绪不宁、失眠多梦，口干苦喜饮等症。其主要病机为心虚、肝郁、肺燥。治以甘缓滋补，养阴清热，宁心安神。方拟甘麦大枣汤合百合地黄汤、酸枣仁汤加减，重用甘润之品，以"滋脏气而止其燥也"，进而达到缓肝急、治心虚、润肺燥之目的。

本案为精神、行为失常，病证错杂之疑难病症，临证需分清虚实，切中病机，同时配合情志调护，方能获效。

二十八、脑供血不足／肝肺之气不舒证

蒋某，男，71岁，教师，河南省郑州市人。2019年9月2日初诊。

主诉：发作性打哈欠、嗳气、流泪流涕20余年。

现病史：患者长年照顾患病卧床的老伴，操劳过度，20年前始出现发作性打哈欠、嗳气、流泪流涕，头晕，约持续20分钟后缓解，每日发作5～6次，安静时易发，伴胸闷。曾查TCD示"脑供血不足"，未系统治疗，症状至今常有发作。诊见舌质红，少苔，深裂纹（家族遗传性舌象），脉沉。中医诊断为郁证，西医诊断为脑供血不足。此乃肝气郁滞，肝失条达，疏泄不利；肺失清肃，不得呼浊吸清；胃失和降，胃气上逆，清阳不升，浊阴不降，清窍不利所致。治宜疏肝肃肺为主。方拟逍遥散加减。

处方：柴胡10g，白芍10g，当归10g，茯苓10g，薄荷3g（后下），制香附10g，牡丹皮10g，栀子10g，佛手6g，生麦芽15g，郁金10g，瓜蒌皮20g，炒苏子10g，甘草6g。10剂。

嘱畅情志，勿劳累，忌辛辣之品。

二诊（2019年9月12日）：服前方后胸闷消失，发作性打哈欠、嗳气、流泪流涕次数减少至每日3~4次，发作持续时间缩短为10分钟左右，头脑较前清醒。诊其舌质红，少苔，深裂纹，脉沉。病情减轻，在疏肝理气、清肃肺气基础上，佐和胃降逆之法。

处方：柴胡10g，白芍10g，当归10g，薄荷3g（吞下），茯苓10g，桑白皮10g，地骨皮10g，炙枇杷叶10g，佛手3g，代赭石15g，清半夏10g，麦冬13g，甘草6g。14剂。

三诊（2019年9月30日）：以上方治疗半个多月后，发作性打哈欠、嗳气、流涕流泪明显减轻，头脑较清醒，但有多梦。诊其舌质红，少苔，深裂纹，脉沉。继守前法治疗，于前方中酌加养心安神、行气和胃之品。

处方：柴胡10g，白芍10g，当归10g，薄荷3g（吞下），茯苓10g，桑白皮10g，地骨皮10g，炙枇杷叶10g，佛手3g，清半夏10g，麦冬13g，炒酸枣仁30g，浮小麦30g，砂仁3g（后下），炒枳实10g，瓜蒌皮10g，甘草6g。30剂。

四诊（2019年11月2日）：服前后方，发作性打哈欠、嗳气、头晕基本消失，未再发作，精神可，余无不适。诊其舌质红，少苔，深裂纹，脉沉。继守前方，以巩固疗效。14剂。

按语：本案所患乃中医之郁证，西医之脑供血不足。系肝失疏泄、肺失清肃之气机失调证。在气机升降方面，肝主疏泄，肺主宣降，肝主升而肺主降，二者相互协调。因肝失条达，肺气不降，浊气不能排出，清气不能吸入，清阳不升；肝气犯胃，胃气上逆，而发为本病。治宜疏肝理气、清肃肝气，佐和胃降逆之法。方拟逍遥散加减而获愈。气机之升降出入，关乎脏腑经络气血津液等各方面功能之协调。朱丹溪云："气血冲和，百病不生，一有怫郁，百病生焉。"本案辨证、治疗均以调畅气机入手，因切中病机，而获良效。其裂纹舌乃家族遗传性舌象，为辨证外之证，应予注意。

二十九、脑外伤后综合征 / 痰瘀痹阻清窍证

张某，男，59岁，会计，河南省周口市人。2019年2月12日初诊。

主诉：呆傻5个月。

现病史：患者5个月前摔倒后头部受伤，当时头颅CT检查未见异常。但出现渐至不会算账，不能言语，记忆力、计算力、定向力和语言表达能力减退，时遗尿，表情呆滞。头颅MRI示"双侧大脑皮质脑回弥漫性轻度肿胀，考虑脑缺氧可能性大"。曾在当地治疗，效果不佳。现症见：记忆力、计算力、定向力和语言表达能力明显减退，时遗尿，表情呆滞不能言语。诊其舌淡红，舌体胖大，苔黄厚腻，脉沉滞。中医诊为痴呆，西医诊为脑外伤后综合征。证属痰瘀痹阻清窍。治宜化痰开窍，祛瘀通络。方用导痰汤合通窍活血汤加减。

处方：制半夏10 g，陈皮10 g，茯苓12 g，胆南星6 g，石菖蒲10 g，郁金10 g，薄荷6 g（后下），桃仁12 g，红花10 g，赤芍15 g，川芎6 g，益智仁10 g，甘草6 g。12剂。

嘱其配合脑力训练和语言训练。

二诊（2019年5月15日）：以上方加减治疗3个月后，患者反应较前灵敏，能表述简单语言，记忆力、定向力亦稍恢复。诊其舌淡红，苔稍厚，脉沉滞。于上方基础上加远志、制首乌、菟丝子、熟地黄等，以补肾填精充脑。

处方：制半夏10 g，陈皮10 g，茯苓12 g，胆南星6 g，石菖蒲10 g，郁金10 g，薄荷6 g（后下），桃仁12 g，红花10 g，赤芍15 g，川芎6 g，益智仁10 g，远志10 g，制首乌10 g，菟丝子15 g，熟地黄15 g，甘草6 g。25剂。

经治半年后，遗尿消失，余症明显改善，日常生活基本能自理。

按语：本案所患系痰瘀痹阻清窍之痴呆，西医诊为脑外伤后综合征。属中医学浊病之"痰浊""瘀浊"范畴，乃外伤致瘀阻水停，脑络不畅，清窍失养，故见记忆力、计算力、定向力和语言表达能力明显减退，表情呆滞。神明失养，肾失固摄，则遗尿初期以邪实为主，故用导痰汤合通窍活血汤化痰祛瘀法以涤其浊；后合补肾充髓法以益其智而固本。如此根据标本缓急，审证施治，使浊去而新生，故获良效。

三十、高脂血症 / 脾虚痰阻证

宋某，男，37岁，干部，辽宁省大连市人。2019年8月19日初诊。

主诉：脑间断头晕2年。

现病史：患者平素嗜好烟酒及辛辣食物，多卧少动。近2年经常头晕，头蒙，脘闷纳少，饱食后右胁胀痛，神疲乏力，形体肥胖，未予诊治。现症见：头晕，头蒙，脘闷纳少，神疲乏力，形体肥胖。诊其舌淡红，苔白微黄，脉沉滑。测BP 130/88 mmHg。实验室检查提示高脂血症、脂肪肝。中医诊为眩晕，西医诊为高脂血症。证属脾虚痰阻，清窍被蒙。治用健脾化浊。方用苇茎汤合涤痰汤、泽泻汤加减。

处方：苇茎30 g，冬瓜仁30 g，生薏苡仁30 g，桃仁10 g，制半夏10 g，陈皮10 g，茯苓12 g，胆南星6 g，石菖蒲10 g，泽泻10 g，炒白术10 g，荷叶30 g，炒神曲10 g，甘草6 g。7剂。

嘱其忌食肥甘厚味，劳逸适度，畅情志。

二诊（2019年8月26日）：服药后头晕、头蒙有所减轻，纳食稍增，余症同前。诊其舌淡红，苔白微黄，脉沉滑。守上方加炒山楂15 g，以增强消脂降浊作用。7剂。

以上方加减治疗3个月，诸症消失，血脂恢复正常。

按语：本案所患系脾虚痰阻之眩晕，西医诊为高脂血症。本病属中医浊病之"脂浊""痰浊"范畴。为饮食不节，静卧少动，致脾虚失运，痰浊中阻，上蒙清窍所致。脾失运化，则脘闷纳少。神疲乏力、形体肥胖、舌淡红、苔白微黄、脉沉滑，均为脾虚痰盛之征。因脾胃居中州，为气血运行、气机条达之中枢，故治疗当循"治中焦如衡，非平不安"之则，采用张磊老师之涤浊法，健脾渗湿化浊，清利头目。方以苇茎汤加入淡渗、轻利之品以调之，如茯苓、陈皮、半夏、炒白术、荷叶等，使枢机得运，气机条达，气血通畅，而病愈。

第二章 心病医案

一、频发性室性早搏 / 心气不足，痰瘀内阻证

王某，女，62岁，干部，河南省商丘市人。2019年4月20日初诊。

主诉：阵发性心慌、胸闷5年余，加重半月。

现病史：近5年来常感阵发性心慌、胸闷，遇劳累或早饭后易诱发，半月前于劳累后病复加重，伴头晕失眠，纳差倦怠。西医诊为冠心病、心律失常。经长期服用扩血管、抗心律失常等西药，效果不著，心慌、胸闷仍时有发作。既往有高脂血症病史。现症见：阵发性心慌、胸闷，遇劳累或早饭后易诱发，半月前于劳累后病复加重，伴头晕失眠，纳差倦怠。诊其面色㿠白，舌质暗红，舌体胖大，边有齿痕，苔白腻，脉沉细结代。心电图示：频发性室性早搏，心肌呈缺血性改变。此谓中医之心悸，西医之冠心病、心律失常。乃心气不足，痰瘀内阻所致。治宜益气养心，和中化痰，祛瘀通络。方拟和中宁心汤加减。

处方：陈皮10g，半夏12g，茯苓30g，炒莱菔子15g，焦山楂15g，焦神曲15g，连翘10g，太子参20g，麦冬15g，五味子10g，当归15g，龙骨30g，牡蛎30g，丹参20g，甘松20g，甘草6g，生姜3片，大枣5枚（切开）。14剂。

嘱其勿劳累；畅情志；饮食勿过饱，忌食肥甘厚味。

二诊（2019年5月5日）：服上方后，阵发性心慌、胸闷发作次数较前减少，程度减轻，睡眠改善，纳食稍增。诊其面色㿠白，舌质暗红，舌体胖大，边有齿痕，苔白腻，脉沉细。继守上法，原方中加大太子参、当归、丹参用量，以增益气养血活血功效。

处方：陈皮10g，半夏12g，茯苓30g，炒莱菔子15g，焦山楂15g，焦神曲15g，连翘10g，太子参30g，麦冬15g，五味子10g，当归20g，龙骨30g，

牡蛎30 g，丹参30 g，甘松20 g，甘草6 g，生姜3片，大枣5枚（切开）。14剂。

三诊（2019年5月20日）：服前方后，近一周心慌、胸闷未再发作，纳眠可，头晕、乏力减轻。诊其面色㿠白，舌质暗红，舌体稍大，边有齿痕，苔白，脉沉细。复查心电图示早搏消失，心肌缺血性改变较前改善。继服原方巩固治疗1周，随访3个月无复发。

按语：本案所患系心气不足、痰瘀内阻之心悸，西医之冠心病、心律失常。乃由于长期操劳思虑过度，劳伤心脾，脾虚失运，聚湿成痰，气血化源不足，心气亏虚，血行无力，痰瘀痹阻，终致心神失养，而发为心悸；遇劳或饭后易诱发为气虚、脾虚所致；心失所养，心神不宁，则失眠；痰瘀内阻，清阳不升，胸阳失展，则头晕胸闷；脾胃失运，则纳差；面色㿠白，舌质暗红，舌体胖大，边有齿痕，苔白腻，脉沉细结代，为心气不足，痰瘀痹阻之征。治宜益气养心，和中化痰，祛瘀通络。方拟李鲤教授和中宁心汤加减。和中宁心汤为李鲤教授保和丸加减序列经验方，何华老师深得其中奥妙。该方由保和丸加人参、麦冬、五味子、当归、龙骨、牡蛎、生姜、大枣组成。何华老师认为，凡心胆受惊，气虚血亏，不能荣心，而兼痰湿阻滞、中焦失和及心脉瘀阻者，均可选用本方，实为标本兼治之法。方中以保和丸健脾胃，消痰积，资化源，寓补于消；合生脉散补气益阴，太子参宁心益智，麦冬滋阴养心，五味子纳气归肾，使肺气有根，以推动血液运行，宗气充足，后继有源，则心、肺、肾之气均得补益；当归养血活血；龙骨、牡蛎潜镇安神。加丹参养血活血；加甘松开郁醒脾，镇静安神，其如《本草纲目》所云"芳香，能开脾郁……甚醒脾气"。化源足，痰瘀去，正气复，心神得养，则心悸、怔忡自除。本案体现了何华老师传承运用李鲤教授寓补于消法之学术思想。

二、心肌炎 / 气阴两虚证

王某，男，13岁，学生，河南省郑州市人。2019年4月12日初诊。

主诉：阵发性胸闷、胸痛伴午后低热1个月余。

现病史：患者发病前因学习紧张而有过劳史。近1个月来常感阵发性胸闷、胸痛，伴午后低热，体温37.4 ℃左右，活动后气短，时有心烦。曾在河南省人民医院诊断为心肌炎（中重型）。以甲强龙片（4 mg/次，3次/日）、辅酶Q10（10 mg/次，3次/日）、万爽力片（20 mg/次，3次/日）等西药口服，胸闷、胸痛减轻，但午后低热一直未消。现症见：阵发性胸闷胸痛，伴午后低热，体温37.4 ℃左右，活动后气短，时有心烦，纳眠、二便正常。诊其舌质淡红，苔薄白微黄，脉弦细，寸弱。血常规示中性粒细胞升高；心肌酶轻度升高；心电图示ST-T异常改变（损伤型）；血沉59 mm/h；骨髓涂片示考虑感染性骨髓象；骨髓细菌培养、胸部正位片及结明三项未见异常。此谓中医之胸痹。虽经治疗，但余邪未尽，正邪交争，故病不得愈。治宜益气养阴，清热散邪。方拟生脉散合保和丸加减。

处方：太子参20 g，麦冬15 g，五味子12 g，陈皮10 g，半夏10 g，茯苓20 g，炒莱菔子10 g，焦山楂10 g，焦建曲10 g，连翘10 g，徐长卿20 g，忍冬藤30 g，板蓝根20 g，牡丹皮20 g，栀子12 g，紫苏10 g，竹叶10 g，生甘草6 g，生姜3片，大枣5枚（切开）。14剂。

嘱其勿劳累，畅情志，慎风寒。

二诊（2019年4月26日）：服上方后，活动时感轻度胸闷气短，午后低热减轻，体温多在37 ℃左右，心烦消失，纳眠、二便正常。诊其舌质淡红，苔薄白微黄，脉弦细，寸弱。继守前法治疗。于原方中去竹叶，加大太子参、徐长卿用量，各用至30 g，以增强益气养阴、解毒抗炎作用。14剂。

三诊（2019年5月13日）：服前方后，胸闷、胸痛消失，体温正常，精神转佳，无明显不适。诊其舌质淡红，苔薄白，脉弦细。守前方稍作调整巩固治疗1个月，未再复发。

按语：本案所患系气阴两虚、余邪未尽、胸阳痹阻之胸痹，西医之心肌炎。乃思虑操劳太过，损伤正气，邪毒外侵，致气阴耗伤，心脉不畅，胸阳痹阻，而发为胸痹。虽经治疗，但余邪未尽，正邪交争，故病不得愈，而常午后低热；其活动后气短、心烦为气阴两虚，余热内扰所致；舌质淡红、苔薄白微黄，脉弦细、寸弱为心肺气阴不足，内有余热之征。治用益气养阴、清热散邪之法。方拟生脉散补益气阴以养心治本；合保和丸以健运脾胃，调整脏腑功能，培补后天气血生化之源，间接治本；加徐长卿、忍冬藤、板蓝根、牡丹皮、栀子、紫苏、竹叶以清热解毒，散邪通络，抗炎、抗病毒而治标。

本案宗李鲤教授用保和丸寓补于消法以培补后天之本，扶助正气，增强机体免疫功能；并借鉴中药之药理研究特性综合施治，如徐长卿、忍冬藤、板蓝根擅清热解毒通络，药理研究证实有抗炎、抗病毒、调节机体免疫功能等作用，故可用于心肌炎、血管炎和风湿病等免疫系统疾病之治疗。本案扶正祛邪，标本兼治，使正复邪去，心脉畅通，胸阳得展，而病愈。

三、冠心病 / 痰浊痹阻证

陈某，男，57岁，干部，河南省驻马店市人。2019年3月30日初诊。

主诉：阵发性胸部闷痛1个月余。

现病史：平素嗜好烟酒及肥甘厚味。近1个月来常感阵发性胸部闷痛，每次发作约持续数分钟，遇阴雨天易诱发，未予诊治。现症见：阵发性胸部闷痛，每次发作约持续数分钟，遇阴雨天易诱发，伴形体肥胖，痰多气短，纳呆乏力。平素嗜好烟酒及肥甘厚味。诊其舌质暗，舌体胖大，苔厚腻，脉滑。心电图提示心肌呈缺血性改变。西医诊为冠心病，心绞痛。此谓《金匮要略》之胸痹。证属痰浊痹阻，乃脾胃虚弱，痰阻血瘀，胸阳失展所致。治宜健运脾胃，通阳豁痰。方拟培土益母汤加减。

处方：陈皮12 g，半夏10 g，茯苓30 g，炒莱菔子15 g，焦山楂12 g，焦神曲12 g，薤白12 g，全瓜蒌30 g，丹参30 g，川芎12 g，淫羊藿15 g，白术15 g，枳实10 g，竹茹12 g，甘草6 g。7剂。

嘱忌食肥甘厚味，畅情志，勿劳累。

二诊（2019年4月8日）：服上方后，胸部闷痛发作次数明显减少，气短乏力稍减，纳食增加，仍有进食后腹胀，多梦易醒。诊其舌体胖大，舌质暗，苔腻稍厚，脉滑。此腹胀、失眠乃气机不畅，心神失养所致。故守上方加厚朴15 g、炒酸枣仁30 g以行气除胀，养心安神。14剂。

三诊（2019年4月22日）：服前方后，近1周胸部闷痛未再发作，精神、体力转佳，纳食正常。诊其舌体胖大，舌质暗，苔薄白腻，脉滑。心电图复查心肌呈缺血性改变较前改善。守方配成胶囊剂连服3个月，以巩固疗效。

3个月后随访，病未复发。

按语：本案所患系痰浊痹阻之胸痹证，西医之冠心病。《素问·痹论》曰："心痹者，脉不通。"因过食肥甘，贪杯好饮，伤及脾胃，健运失司，湿郁痰滞，留踞心胸。痰窒阳气，阻碍血运，造成气虚痰阻血瘀，心脉痹阻为患。阴雨天与痰浊均属阴，二阴合邪，故胸部闷痛遇阴雨天易诱发。形体肥胖、痰多气短、纳呆乏力、舌体胖大、苔厚腻、脉滑，均为脾虚痰盛之征。舌质暗为痰浊阻络所致。本案病位在心，与脾、胃、肾关系密切。脾胃气虚，心脉失养为本；痰阻血瘀，痹阻胸阳为标。心属火，主神又主血脉，火者土之母也，但其营养源于脾胃，脾胃化源不足则心之阴阳俱虚。火为阳，痰浊瘀血属阴，火恶痰浊，痰浊凝聚则阻滞经脉。脾胃为生痰之源，所以祛痰法当调理脾胃；心一有恙则阳痹血瘀，故又当温阳开痹，活血化瘀；同时心阳又源于肾阳，如赵献可《医贯》云"人身之主非心而为命门"，故治心又当佐以温肾之品。本案施治注重"治病必求其本"，以健运脾胃、通阳豁痰为法。方用培土益母汤加味。该方为保和丸应用之加减方，方中以保和丸开化源而消痰；全瓜蒌、薤白化痰通阳，行气止痛；丹参、川芎化瘀通络；淫羊藿补肾温阳。脾胃健运，痰化气行，血脉畅通，心肾得养，而获良效。

四、阵发性室上性心动过速 / 痰火扰心，肝胆气郁证

秦某，女，41岁，干部，河南省郑州市人。2019年5月2日初诊。

主诉：阵发性心慌5年。

现病史：患者5年前突受惊吓后出现心慌、胸闷，持续10余分钟后缓解。此后上症常于情志不畅或夜寐不佳时发作。突发突止，持续时间短则数分钟，长则数小时。有时数月一发，有时一日数发。发作时心慌，恐惧感，胸闷，气短，时间稍长则感乏力、头昏。不发作时一如常人。曾做动态心电图示阵发性室上性心动过速，发作时心室率在 150 ~ 200 次/分。近1周来发作较频，每天发作 3 ~ 5次。就诊时刚有一次发作，持续约30分钟自止。现症见：心悸怔忡，难以自持，胸闷短气，口苦心烦，腹胀便秘，小便短黄。诊其形体肥胖，表情焦虑，舌质红，苔黄厚腻，脉滑而疾数。此属中医之心悸，西医之阵发性室上性心动过速。辨证为痰火扰心，肝胆气郁，兼心气不足。治宜清热化痰，镇惊安神，兼益心气。方用柴胡加龙骨牡蛎汤加减。

处方：柴胡10 g，黄芩10 g，法半夏10 g，党参20 g，茯苓15 g，枳实10 g，大黄10 g（后下），桂枝5 g，生龙骨30 g（先煎），生牡蛎30 g（先煎），代赭石30 g（先煎），黄连6 g，瓜蒌皮15 g，甘草6 g。15剂。

嘱其畅情志，忌郁怒；忌食辛辣油腻之品；劳逸适度；适寒温。

二诊（2019年5月17日）：服上方后，大便通畅，每日 1 ~ 2次，心悸发作减为每日1 ~ 2 次，余症均减轻。诊其舌质偏红，苔微黄腻，脉滑。此痰火渐消，盖病久多瘀，故原方去大黄，加丹参20 g以养血活血。15剂。

三诊（2019年6月2日）：患者自述近1周心悸未再发作。继以原方加减调理半月。随访2个月未见复发。

按语：本案所患系中医之心悸，西医之阵发性室上性心动过速。乃由于突受惊吓，气机逆乱，肝失疏泄，津液失布，凝而为痰，蕴而化火，扰乱心神，故见心悸怔忡、胸闷短气等症。肝胆气郁，痰火内扰，腑气不通，则口苦心烦、腹胀便秘、小便短黄。形体肥胖、表情焦虑、舌质红、苔黄厚腻、脉滑而疾数，为痰火之征。本病病位主要在心，涉及肝胆，因病程较长，发作较频，心胆之气也显不足，见恐惧、气短、乏力、头昏等。证属痰火扰心，肝胆气郁，心气不足。治宜清热化痰，镇惊安神，兼益心气。方用柴胡加龙骨牡蛎汤加减。方中柴胡疏肝解郁；黄芩清肝胆之热；党参宁心壮胆；桂枝温通阳气，平冲降逆；大黄清热泻火，使痰热从大便而泻；法半夏化痰，有镇静之功；茯苓宁心安神；生龙骨、生牡蛎重镇安神；以代赭石易有毒之铅丹以重镇清肝；去大枣之滋腻，加黄连清心泻火；枳实行气化痰；瓜蒌皮化痰宽胸，润肠通便；盖病久多瘀，故加丹参以养血活血。诸药合用，能疏肝解郁，清化痰热，镇心安神，药证相符，故收效甚佳。

五、高血压病 / 风热上扰证

关某，男，42岁，干部，北京市人。2019年6月18日初诊。

主诉：脑鸣2年余。

现病史：患者长期从事脑力劳动，工作紧张，有大量吸烟史（每日2包），渐出现脑鸣，头晕头昏，夜寐多梦，BP在150/100 mmHg左右。曾查头颅CT无异常。被诊断为高血压病，经使用降压药治疗，病情无改善，遂求中医诊治。现症见：脑鸣，头晕头昏，夜寐多梦。诊其舌质红，苔薄黄，脉弦有力。BP 150/95 mmHg。此谓中医之脑鸣，西医之高血压病。乃烦劳太过，肝阳化热生风，风热上扰清窍所致。治用疏散肝经风热之法。方拟谷青汤（张磊老师经验方）加减治之。

处方：谷精草30 g，青葙子15 g，酒黄芩10 g，蔓荆子10 g，决明子10 g，薄荷10 g（后下），桑叶10 g，菊花10 g（后下），蝉蜕6 g，怀牛膝10 g，生龙骨30 g（先煎），生牡蛎30 g（先煎），甘草6 g。6剂。

嘱其忌食辛辣刺激之品，畅情志，勿劳累。

二诊（2019年6月24日）：服上方后，脑鸣减轻，头晕头蒙消失，夜入睡困难，仍多梦。诊其舌质红，苔薄黄，脉弦有力。此失眠为心肝血虚，心神失养所致，原方加酸枣仁、茯神以敛肝养心安神。

处方：谷精草30 g，青葙子15 g，酒黄芩10 g，蔓荆子10 g，决明子10 g，薄荷10 g（后下），桑叶10 g，菊花10 g（后下），蝉蜕6 g，怀牛膝10 g，生龙骨30 g（先煎），生牡蛎30 g（先煎），炒酸枣仁30 g，茯神10 g，甘草6 g。6剂。

三诊（2019年8月1日）：药后症状消失。后因工作劳累致脑鸣复作，头昏，睡眠多梦，口干，大便困难，每次约半小时。诊其舌质红，苔薄黄，脉弦有力。此伴有阴伤之象，前方加荷叶30 g清利头目，与辛散风药相合，可升发散邪，使邪从上越而散之；加槐角30 g凉血润肠降压。10剂。

服药后诸症皆消，血压正常。

按语：本案所患系肝经风热上扰之脑鸣，西医诊断为高血压病。烦劳太过，肝阳化热生风，风热上扰清窍所致。心肝血虚，阳热亢盛，心神失养则失眠。舌质红、苔薄黄、脉弦有力，为肝经风热内盛之征。治宜疏散肝经风热之法。方拟谷青汤加味治之。谷青汤系张磊老师数十年临床之经验方。头为诸阳之会，与厥阴肝经会于巅。故头部疾患与阳经有关，与厥阴肝经亦密切相关，而谷清汤药物多入肝经，诸如谷精草、青葙子、菊花、薄荷、蔓荆子、决明子、黄芩等，故具疏肝经郁热、散阳经风热之功。少阳及阳明经郁热，易出现大便干，故通大便以助清上。上下分消，而获速效。

六、原发性高血压 / 肝阳上亢，痰瘀痹阻证

黑某，男，45岁，干部，河南省新蔡县人。2018年11月6日初诊。

主诉：间断性头晕10余年、阵发性胸闷1年余。

现病史：平素常工作紧张，饮酒较多。10余年前始出现头晕，血压升高，曾间断服用西药降压药治疗不效，血压未能控制。近1年来又感阵发性胸闷，约持续数分钟后缓解，未予治疗。现症见：间断性头晕，阵发性胸闷，遇劳累或饮酒后易诱发或加重，伴头蒙头胀，纳眠一般，二便调。诊其BP 220/130 mmHg，舌质暗红，苔白稍厚，脉弦。心电图示心肌呈缺血型改变。甘油三酯2.95 mmol/L，总胆固醇7.5 mmol/L，低密度脂蛋白4.32 mmol/L。空腹血糖7.61 mmol/L。B超提示脂肪肝。此属西医之原发性高血压病、冠心病，中医之眩晕、胸痹。乃肝阳上亢，痰瘀痹阻所致。治宜平肝潜阳，化痰祛瘀。方拟天麻钩藤饮合瓜蒌薤白半夏

汤、保和丸加减。

处方：天麻10 g，钩藤30 g，石决明30 g，怀牛膝10 g，栀子12 g，黄芩10 g，杜仲20 g，桑寄生30 g，茯神15 g，夜交藤30 g，泽泻30 g，丹参30 g，川芎12 g，全瓜蒌20 g，薤白20 g，陈皮12 g，半夏12 g，茯苓30 g，炒莱菔子15 g，焦神曲12 g，焦山楂20 g，连翘12 g，甘草6 g。20剂。

嘱其适劳逸；畅情志；节饮食，忌食肥甘厚味及过咸之品，戒烟酒；注意监测血压变化，定期复诊。

二诊（2018年11月26日）：服上方后，阵发性胸闷未再发作，头晕蒙胀稍减，遇劳加剧，伴双目干涩。诊其BP 180/100 mmHg，舌质暗红，苔白稍厚，脉弦。此属肝肾阴精不足，清窍失养，故原方去瓜蒌、薤白，加枸杞子20 g、制首乌10 g以滋补肝肾，养脑明目。20剂。

三诊（2018年12月15日）：服前方后，头晕蒙胀明显减轻，头目较前清利，唯血压仍偏高（180/100 mmHg左右）。继用前法，上方加生龙骨、生牡蛎、菊花以镇肝潜阳，清利头目。

处方：天麻10 g，钩藤30 g，石决明30 g，怀牛膝10 g，栀子12 g，黄芩10 g，杜仲20 g，桑寄生30 g，茯神15 g，夜交藤30 g，枸杞子20 g，制首乌10 g，生龙骨30 g，生牡蛎30 g，菊花15 g，泽泻30 g，丹参30 g，川芎12 g，陈皮12 g，半夏12 g，茯苓30 g，炒莱菔子15 g，焦神曲12 g，焦山楂20 g，连翘12 g，甘草6 g。20剂。

服药后诸症消失，血压基本正常。以上方制成水丸，6 g/次，日3次，口服，以善后调理。

按语：本案所患系肝阳上亢、痰瘀痹阻之眩晕、胸痹。乃长期工作紧张，气郁不舒，郁久化火，耗伤肝阴，致肝阳上亢，风阳上扰。加之饮食不节，嗜酒肥甘，损伤脾胃，运化失职，湿聚生痰，痰阻经脉，血行瘀滞，风阳夹痰瘀上扰清空，则发为头晕。如《内经》云："诸风掉眩，皆属于肝""阳气者，烦劳则张"，《丹溪心法》认为"无痰不作眩"。痰瘀痹阻胸阳，心脉不畅，则发为胸痹。治用平肝潜阳、化痰祛瘀之法。方拟天麻钩藤饮平肝潜阳熄风，补益肝肾；合瓜蒌薤白半夏汤加泽泻豁痰泄浊，理气宽胸；加保和丸和中助运，化痰祛浊，以绝生痰之源；加丹参、川芎活血化瘀。二诊胸闷缓解，心阳得通，然仍头晕头蒙，遇劳加剧，伴双目干涩，此肝肾阴精不足，清窍失养，故原方去瓜蒌、薤白，加枸杞子、制首乌以滋补肝肾，养脑明目。三诊唯血压仍偏高，二诊方加生龙骨、生牡蛎、菊花以镇肝潜阳，清利头目。肝阳平，痰瘀去，脉络通，清窍利，则头晕、胸闷自除，血压复常。后以丸药缓图，以稳定血压，长治久安。

本案病位在脑、心，涉及肝、脾、肾多脏功能失调，具有血压、血脂、血糖等多项代谢指标异常，病机复杂；而西药仅能缓解症状，无法根除，故需采用中药多靶点、多方位综合施治，全面调节，充分发挥脏腑气血津液自身功能，方可获效。在此体现了中医"整体观念、辨证施治"之精髓。

七、预激综合征 / 气虚痰瘀证

张某，男，59岁，河南省荥阳市广武镇人。2019年2月13日初诊。

主诉：头晕伴心慌间断发作1年余。

现病史：间断头晕、胸闷心慌，头晕时血压低，阵发胸部不适伴头晕，曾查心电图发现频发早搏、预激综合征，冠脉CT血管成像（CTA）示冠脉狭窄60%，平素血压正常，原大便溏，现大便可，纳眠可。既往史：曾发现同型半胱氨酸高，常服叶酸、维生素B$_6$、阿托伐他汀钙、阿司匹林。舌质暗紫，苔白厚，脉沉细弦。2018年10月4日动态心电图示：偶发房性早搏，偶发短阵房性心动过速1次，典型预激征，陈旧性下壁心肌梗死，心率快时ST段改变。头颅MRI（−）。心脏彩超：主动脉瓣中度反流，二、三尖瓣轻度反流。中医诊断为心悸、头蒙（气虚痰瘀），西医诊断为预激综合征、冠状动脉狭窄。治宜益气活血，养心安神。以保元煎合养血安神汤加减。

处方：太子参15 g，黄芪30 g，当归10 g，赤芍15 g，川芎10 g，丹参30 g，檀香3 g（后下），砂仁3 g（后下），炒酸枣仁30 g，茯苓20 g，茯神20 g，制远志10 g，龙骨30 g（先煎），牡蛎30 g（先煎），陈皮10 g，竹茹12 g，炒莱菔子15 g，炒麦芽20 g，炒山楂15 g，甘草6 g。10剂。

二诊（2019年2月23日）：服药后症状好转，但仍有早搏，频发短阵头晕、心慌，舌苔厚，质暗紫，脉沉结代。

处方：黄芪30 g，当归10 g，赤芍15 g，川芎10 g，红花10 g，炒桃仁10 g，丹参30 g，檀香6 g（后下），砂仁6 g（后下），陈皮10 g，法半夏12 g，茯苓20 g，炒酸枣仁30 g，茯神20 g，龙骨30 g（先煎），牡蛎30 g（先煎），制远志10 g，甘松10 g，炒麦芽20 g，炒山楂15 g，炙甘草6 g。10剂。

三诊（2019年3月5日）：时有早搏，大便不成形，日1~2次，体重增加，舌白厚，质暗紫，脉沉。

处方：黄芪30g，当归10g，赤芍15g，川芎10g，红花10g，丹参30g，檀香6g（后下），砂仁6g（后下），陈皮10g，法半夏12g，茯苓30g，炒酸枣仁30g，茯神20g，龙骨30g（先煎），牡蛎30g（先煎），制远志10g，甘松10g，炒麦芽20g，炒山楂15g，炙甘草6g，山药30g，炒白扁豆30g。10剂。

四诊（2019年3月25日）：早搏减，阵发胸部不适减轻，仍大便不成形，日1～2次，舌暗紫，苔白厚腻，脉弦滑。

处方：炙甘草10g，党参15g，桂枝10g，干姜6g，麦冬15g，赤芍15g，丹参30g，炒酸枣仁30g，茯苓30g，茯神15g，龙骨30g（先煎），牡蛎30g（先煎），炒麦芽20g，炒鸡内金20g，制远志10g，陈皮10g，法半夏12g，麸炒山药30g，麸炒白术15g，炒白扁豆30g，醋五味子10g。10剂。

其间患者多次就诊。

2019年5月11日诊：早搏时有发作，1～2小时后可缓解，曾有精神紧张史，大便不成形，舌暗红，苔白厚腻，脉沉。

处方：丹参30g，檀香3g（后下），砂仁3g（后下），赤芍15g，川芎10g，炒酸枣仁30g，茯苓30g，茯神20g，龙骨30g（先煎），牡蛎30g（先煎），党参15g，制远志10g，陈皮12g，法半夏12g，麸炒白术15g，炒麦芽20g，炒鸡内金20g，麸炒山药30g，炙甘草10g，生姜9g，大枣15g（切开），木香10g，炒白扁豆30g。10剂。

按语：该患者属于中医之心悸，现代医学属于冠心病、预激综合征。心悸辨证，有虚有实，为心神失养所致。虚者为心气不足，心阴血不足，以及阳气不足；实者为痰热内蕴，痰瘀阻络等。结合该患者情况，考虑心气不足，痰瘀阻络，心神失养，故治疗上给予益心养血安神、化痰活血通络之法。治疗期间，患者脾胃虚弱，大便溏泄，故加用健脾化湿止泻。

路志正老指出，慢性疾病属脾胃虚弱者，要调养中焦以使气血生化有源，有助于疾病恢复。

第三章　肝胆脾胃病医案

一、胃下垂 / 中气下陷，湿热中阻证

代某，女，38岁，工人，河南省郑州市人。2018年10月12日初诊。

主诉：口臭、胃脘胀满6年。

现病史：平素操劳过度，多思多虑，近6年来常觉口臭、胃脘胀满，清晨口臭明显，夜间胃胀较甚，伴口苦口干，饮不解渴，时有便秘，未予诊治。因症状逐渐加重，遂来就诊。现症见：口臭，胃脘胀满，清晨口臭明显，夜间胃胀较甚，伴口苦口干，饮不解渴，时有便秘。诊其形体消瘦，舌质暗，苔白，脉沉弦滑。上消化道钡餐透视示"胃下极位于髂嵴下3 cm"。此属西医之胃下垂，中医之胃缓。乃中气下陷，脾胃失运，湿热中阻所致。治宜补中益气，和胃消食。方拟加味补中益气汤合保和丸加减。

处方：太子参20 g，黄芪20 g，白术15 g，升麻10 g，柴胡10 g，当归15 g，陈皮12 g，白芍15 g，炒枳壳20 g，山药20 g，煅龙骨20 g，煅牡蛎20 g，地榆15 g，半夏10 g，茯苓20 g，炒莱菔子15 g，焦山楂20 g，连翘10 g，焦建曲15 g，木香10 g，甘草6 g，生姜3片，大枣5枚（切开）。14剂。

嘱其勿劳累；食后勿剧烈运动，饮食不要过饱，忌食辛辣肥甘厚味。

二诊（2018年10月28日）：服上方后，口臭、口苦口干、渴饮明显减轻，胃脘胀满呈间断发作，口黏，大便调。诊其形体消瘦，舌质暗，苔白，脉沉弦滑。气虚下陷及湿热中阻之象均有所改善，故继守前法治疗。原方中去木香之辛温，加黄连6 g以增清化湿热之功。14剂。

三诊（2018年11月12日）：服前方1个月后，口臭、口干苦黏、渴饮消失，夜间胃脘胀满偶有发作，纳食可，大便调，体重有所增加。诊其舌质暗，苔白，

脉沉弦滑。守前方加减治疗1个月余，诸症消失，病告痊愈。

按语：本案所患系中气下陷，脾胃失运，湿热中阻之胃缓病，西医之胃下垂。乃由于思虑操劳太过，损伤脾胃，致中气亏虚，久之气虚下陷，摄纳无力，升举无能，故见胃脐下垂；脾虚失运，升降失常，湿热中阻，则胃脘胀满，夜间尤甚，口臭，口干苦黏；运化失职，津液不布，则饮不解渴、便秘；舌质暗、苔白、脉沉弦滑为气虚湿阻、久病多瘀之征。治用补中益气、和胃消食之法。加味补中益气汤补中益气，举陷摄纳；合保和丸健胃消食助运，清热利湿。本案口臭并非胃火炽盛之实证，而为中气下陷，胃脏下垂，运化失司，升降失常，饮食水谷不化精微，湿浊中阻，郁而化热，湿热上蒸所致。此乃虚中夹实证，因虚而致实，故应治以补虚为主，扶正以祛邪。其治疗一是补气健脾以治气虚之本；二是升提下陷阳气，以求浊降清升；三是和中健胃助运，以化解湿热。通过补虚、升陷、和中，使脾胃和调，水谷精气生化有源，则脾胃气虚诸症自愈，中焦湿热自除；中气不虚，升举有力，则下脱、下垂诸脏自可复位。

本案并非治口臭之常法，乃补虚升陷助运以降浊而施，宗异病同治之旨，知常达变。其辨治思路独特，理法方药丝丝入扣，故获良效。

加味补中益气汤为补中益气汤加白芍、炒枳壳、山药、煅龙骨、煅牡蛎、地榆而成。其中白芍缓急止痛，可缓解平滑肌痉挛；炒枳壳行气散结消痞，对胃肠道平滑肌有兴奋作用，可增强其收缩功能。白芍配枳壳，一收一缓，进而促进胃肠平滑肌蠕动。山药益气健脾固摄。煅龙骨、煅牡蛎、地榆收敛固摄。何华老师常用该方治疗中气亏虚型脏器下垂，每获良效。

二、胃下垂/中气下陷证

刘某，男，75岁，干部，河南省南阳市人。2018年10月10日初诊。

主诉：胃脘胀满1个月余。

现病史：发病前无明显诱因，近个1月来常感胃脘胀满，食后尤甚，伴纳少，未予诊治。现症见：胃脘胀满，食后尤甚，伴纳少，时有右上腹疼痛，大便困难，3日一行，质不干。诊其舌质红，苔薄黄，脉沉细。上消化道钡餐造影提示：①轻度胃下垂。②考虑胃窦炎。西医诊断：①胃下垂。②胃窦炎。中医诊断：胃缓。乃年迈体衰，中气下陷，气阴两虚，脾胃失运所致。治宜补中益气，升阳举陷，养阴和胃。方拟加味补中益气汤加减。

处方：黄芪30 g，白术12 g，陈皮12 g，太子参20 g，升麻10 g，柴胡10 g，当归15 g，白芍15 g，炒枳壳20 g，山药30 g，石斛15 g，煅龙骨20 g，煅牡蛎20 g，地榆20 g，川楝子12 g，醋延胡索15 g，炒麦芽20 g，炒鸡内金20 g，甘草6 g，生姜3片，大枣5枚（切开）。14剂。

二诊（2018年10月25日）：服上方后，胃脘胀满明显减轻，纳食较前增加，右上腹痛消失，仍大便困难，质不干。诊其舌质红，苔薄黄，脉沉细。此大便困难乃气虚大肠传导无力所致。故守前法，加大太子参、白术用量，以增强益气健脾运肠作用，太子参改为30 g，白术改为30 g。14剂。

三诊（2018年11月10日）：服前方后，胃脘胀满消失，纳食可，大便基本正常，1~2日一行，体重有所增加。诊其舌质偏红，苔薄白，脉沉细。前方稍作调整巩固治疗1周。随访3个月未再复发。

按语：本案患者乃由于年迈体衰，中气亏虚，摄纳无力，升举无能，故见胃腑下垂；气阴不足，脾胃失运，升降失常，则胃脘胀满，食后尤甚；大便困难、质不干为气虚大肠传导无力所致；舌质红、苔薄黄、脉沉细为气阴两虚，兼有郁热之征。治宜补中益气、养阴和胃之法。方拟加味补中益气汤补中益气，升阳举陷；加石斛以养胃阴；加金铃子散行气活血，散热止痛；加炒麦芽、炒鸡内金消食助运。本案属因虚致胀，故治疗一是补气养阴，健脾和胃，以治气虚之本；二是升提下陷阳气，以求浊降清升，于是脾胃和调，水谷精气生化有源，则脾胃气虚诸症自愈。中气不虚，升举有力，而下脱、下垂诸症自可复位。

三、红斑性胃炎／湿热中阻证

赵某，女，41岁，工人，河南省荥阳市人。2018年10月12日初诊。

主诉：胃脘疼痛反复发作2年、加重1周。

现病史：发病前有嗜食辛辣食物史。胃脘疼痛反复发作，伴胃脘胀满，嘈杂泛酸，口干苦，空腹及饱食后均易发，不欲饮，纳差。曾服用泮托拉唑等西药治疗不效。现求中医治疗。现症见：胃脘疼痛反复发作，空腹及饱食后易诱发，伴胃脘胀满，嘈杂泛酸，口干苦，不欲饮，纳差。诊其舌质红，苔黄厚，脉沉弦滑。胃镜提示：①红斑性胃炎。②十二指肠溃疡。此属中医之胃痛，西医之红斑性胃炎、十二指肠溃疡。乃脾胃失运，湿热中阻所致。治宜健运脾胃，清热化湿。方拟和中敛疡止痛汤加减。

处方：陈皮10g，半夏12g，茯苓30g，炒莱菔子15g，焦山楂10g，焦神曲15g，连翘10g，川楝子12g，醋延胡索15g，川贝母12g，乌贼骨30g，煅瓦楞子30g，厚朴15g，枳壳12g，甘草6g，生姜3片，大枣5枚（切开）。14剂。

嘱其忌食辛辣刺激及肥甘厚味，饥饱适宜；勿劳累；畅情志。

二诊（2018年10月26日）：服上方后，胃脘胀满疼痛、泛酸有所减轻，仍口干苦，纳差。诊其舌质红，苔黄厚，脉沉弦滑。此乃湿热中阻，运化失职所致。原方中加左金丸以辛开苦降，清泄郁热；加炒麦芽、炒鸡内金以健胃消食。

处方：陈皮10g，半夏12g，茯苓30g，炒莱菔子15g，焦山楂10g，焦神曲15g，连翘10g，川楝子12g，醋延胡索15g，川贝母12g，乌贼骨30g，煅瓦楞子30g，厚朴15g，枳壳12g，黄连6g，吴茱萸1g，炒麦芽20g，炒鸡内金20g，甘草6g，生姜3片，大枣5枚（切开）。14剂。

三诊（2018年11月10日）：服前方后，胃脘疼痛偶有发作，嘈杂泛酸、口干苦明显减轻，纳食增加。诊其舌质偏红，苔厚微黄，脉沉弦滑。效不更方，守前方加减治疗2周，诸症消失，病告痊愈。

按语：本案所患系湿热中阻、脾胃失运之胃痛，西医之红斑性胃炎、十二指肠溃疡。乃由于饮食不节，嗜食辛辣，损伤脾胃，运化失职，致湿热中阻，胃络受伤，胃气失和，而发为本病。湿热中阻，脾胃失运，升降失常，则胃脘胀满，纳差，口干苦，不欲饮；舌质红、苔黄厚、脉沉弦滑为湿热内阻之征。故治宜健运脾胃、清热化湿之法。和中敛疡止痛汤系李鲤教授保和丸加减之序列经验方，由保和丸加川楝子、醋延胡索、川贝母、乌贼骨、煅瓦楞子、甘草组成。方中以保和丸健脾胃，化痰湿，资化源，寓补于消。其中连翘味苦微寒，可清热解毒、消肿疗疡；乌贝散、煅瓦楞子收敛制酸；金铃子散泻热行气，活血止痛。诸药合用，湿祛热除，胃络畅通，胃得其养，则疼痛自除。本案体现了何华老师对李鲤教授寓补于消法学术思想之传承运用。

四、胆汁反流性胃炎／脾胃虚弱，肝胆郁滞证

潘某，女，32岁，干部，河南省济源市人。2019年5月20日初诊。

主诉：食后胃脘胀满3年。

现病史：平素工作紧张，思虑过度，近3年来常觉食后胃脘胀满，午后尤甚，伴纳差，食后头晕、乏力，时常便秘或便溏，未予诊治。现症见：食后胃脘

胀满，午后尤甚，伴纳差，食后头晕、乏力，时常便秘或便溏，性急易怒，形体消瘦。诊其舌质淡红，苔薄白，脉沉细。胃镜提示"胆汁反流性胃炎"。此属西医之胆汁反流性胃炎，中医之痞证。乃由于长期操劳思虑过度，致脾胃虚弱，肝郁气滞，胆失疏泄，而发为本病。治宜益气健脾，疏肝利胆。方拟保和丸、四逆散加减。

处方：太子参20 g，当归15 g，陈皮10 g，半夏12 g，茯苓30 g，炒莱菔子12 g，焦山楂15 g，焦建曲12 g，连翘10 g，柴胡12 g，炒枳实25 g，白芍20 g，木香10 g，厚朴10 g，炒麦芽20 g，炒鸡内金20 g，甘草6 g，生姜3片，大枣5枚（切开）。14剂。

嘱其勿劳累；畅情志；饮食规律，忌食辛辣刺激及肥甘厚味。

二诊（2019年6月5日）：服上方后，觉胃脘胀满、头晕减轻，纳食稍增，食后胃脘无明显不适，失眠，便溏。诊其舌体偏大，舌质淡红，苔薄白，脉沉细。虑其失眠、便溏与心脾两虚、湿邪内盛有关，故治疗在原方基础上加浮小麦30 g、砂仁6 g（后下），以养心安神、芳香化湿。14剂。

三诊（2019年6月20日）：服前方后，胃脘胀满基本消失，精神改善，纳食可，大便调。诊其舌质淡红，苔薄白，脉沉细。半年后随访，病未复发。

按语：本案所患系脾胃虚弱、肝胆郁滞之痞证，西医之胆汁反流性胃炎。本病由于操劳、思虑过度，致脾胃虚弱，肝胆失疏，而发为本病。胆与肝为表里，内藏胆汁，胆汁来源于肝之余气，可促进脾胃运化。若肝胆郁滞，脾胃失运，则致脘满纳差。食后头晕、乏力、便秘或便溏，为脾虚失运，清阳不升所致。肝郁不舒则性急易怒。饮食水谷不化精微，形体失充，则消瘦。气虚血少，脉道失充，则脉沉细。治宜益气健脾、疏肝利胆之法。方拟保和丸健脾和胃，消食助运；合四逆散疏肝利胆理气，白芍配枳实，一收一缓，进而促进胃肠平滑肌蠕动，控制胆汁反流；加太子参、当归益气养血；木香、厚朴行气宽中；炒麦芽、炒鸡内金消食和胃。方证相应，诸药合用，脾胃健旺，肝气得疏，胆汁疏泄复常，则病愈。

五、反流性食管炎 / 肝气郁滞，胃阴亏虚证

程某，男，45岁，商人，河南省商丘市人。2019年8月2日初诊。

主诉：胃脘痛、烧心3年，加重2周。

现病史：3年前因饮食不节，饮酒过量，出现胃脘痛、烧心，经服奥美拉唑等可缓解，遇情绪波动及饮食不节即发作，3年来时发时止，逐渐加重，身体渐瘦，近2周症状加重来诊。现症见：胸骨及胃部烧灼样疼痛，以夜间为甚，泛酸，心烦易怒，失眠，五心烦热，易饥厌食，大便黏滞不爽，形体消瘦。诊其舌质绛红，苔薄黄腻，脉细弦。查血压、心电图、肝胆胰脾彩超等均正常。胃镜检查提示：食管下段近贲门口处糜烂，慢性浅表萎缩性胃炎。中医诊断：胃痛。西医诊断：①反流性食管炎。②慢性胃炎。证属肝气郁滞，胃阴亏虚。治宜疏肝理气，滋阴养胃，缓急止痛。方以四逆散加味。

处方：柴胡10 g，枳实10 g，白芍15 g，百合30 g，沙参30 g，栀子10 g，麦冬20 g，生地黄15 g，酸枣仁30 g，合欢皮15 g，炙甘草6 g，生姜3片，大枣3枚（切开）。7剂。

嘱其忌食辛辣油腻之品，戒烟酒；畅情志，忌郁怒。

二诊（2019年8月8日）：胸骨及胃部灼痛减轻，夜间加重消失，心烦易怒仍剧，余症如故。诊其舌质绛红，苔薄黄腻，脉细弦。此乃肝经郁热仍盛，守方加薄荷9 g（后下）疏肝、清解肝经郁热。14剂。

三诊（2019年8月22日）：诸症均减轻，但大便黏滞不爽，诊其舌质绛红，苔薄黄腻，脉细弦。湿浊阻滞，气机不通，故大便黏滞不爽。原方加槟榔15 g以行气除滞通便。14剂。

四诊（2019年9月7日）：大便已畅行，夜眠佳，精神转佳，烧灼痛消失。上方研末为散，每次6 g，每日3次，温开水冲服。1个月后停药。随访1年未发。

按语：本案所患系中医之胃痛，西医之反流性食管炎、慢性胃炎。由于饮食不节，恣食肥甘，湿热内滞，日久化火伤及胃阴，久病不愈，迁延缠绵，情志抑郁，致使肝气郁结，终成肝郁气滞，胃阴亏虚。故见胸骨及胃部烧灼疼痛、五心烦热、心烦易怒、易饥厌食、大便黏滞不爽等，舌质绛红、苔薄黄腻、脉细弦均可佐证其肝郁气滞、阴虚内热之候。《素问·至真要大论》曰："少阳之胜，热客于胃，烦心心痛，目赤欲呕，呕酸善饥。"以四逆散疏解郁滞之气，百合、白芍、沙参、麦冬、生地黄滋养胃阴，栀子、薄荷泻火除烦，酸枣仁、合欢皮养心安神，槟榔行气除通便。诸药合用，可疏解少阳之气滞郁火，滋养脾胃之阴液亏虚。气滞得除，阴亏得养，虚火得解，迁延难愈之疾得以痊愈。

六、反流性食管炎 / 肝胃郁热，阴津不足证

时某，女，67岁，河南省许昌市魏都区人。2019年2月14日初诊。

主诉：自觉体内发热，咽部热气上冲口腔，午后为甚。

现病史：患有反流性食管炎，泛酸，常服奥美拉唑，多饮，大便干，2018年11月曾住院治疗。失眠，常服安眠药，服栀子金花丸，便秘，近1年家中亲人常生病，操劳多，手足心热，口鼻眼干，心烦易怒。既往史：胃息肉手术史，便秘史，肠黏膜脱落，三叉神经痛。舌质暗红，苔薄白，脉沉细弦。2018年11月20日胃镜示：①反流性食管炎（A级）。②食管裂孔疝？③慢性浅表性胃炎伴糜烂。④胃多发息肉。中医辨证为阴津不足，肝胃郁热。治宜清热养阴，化痰和胃。方以沙参麦门冬汤合保和丸加减。

处方：北沙参15g，麦冬30g，石斛15g，玄参10g，牡丹皮10g，栀子10g，连翘15g，金银花15g（后下），青皮10g，浙贝母10g，莲子心6g，生地黄15g，海螵蛸30g，陈皮10g，竹茹12g，炒莱菔子15g，大黄6g（后下），炒麦芽20g，炒鸡内金20g，甘草6g，蒲公英15g，麸炒枳实10g，姜厚朴12g。7剂。

二诊（2019年2月23日）：现大便可，体内发热减，有反流性食管炎，嗳气，胃胀，失眠，脉沉弦滑。

处方：北沙参15g，麦冬30g，石斛15g，玄参10g，牡丹皮10g，栀子10g，连翘15g，金银花15g（后下），青皮10g，浙贝母10g，莲子心6g，生地黄15g，海螵蛸30g，陈皮10g，竹茹12g，炒莱菔子15g，大黄6g（后下），炒麦芽20g，炒鸡内金20g，甘草6g，蒲公英15g。10剂。

三诊（2019年3月9日）：近期母亲去世，手足心热，便秘，2~3日一次，失眠，常服安眠药，噩梦多，烧心，纳可，鼻、目干，无口干，舌红，有裂纹，苔薄白，脉沉细。

处方：北沙参15g，麦冬30g，生地黄15g，玄参10g，金银花15g（后下），连翘15g，莲子心5g，麸炒枳实10g，姜厚朴12g，炒火麻仁30g，大黄6g（后下），浙贝母10g，海螵蛸30g，陈皮10g，竹茹12g，炒莱菔子15g，炒麦芽20g，炒鸡内金20g，炒酸枣仁30g，茯苓15g，茯神15g，龙齿30g，浮小麦30g，甘草6g。10剂。

按语：患者以泛酸、胃脘嘈杂、便秘来诊，伴见手足心热、口鼻眼干、心烦易怒。辨证为肝胃郁热。患者素体性情急躁，肝郁化火，横克脾胃，胃失和降，

则见泛酸、胃脘嘈杂、便秘等情况。阳明为多血多气之腑，阳明郁热伤阴，则见手足心热、口鼻眼干，故治疗上给予疏肝清热养阴，化痰和胃。方以沙参麦冬汤合保和丸加减，加用牡丹皮、栀子、连翘、金银花、青皮清泻肝火。患者病情逐渐好转。但由于情绪原因病情再发，故嘱患者调畅情志、清淡饮食是该病治疗的重要方法，应予重视。

七、贲门痉挛 / 气阴两虚，虚火上逆证

龚某，男，65 岁，干部，河南省西平县人。2018 年 9 月 26 日初诊。

主诉： 呃逆反复发作 1 个月。

现病史： 患者素有便秘病史 15 年，近 1 个月呃逆反复发作，仍大便秘结，曾服泻下药及灌肠治疗则大便通，停药则如故。现症见：呃逆不断，伴神疲倦怠，口干纳呆，大便燥结，小便短赤涩痛，肛门灼热，小腹胀痛。诊其舌暗红，苔薄黄，脉细数。此谓中医之呃逆，西医之贲门痉挛。证属气阴两虚，虚火上逆。治宜益气养阴，通腑止呃。方用竹叶石膏汤合导赤散加味。

处方： 生石膏 30 g，太子参 15 g，竹叶 12 g，麦冬 15 g，半夏 6 g，代赭石 12 g，生地黄 12 g，通草 6 g，生白术 30 g，肉苁蓉 20 g，陈皮 6 g，生甘草 6 g。5 剂。

嘱其适劳逸，忌食辛辣之品。

二诊（2018 年 10 月 2 日）： 服上方后，大便已通，小便涩痛大减，呃逆明显好转。上方加减共服 9 剂，呃逆止，二便通调，诸症痊愈。

按语： 本案所患系中医之呃逆，西医之贲门痉挛。此案患者年事已高，脾胃亏虚，气阴不足。气虚则大肠传导无力，阴虚则肠道失润，则粪易燥结。燥热积于下焦，则小便短赤涩痛，肛门灼热，小腹胀痛。阴虚则内热，热夺胃津，中气耗伤，胃气冲逆而动膈则致呃逆。气阴两虚，脾胃失运，则神疲倦怠、口干纳呆。舌暗红、苔薄黄、脉细数，为气虚阴少，虚热内扰之征。证属气阴两虚，肠道燥结，虚火上逆。治宜益气养阴，通腑止呃。气分郁热宜清，气津两伤宜补。方用竹叶石膏汤清热生津，益气补虚，和胃降逆。方中竹叶配生石膏清透气分余热，除烦止渴为君；太子参配麦冬补气养阴生津为臣；半夏降逆和胃以止呕逆为佐；生甘草和脾养胃以为使。全方清热与益气养阴并用，祛邪扶正兼顾，清而不寒，补而不滞。合导赤散清热凉血养阴，通淋；代赭石降逆止呃；陈皮健运脾胃；生白术、肉苁蓉滋补脾肾。本案实为清泻与补益两顾之法，使热清燥结除，

气津得复；浊气得降，清气得升。气机调畅，升降有序，则气顺呃止。标本兼治，恙疾转安。

八、贲门痉挛 / 胃火上炎，胃失和降证

王某，男，39岁，农民，河南省郑州市人。2018年10月22日初诊。

主诉：呃逆频发1周、加重2天。

现病史：近1周呃逆频发，食入即吐，吐出物为食物及涎水，味苦酸辣，近2日呃逆连续不断。曾在西医院被诊断为"膈肌痉挛"而住院治疗，经静脉给药及封闭疗法等，寸效未进。现症见：呃逆之声高亢，食入即吐，呕吐物味苦酸辣，面红气粗，口臭而渴，大便秘结，舌质红，苔黄，脉洪大有力。此谓中医之呃逆，西医之贲门痉挛。证属胃火上炎，升降失司。法当清胃泻火，降逆止呃。方用大黄甘草汤合左金丸加味。

处方：大黄10 g，甘草5 g，黄连6 g，吴茱萸3 g，生石膏40 g，知母12 g，生地黄15 g，瓜蒌20 g。5剂。

嘱其畅情志，适劳逸，忌食辛辣之品。

二诊（2018年10月27日）：服上方后，呃逆、呕吐止，大便通，病霍然而愈。后改服保和丸以善其后。

按语：本案所患系中医之呃逆，西医之贲门痉挛。胃为水谷之腑，"六腑者，传化物而不藏"，以通为用，以降为顺。降则和，不降则滞，反升则逆。《伤寒论》谓："津液得下，胃气因和。"叶天士指出："脾宜升则健，胃宜降则和。"此病例见阳明蕴热，胃火上炎，胃失和降之证。"食已即吐"，由于下窍不通，浊无出路，热聚于胃，上逆而致呃逆。其呃逆之声高亢、食入即吐、呕吐物味苦酸辣、面红气粗、口臭而渴、大便秘结、舌质红、苔黄、脉洪大有力，均为胃中积热、腑气不通、胃热上冲之征。治宜清胃泻火，降逆止呃。方用大黄甘草汤合左金丸加味。大黄甘草汤出自《金匮要略》，主治胃肠积热，浊腐之气上逆之证。方用大黄、甘草泻热通便，和胃止呃。专取大黄之沉降，以泻逆满之滞，如舍大黄之降逆锐勇，则难以奏效。方配甘草，一以缓急迫，二以和胃安中。合左金丸清泻肝火，降逆止呕。伍生地黄、知母、生石膏滋阴清热，生津止渴。瓜蒌善清肺胃之热，上能润肺，下能润肠通便，胃气得降，则呃逆自除。药证合拍，病当自愈。

九、慢性萎缩性胃炎／寒热错杂证

李某，男，40岁，商人，河南省信阳市人。2019年4月22日初诊。

主诉：胃脘胀痛反复发作5年。

现病史：患者已行数次胃镜检查，病理检查诊断：中度萎缩性胃炎。经多方中西医治疗，均不效。现症见：胃脘胀满不适，伴偶发隐痛，纳差，神疲乏力，便溏，畏寒喜暖，四末发凉，口中异味，时发牙龈肿痛，咽干咽痛。平素性格内向，情绪低落郁闷。诊其舌红少津，苔薄白，脉细。中医诊断：胃痛。西医诊断：慢性萎缩性胃炎（中度）。证属寒热错杂。治宜辛开苦降，调和寒热。方选乌梅丸加减。

处方：乌梅15 g、细辛3 g、桂枝10 g、当归15 g、干姜6 g、花椒6 g、黑附子10 g（先煎）、党参15 g、黄连6 g、黄柏15 g、蒲公英15 g、生甘草6 g。7剂。

嘱其畅情志，忌郁怒；调饮食，忌辛辣刺激及生冷油腻之品；适劳逸。

二诊（2019年4月29日）：服上方后，咽痛、牙痛症状减轻，但自觉服药后胃中隐隐不适，胃痛似有加重，此乃热邪渐减，而寒邪仍重。诊其舌红少津，苔薄白，脉细。遂减黄连、蒲公英用量，增附子、干姜用量，以防苦寒败胃。

处方：乌梅15 g、细辛3 g、桂枝10 g、当归15 g、干姜10 g、花椒6 g、黑附子15 g（先煎）、党参15 g、黄连4 g、黄柏15 g、蒲公英10 g、生甘草6 g。7剂。

三诊（2019年5月6日）：胃寒缓解，四末发凉、便溏等症亦相应减轻，但仍觉胃脘胀满。结合患者平素情志不舒，且舌脉呈阴虚之象，证属肝阴不足，木失条达，肝气犯胃所致。守原方增白芍以酸甘养阴，配合乌梅酸甘柔润，健胃开食；并加薄荷以疏肝、透肝。

处方：乌梅15 g、细辛3 g、桂枝10 g、当归15 g、干姜10 g、花椒6 g、黑附子15 g（先煎）、党参15 g、黄连4 g、黄柏15 g、蒲公英10 g、白芍20 g、薄荷6 g（后下）、生甘草6 g。7剂。

四诊（2019年5月13日）：胃胀、纳呆症状均明显缓解，心中抑郁不舒亦有所减轻。嘱其可长期服用此方，并注意调畅情志。

半年后随访，上述症状鲜有复发，且复查胃镜病理提示为轻度萎缩性胃炎。

按语：本案所患系中医之胃痛、西医之慢性萎缩性胃炎。证属寒热错杂。乃因平素情志不畅，肝郁不舒，肝阴暗耗，厥阳升腾，相火不守本位，循经上扰，故火炎于上，水寒于下，土壅木郁，升降塞滞，形成厥阴病的上热下寒之证。土壅木郁，升降失常，则胃脘胀满不适、偶发隐痛、纳差；上焦郁热，则口中异味、时发牙龈肿痛、咽干咽痛；水寒于下，脾、肾两虚，则见神疲乏力、便溏、畏寒喜暖、四末发凉等寒象；情绪低落郁闷、舌红少津、苔薄白、脉细，为肝阴不足，木失条达，肝气郁结所致。治宜辛开苦降、调和寒热之法。方选乌梅丸寒热并调，温阳补虚，清热燥湿。原方中黄芩、黄柏、人参、干姜、附子，寓泻心之意；花椒、干姜、人参为大建中汤之主药；桂枝、细辛、当归为当归四逆汤之意。集数方之功，重用乌梅，取其至酸之味、至柔之性，敛肝泻肝，补肝体以制其用，以花椒、细辛、干姜、附子、桂枝之辛温刚燥，配黄连、黄柏之苦寒，寒热刚柔并用，复以党参补肝气，当归补肝体。此方恰合厥阴证之病机，无愧为厥阴病之主方。正如清代著名医家柯韵伯所说："仲景制乌梅丸方，寒热并用，攻补兼施，通理气血，调和三焦，为平治厥阴之主方。"本案中另加蒲公英、甘草清热解毒，利咽喉，增白芍以酸甘养阴，加薄荷以疏肝、透肝，配合乌梅酸甘柔润，健胃开食。

萎缩性胃炎多属顽症痼疾，久病不愈，往往寒热相互转化，或由寒而热，或由热而寒，寒热并存。乌梅丸合泻心汤、大建中汤、当归四逆汤等数方之功，集酸苦辛甘、大寒大热于一身，清上热，温下寒，燮理阴阳，恰合本病之病机，加减运用而获良效。

十、慢性萎缩性胃炎 / 脾胃气虚，气滞湿阻证

刘某，女，38岁，干部，河南省郑州市人。2018年10月18日初诊。

主诉：胃脘胀痛反复发作9年余。

现病史：9年来经常胃脘满闷胀痛，胀甚于痛，以午后傍晚加重，伴口淡黏腻，纳差嗳气。曾做胃镜提示慢性萎缩性胃炎。经中西药长期治疗不效。现症见：胃脘满闷胀痛，胀甚于痛，以午后傍晚加重，伴口淡黏腻，纳差嗳气，倦怠乏力。诊其面色萎黄，形体消瘦，舌质暗淡，舌体胖大，有齿痕，苔稍腻，脉细弱。中医诊断：胃痛。西医诊断：慢性萎缩性胃炎。证属脾胃气虚。治宜健脾益气，化湿行气。方用香砂六君子汤加味。药用香砂六君子汤加减。

处方：党参15 g，白术15 g，茯苓15 g，姜半夏10 g，陈皮12 g，木香10 g，砂仁8 g，枳壳12 g，厚朴10 g，炒麦芽15 g，神曲12 g，炙甘草5 g。6剂。

嘱其忌食生冷油腻、辛辣刺激之品，饥饱适宜；适劳逸；畅情志。

二诊（2018年10月24日）：药后胃脘胀痛及口淡黏腻明显减轻，诊其舌质暗淡，舌体胖大，有齿痕，苔稍腻，脉细弱。此气滞已减，湿邪渐化，故守上方去厚朴。6剂。

三诊（2018年10月30日）：胃脘胀痛大减，饮食大增。恐其再度伤脾滞胃，故上方加炒山楂12 g、鸡内金15 g消食和胃。

以上方加减调治2个月余，诸症尽消。

按语：本案所患系中医之胃痛、西医之慢性萎缩性胃炎。证属脾胃气虚兼气滞湿阻。盖胃以通为贵，脾以运则健，尤喜通利而恶壅滞，是其生理特性。胃为多气多血之乡，脾乃运化水湿之脏。慢性胃炎，多有病程较长、反复不愈之病史。久病不已，必损中气，则致脾胃气虚。气属阳，有温煦、推动作用。脾胃气虚，一则无以温煦荣养胃腑，以致疼痛；二则无以推动脾胃之纳运、升降，以致聚湿、生痰，气滞、血瘀、食滞等诸邪留滞丛生，虚实夹杂于中焦，使胃失通降职能，不通则痛，故见胃脘胀痛，且以午后傍晚加重。脾胃气虚，形神失养，则倦怠乏力、面色萎黄、形体消瘦、脉细弱。脾胃失运，痰湿内阻，则口淡黏腻、纳差嗳气、舌质暗淡、舌体胖大、有齿痕。治宜健脾益气、化湿行气之法。香砂六君子汤在药性上动静结合，守走并用。方中主以党参、白术、茯苓、炙甘草取四君子汤义，共奏补中益气、健脾养胃之功，立足补虚。辅以小量陈皮、姜半夏助胃之降，行胃之滞；木香、砂仁助脾之运，疏脾之郁。俾脾胃斡旋，升降有序，气机顺畅，津液得行，则痰湿无由可聚。四君得四辅，则益增培补之功；四辅配四君，使补中寓行、补而不滞，成为通补、运补之剂。加枳壳、厚朴理气除胀；炒麦芽、神曲健胃消食。

本例患者虽有气滞、湿阻、食积等邪实，但其致病根源为中虚，在治疗过程中，重在补中培本，而兼以祛邪，冀其祛邪而不伤正，培本以绝其生邪之源。故临证中尤须注意"实由虚所致，勿妄投开破"。

十一、慢性胃炎伴肠化／脾虚肝郁，胃失和降证

袁某，女，43岁，银行职员，河南省汝州市人。2019年5月2日初诊。

主诉：胃脘痞满反复发作4年。

现病史：4年来因工作繁忙，饮食无规律，加之情志不畅，致胃脘胀满反复发作。胃镜检查提示慢性浅表性萎缩性胃炎伴肠化。经服多种西药、中成药仅取

一时之效。现症见：胃脘胀满，隐痛时作，连及两胁，每日勉强进食约100 g，食不知味，疲乏无力，常因劳累及情志不畅而加重。诊其面色萎黄，形体消瘦，舌质淡，体胖大，边有齿痕，苔薄白而润，脉弦细无力。中医诊断：痞满。西医诊断：慢性浅表性萎缩性胃炎伴肠化。证属脾虚肝郁，胃失和降。治宜健脾疏肝，和胃降逆。方以李振华教授经验方香砂温中汤加减治疗。

处方：党参15 g，白术20 g，茯苓15 g，陈皮10 g，半夏10 g，木香10 g，砂仁6 g，香附12 g，枳壳10 g，川芎10 g，炙甘草5 g。10剂。

嘱其忌食生冷油腻、辛辣刺激之品，饥饱适宜；适劳逸；畅情志。

二诊（2019年5月11日）：药后脘胁胀满减轻，胃脘隐痛发作间隔时间延长，食量增加。诊其舌质淡，体胖大，边有齿痕，苔薄白而润，脉弦细无力。效不更方，继服原方。15剂。

三诊（2019年5月27日）：诸症明显减轻，纳食改善。继以上方稍事加减。

经调治半年，脘胁胀满及胃痛未发作，余症悉平。胃镜复查示慢性浅表性胃炎。

按语：本案所患系中医之痞满，西医之慢性浅表性萎缩性胃炎伴肠化。因饮食所伤，损及脾胃，脾虚运化失司，胃弱失其和降，则致胀满、胃痛、纳差等症；脾虚日久，"土虚无以荣木"，加之情志所伤，使肝脏疏泄失常，则胀痛连及两胁；气虚血亏，形体失养，则面色萎黄，消瘦乏力；舌质淡、体胖大、边有齿痕、苔薄白而润、脉弦细无力，均为脾虚肝郁之象。其证总属脾虚、肝郁、胃滞。香砂温中汤方中以党参、白术、茯苓、炙甘草取四君子汤义，补中益气、健脾养胃，立足补虚；辅以陈皮、半夏、枳壳助胃之降，行胃之滞；木香、砂仁助脾之运，疏脾之郁；香附、川芎一为气中血药，一为血中气药，以理气和血，疏肝解郁，取"治肝则可安胃"。诸药相合，共奏健脾益气、疏肝解郁、和胃降逆之功，药证相符，则取效彰著。

李振华教授认为，胃黏膜萎缩，特别是伴肠化者，为癌前病变，属难治之证。方药有效，亦需坚持服药，在食欲增加，胃消化功能尚未恢复之时，宜适当控制饮食，并防止情志所伤，以求全效，而获痊愈。李老近二十年研治此病观察所见，凡坚持服药，均未出现癌变，一般需服药半年至1年以上，绝大部分患者可以治愈。本案即何华老师传承李振华教授学术经验之临床运用。

十二、自主神经功能紊乱/肝郁血虚证

王某，女，43岁，工人，河南省郑州市人。2019年6月3日初诊。

主诉：两胁胀痛3个月。

现病史：患者3个月前与丈夫争吵后出现两胁胀痛，伴头痛目眩等。B超检查提示肝胆脾胰无异常发现。头颅CT平扫未见异常。遂求治于中医。现症见：两胁胀痛，伴头痛目眩，口燥咽干，疲乏无力，眠食俱差，月经不调，乳房作胀。舌质淡红，苔薄白，脉弦而虚。此谓中医之胁痛，西医之自主神经功能紊乱。乃肝郁血虚所致。法当疏肝解郁，健脾养血。方拟逍遥散加减，同时配合心理治疗。

处方：柴胡9g，当归9g，白芍9g，白术9g，茯苓12g，炙甘草6g，薄荷5g，煨生姜3片，炒酸枣仁15g。6剂。

嘱其畅情志，忌郁怒。

二诊（2019年6月10日）：服上方后，两胁胀痛、头痛目眩、口燥咽干、疲乏无力、月经不调、乳房作胀等诸症大减，纳眠改善。诊其舌质淡红，苔薄白，脉弦。效不更方，击鼓再进。9剂。

共服药15剂，诸症悉除。随访3个月，未见复发。

按语：本案所患系中医之胁痛，西医之自主神经功能紊乱。乃情志因素使肝气郁结，肝郁不能疏泄脾土，脾失健运所致。盖肝为藏血之脏，性喜条达而主疏泄，体阴用阳。若七情郁结，肝失条达，或阴血暗耗，或生化之源不足，肝体失养，皆可使肝气横逆，胁痛、头痛、头晕、目眩等症随之而起。"神者，水谷之精气也。"（《灵枢·平人绝谷》）神疲食少，是脾虚运化无力之故。脾虚气弱则统血无权，肝郁血虚则疏泄不利，所以月经不调、乳房胀痛。舌质淡红、苔薄白、脉弦而虚为肝郁脾虚之征。此时疏肝解郁，固然是当务之急，而养血柔肝，亦是不可偏废之法。故治以疏肝解郁、健脾养血之法，方拟逍遥散加减。本方既有柴胡疏肝解郁，又有当归、白芍养血柔肝。尤其当归之芳香可以行气，味甘可以缓急，更是肝郁血虚之要药。白术、茯苓健脾祛湿，使运化有权，气血有源。炙甘草益气补中，缓肝之急，虽为佐使之品，却有襄赞之功。生姜煨过，温胃和中之力益专。薄荷少许，助柴胡疏肝郁而生之热。加炒酸枣仁以补血养心安神。如此配伍，既补肝体，又助肝用，气血兼顾，肝脾并治，立法全面，用药周到，加之心理治疗即"以情病者，非情不解"之意也，而使病愈。此调和肝脾之法，亦即调气之法也。此患者因"气"而病，通过调气而愈，从临床实践角度证明了

"百病生于气"理论的正确。

十三、习惯性便秘/脾胃气虚，清阳不升证

张某，女，56岁，工人，河南省荥阳市人。2019年6月10日初诊。

主诉：大便困难1年余。

现病史：患者近1年余大便排解困难，排便时间长，2～3日一行，虽有便意，但临厕努挣乏力，大便质地并不干硬，便后神疲气怯。平素易感冒，手足不温，时有头晕目眩，纳呆，脘腹痞满，喜按。曾用中西药多方诊治，均罔效。既往有冠心病、高脂血症病史数年，现服药控制。现症见：大便排解困难，排便时间长，2～3日一行，大便质地并不干硬，便后神疲气怯。平素易感冒，手足不温，时有头晕目眩，纳呆，脘腹痞满，喜按。诊其舌质淡红，苔薄白，脉沉细缓。此谓中医之便秘，西医之习惯性便秘。辨证为脾胃气虚，清阳不升，推动无力。治宜健运脾胃，益气通便。方以补中益气汤加减。

处方：生黄芪30 g，党参20 g，炒白术12 g，当归20 g，炙升麻10 g，柴胡10 g，炙甘草6 g，厚朴15 g，枳实15 g，木香10 g，杏仁10 g，焦三仙各15 g。7剂。

嘱其适当多食蔬菜、水果，劳逸适度。

二诊（2019年6月17日）：服上方后，排便困难减轻，排便时间较前缩短，气短、神疲乏力好转。诊其舌质淡红，苔薄白，脉沉细缓。效不更法，守原方加炒鸡内金20 g以增健胃消食作用。21剂。

三诊（2019年7月8日）：服上方治疗3周，排便顺畅，每日一行，便后无疲乏感，食欲亦改善。继以汤药调理巩固疗效。

按语：本案便秘以排便时间长、大便排出困难，但粪质并不干硬为特点，兼有气短神疲、头晕目眩、胃脘胀满、脉沉细缓等脾胃气虚、中气不足之表现，故属气虚便秘。脾胃司运化水谷精微，脾主升，胃主降，脾胃气虚，中气下陷，清阳不升，浊阴不降，则糟粕不能得以排出，而致便秘。又肺与大肠相表里，故治疗上应兼顾宣通肺气，以利通便。本案治以健运脾胃、益气通便为法。方中重用生黄芪补中益气固表，升阳通阳；配伍党参、炒白术、炙甘草补气健脾，增强补益中气之功；血为气之母，气虚时久，营血亦亏，故用当归养血和营，协生黄芪、党参以补气养血，润肠通便；炙升麻、柴胡引清气上升，升提下陷之中气；

厚朴、枳实降气除满导滞；木香理气醒脾；杏仁宣发肺气，润肠通便；焦三仙、炒鸡内金健胃消食化积，以开发气血生化之源。诸药合用，使脾胃之气得以内充，则胃肠传送有力，排便通畅。

补中益气汤出自李东垣《内外伤辨惑论》，原方为补气升阳、甘温除热之代表方，在此以本方加减治疗脾胃气虚、中气不足、推动无力、肠道传导失常之便秘，亦获良效，此亦为中医"异病同治"内涵之体现。

十四、习惯性便秘／脾阳不足，内有寒积证

杨某，女，39岁，干部，河南省郑州市人。2018年9月20日初诊。

主诉：便秘1年余。

现病史：近1年余常大便干结，难以排出，每周一行，伴腹胀，手足不温等。平素月经量少，血块多。为求中医诊治而来就诊。现症见：大便干结，难以排出，每周一行，伴腹胀、呃逆，纳食不馨，食后胃胀，手足不温。平素月经量少，血块多。诊其舌质红，苔薄黄，脉沉细。此谓中医之便秘，西医之习惯性便秘。辨证属脾阳不足，内有寒积，兼胃热血虚。治宜温脾清胃，补血活血通便。方以温脾汤合通幽汤加减治疗。药用温脾汤合通幽汤加减。

处方：熟附子6 g，干姜5 g，党参15 g，炙甘草6 g，生大黄10 g（后下），当归30 g，生地黄20 g，熟地黄20 g，桃仁12 g，红花10 g，炙升麻6 g，炒枳实10 g，厚朴10 g。7剂。

嘱其适当多食蔬菜、水果，慎风寒，适当运动。

二诊（2018年9月27日）：服上方后，大便日行1次，质软成形，排便正常，其他兼症均有所减轻，诊其舌质淡红，苔薄白，脉沉细。继在原方基础上加减调理，服药数量渐减，逐渐延长服药间隔时间，治疗1个月后停药。

随访3个月便秘未复发。

按语：本案所患系中医之便秘，西医之习惯性便秘。因脾阳不足，寒实冷积阻于肠间，腑气不通，而致便秘。脾阳不足，四末失于温煦，则手足不温。脾胃失运，寒实积滞，升降失常，则腹胀、呃逆、纳食不馨、食后胃胀。月经量少、血块多，为血虚血瘀所致。脉沉细，是阴盛里实之征。舌质红、苔薄黄，乃胃中郁热所致。证属脾阳不足，内有寒积，兼胃热血虚。本案虽属寒积便秘，但脾阳不足为致病之本，若纯用攻下，必更伤中阳；单用温补，则寒积难去。唯攻逐寒

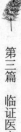

积与温补脾阳并用，方为两全之策。温脾汤出自《备急千金要方》，由大黄、当归、干姜、附子、人参、芒硝、甘草组成，该方寓温补于攻下之中。通幽汤出自《兰室秘藏》："治大便难，幽门不通，上冲吸门不开，噎塞不便，燥秘，气不得下。治在幽门，以辛润之。""幽"，指深暗隐微之处。这里指幽门，即胃之下口，连通小肠，如曲径通幽之处，故称。该方由炙甘草、红花、生地黄、熟地黄、升麻、桃仁、当归组成，以滋补阴血、活血升阳、生津润肠之品，入药相伍，滋阴养胃，升清降浊，从而使脾阳发越，胃气和调，幽门通畅，大便自调。故名"通幽汤"。两方加减合用，以熟附子之大辛大热温壮脾阳，解散寒凝，配生大黄泻下已成之冷积；干姜温中助阳，助熟附子温中散寒；桃仁、红花、当归活血补血，润肠通便；生地黄、熟地黄养阴补血清热；党参、炙升麻补气升脾阳，使下不伤正；甘草既助党参益气，又可调和诸药。另加炒枳实、厚朴行气通腑。诸药协力，温通、润燥、泻下与补益兼备，攻下而不伤正，共奏温脾清胃、补血活血通便之功，使寒邪去，积滞行，脾阳复，则便秘可愈。本法扶正祛邪，寓温补于攻下之中，标本同治。后期缓慢减药，以防复发。

十五、习惯性便秘 / 气血不足证

刘某，女，4岁，河南省郑州市人。2018年10月2日初诊。

主诉：大便困难1年余，加重1个月。

现病史：患儿1年前饮食不慎致腹泻，治疗失当，反复数月。愈后出现便秘，医用通便药则泻后更秘。近1个月来，每逢大便则面红努挣，欲解不出，大便性状润而不干，经中西药多方医治无效。现症见：大便困难，量少，每逢大便则面红努挣，欲解不出，大便性状润而不干，伴胃纳不佳。诊其形体疲弱，面色萎黄，舌质淡，苔薄白，脉细弱。此谓中医之便秘，西医之习惯性便秘。辨证为气血不足，大肠传导无力。治宜健脾益气补血。方用八珍汤加减。

处方：党参6 g，黄芪6 g，炒白术6 g，茯苓6 g，炙甘草5 g，当归6 g，熟地黄10 g，川芎4.5 g，柴胡3 g，白芍6 g，生姜1片，大枣3枚。5剂，日1剂，水煎服，取汁100 mL，分2次饭前温服。

嘱其适当多食蔬菜、水果，适当运动。

二诊（2018年10月7日）：服上方后，大便日渐畅通，胃纳增加，面色红润。诊其舌质淡，苔薄白，脉细弱。效不更法，继服原方。

继服 3 剂后，便秘痊愈，未见复发。

按语：本案所患系中医之便秘，属"虚秘"范畴。大肠的传导功能，有赖于脾阳温煦、肺气肃降、肝气疏泄、肾气开阖。本案乃由于患儿泄泻日久，必伤脾胃中气，加之胃纳不佳，致机体气血亏损，脏腑功能减退，大肠传导无力，而致大便困难、量少。胃纳不佳、形体疲弱、面色萎黄、舌质淡、苔薄白、脉细弱，均为脾虚失运、气血不足之征。本症虽以便秘难解为突出表现，但大便却润而不干。医用通便苦寒之剂戕伐脾胃阳气，虽能获效一时，气必更虚，病必渐甚。本案治以调补气血为主，辅以益肾疏肝。方用八珍汤加减。药用党参、黄芪、炒白术、茯苓、炙甘草补肺脾之气；熟地黄、白芍、当归、川芎滋肝肾调阴血；生姜、大枣和脾胃；少佐柴胡疏泄肝气，并寓欲下先升之意。全方并无通下之药，而大便却畅通无碍，予补益气血之品，而大便却畅通无碍，实乃"虚者补之""塞因塞用"之法，体现了中医"治病必求其本"之重要性。

十六、习惯性便秘／肾阳亏虚，精津不足证

赵某，男，76 岁，干部，山东省曹县人。2018 年 9 月 11 日初诊。

主诉：大便干涩、排出困难 5 年余。

现病史：患者大便量少，排出不畅，3～5 日一行，质不甚干，常年需用开塞露方能排便。现症见：大便量少，排出不畅，质干，需用开塞露方能排便。平素喜热饮，畏寒肢冷，腰膝酸软，夜尿频，小便清长，时觉小腹拘急冷痛。诊其舌质淡暗，苔白根微厚，脉沉细迟。此谓中医之便秘，西医之习惯性便秘。辨证为肾阳亏虚，精津不足，传导失常。治宜温补肾阳，润肠通便。方以济川煎加减。

处方：肉苁蓉30 g，当归20 g，牛膝10 g，续断15 g，泽泻15 g，升麻9 g，枳壳10 g，熟地黄15 g，生何首乌15 g，锁阳20 g，肉桂6 g，白芍15 g，炙甘草6 g。7剂。

嘱其适当多食蔬菜、水果，适当运动。

二诊（2018 年 9 月 18 日）：服上方后，大便干涩减轻，每日一行，排便较前顺畅（服药期间嘱其停用开塞露），小腹拘急冷痛明显减轻，畏寒肢冷、腰膝酸软、夜尿频等症较前亦有所改善。诊其舌质淡暗，苔白，脉沉细迟。效不更法，继在原方基础上加减治疗，半个月后患者排便基本正常。平素间断以汤药调理，巩固疗效。

按语：本案所患系中医之便秘，西医之习惯性便秘。济川煎出自《景岳全

书》，原书认为："凡病涉虚损而大便秘结不通，则硝、黄攻击等剂必不可用。若势有不得不通者，宜此主之。此用通于补之剂也。"本方在温补之中，寓有通便之功，故名济川煎。济，相助也，益也；川，一作水之所聚，此处指肾，一指尾窍，此处指后阴。顾名思义，便可知本方旨在温肾益精，以润肠通便。肾主五液，开窍于二阴而司二便。患者年迈体弱，肾阳虚弱，则下元不温，气化无力，五液失所主，摄纳失司，开阖失常，故见小便清长而大便干涩，排出困难；腰为肾之府，肾虚则腰膝酸软；阳虚温煦无权，故见畏寒肢冷；阳虚寒自内生，气机阻滞，故小腹拘急冷痛；舌质淡暗、苔白根微厚，脉沉细迟，为肾阳亏损，开阖失司，浊气不降之征。根据上述特点，辨证为肾阳亏虚、精津不足，正合以济川煎加味治疗。方中肉苁蓉温肾益精润肠；当归补血润燥，润肠通便；牛膝补益肝肾，壮腰膝，又性善下行；续断补益肝肾，强筋壮骨；泽泻渗利小便而泄肾浊；妙用升麻以升清阳，清阳升则浊阴自降，相反相成，以助通便之效；枳壳下气宽肠而助通便；熟地黄补血养阴，益肾填精；生何首乌补益精血，润肠通便；锁阳补肾助阳，润肠通便；肉桂温阳散寒止痛；白芍、炙甘草养血益气，缓急止痛。诸药合用，既可温肾益精以治其本，又能润肠通便以治其标，用药灵巧，补中有泻，降中有升，具有"寓通于补之中、寄降于升之内"之配伍特点。该法祛邪而不伤正，尤其适合于肾阳亏虚之老年习惯性便秘。

十七、习惯性便秘 / 虚秘证

闫某，女，71岁，退休工人，河南省郑州市人。2019年5月11日初诊。

主诉：大便干结10余年、加重半年。

现病史：10余年前无明显诱因渐出现大便干结，排解困难，3~4日一行，被诊为"习惯性便秘"。常服牛黄解毒片、番泻叶及吗丁啉片等多种中西药治疗，症状暂可缓解，但停药后便秘又发。多食香蕉后，便秘稍减。近半年便秘加剧，6~7日一行，食水果仍不能缓解，时伴腹胀，纳食可。诊其面色无华，舌质淡红，苔薄白，脉沉细缓。中医诊断：便秘。西医诊断：习惯性便秘。此乃血虚津少，肠道失润，而致虚秘，复因频用泻药，伤津耗气，使虚者更虚，故病症加重。治宜养血滋阴、润肠通便为主，佐肃肺行气之法。方用自拟润肠汤加味。

处方：槐角30g，制何首乌30g，决明子30g，炒火麻仁30g，肉苁蓉30g，槟榔10g，香橼10g，炒莱菔子10g，杏仁10g，当归15g，炒麦芽15g。14剂。

嘱适当多食蔬菜、水果，忌辛辣燥热之品；畅情志，适度运动，定时登厕。

二诊（2019年5月27日）：服上方后，大便干结明显减轻，1~2日一行，质地基本正常，仍觉腹胀。诊其面色少华，舌质淡红，苔薄白，脉沉细缓。此腹胀属血虚肠枯，通降失职，腑气不畅所致。故于原方中酌加肃肺理气之品。

处方：槐角30g，制何首乌30g，决明子30g，炒火麻仁30g，肉苁蓉30g，槟榔10g，香橼10g，炒莱菔子10g，杏仁10g，当归15g，炒枳实10g，瓜蒌仁15g，炒麦芽15g。14剂。

三诊（2019年6月12日）：服前方后，大便质地正常，日1次，腹胀消失，精神佳，面色较前红润。诊其舌质淡红，苔薄白，脉沉缓稍细。此便秘已愈，但为防复发，不可骤然停药。宜继服原方为主加减，渐延长服药间隔时间，药量渐减后方议停药。

处方：槐角30g，制何首乌30g，决明子30g，炒火麻仁30g，肉苁蓉30g，槟榔10g，香橼10g，炒莱菔子10g，杏仁10g，当归15g，炒枳实10g，白术30g，炒麦芽15g。20剂，2~7日1剂，渐延长服药间隔时间，水煎取汁500 mL，分2次温服。

5个月后随访，患者已于3个月前停药，至今未复发。

按语：本案所患系血虚津少、肠道失润之虚秘证，西医之习惯性便秘。乃年老体虚，阴血不足，津枯肠燥，复频用泻药，图一时之快，致愈泻愈秘，耗伤正气，而致顽固性便秘。本案重在补虚以泻实，切勿虚虚实实。方以先滋阴生津，润肠通便治标，后渐加用益气健脾之品以治本。另此病多病程已久，难得速愈，宜取效后逐渐停药，缓缓图之，以防复发。

十八、习惯性便秘 / 气秘证

赵某，女，46岁，工人，河南省郑州市人。2019年5月4日初诊。

主诉：大便次数减少8年余。

现病史：近8年来大便常3~4日一行，黏滞不爽，便质不干，伴平素鼻干鼻塞，常流浊涕，性情抑郁，经前乳胀，纳食一般，小便可。诊其舌质淡红，苔薄黄，脉沉滞。此谓中医之气秘，西医之习惯性便秘。乃情志不畅，肝气郁滞，失于条达，肺失清肃，大肠传导失司，通降失常所致。治宜疏肝肃肺之法。方拟四逆散加味。

处方：柴胡10 g，炒枳实10 g，白芍10 g，炒莱菔子10 g，炒苏子10 g，当归10 g，杏仁15 g，桔梗10 g，瓜蒌仁20 g，甘草6 g。10剂。

嘱畅情志，忌郁怒及辛辣刺激之品。

二诊（2019年5月15日）：服上方后，大便不畅有所改善，2～3日一行，鼻干、流浊涕稍减，鼻腔较前畅通，舌质淡红，苔薄白微黄，脉沉滞。守前法治疗，原方酌加行气、润肠药量。

处方：柴胡10 g，炒枳实10 g，白芍10 g，炒莱菔子15 g，炒苏子10 g，当归15 g，杏仁15 g，桔梗10 g，瓜蒌仁20 g，甘草6 g。30剂。

三诊（2019年6月15日）：服前方后，大便1～2日一行，质稍黏滞，鼻干、鼻塞、流浊涕及经前乳胀消失，情绪较前改善。诊其舌质淡红，苔薄白微黄，脉沉滞。此肺经郁热、肺失宣降有所改善，于前方中去苏子，加炒槟榔10 g以增降气导滞作用。20剂。

按语：本案所患系肝失疏泄、肺失肃降之气秘证，西医之习惯性便秘。因情志不遂，气机郁滞，肝气失疏，肺气失降，大肠失传所致。盖肝主疏泄，调畅气机，肺主肃降，肺与大肠相表里，故治宜疏肝理气、肃肺降气为主，方拟四逆散加味而病愈。本案辨治注重脏腑之关联，集脏腑、经络、气血津液辨证为一体，思路宽阔，药证相合，故能痊愈。

十九、糖尿病性便秘／热结阴虚，胃肠津亏证

张某，男，72岁，干部，河南省郑州市人。2018年9月28日初诊。

主诉：大便秘结难解2个月余。

现病史：患者既往有糖尿病病史3年，血糖控制欠佳。近2个月余出现大便干结成球状，难以排出，数日一行，伴口干舌燥，喜凉饮，手足心热。经口服多种西医通便药，效不佳，终不得愈。现症见：大便干结成球状，难以排出，数日一行，伴口干舌燥，喜凉饮，手足心热，时腰酸，尿频。诊其舌质红，苔薄黄乏津，脉沉细数。中医诊断：便秘。西医诊断：2型糖尿病，糖尿病性便秘。辨证为热结阴虚，胃肠津亏。治宜泻热滋阴，润肠通便。方以麻子仁丸合增液汤加减。

处方：麻子仁15 g，杏仁10 g，郁李仁10 g，白芍15 g，生大黄9 g（后下），枳实10 g，厚朴10 g，麦冬15 g，玄参20 g，生地黄15 g，天花粉10 g，黄精15 g，

芦荟9 g，当归20 g，甘草6 g。7剂。

嘱其适当多食蔬菜、水果，适当运动。

二诊（2018年10月5日）：服上方后，大便干结明显减轻，隔日一行，口干舌燥、手足心热诸症均明显减轻，血糖较前亦有所下降。诊其舌质红，苔薄黄乏津，脉沉细。此肠热已减，故守原方去芦荟继服。14剂。

经治半月，排便转正常，大便日行1次，质软。

按语：本案所患系中医之便秘、西医之2型糖尿病、糖尿病性便秘。脾主为胃行其津液。本例患者患消渴病数年，平素血糖控制欠佳，致胃肠燥热，脾津不足，胃强脾弱，约束津液不得四布，但输膀胱，致小便数而大便硬，而发为脾约。口干舌燥、喜凉饮、手足心热、舌质红、苔薄黄乏津、脉沉细数，均为阴虚内热之征。麻子仁丸出自《伤寒论》，原方以诸药为末，炼蜜为丸，现代亦多作汤剂煎服。主治胃肠燥热，脾津不足之脾约便秘证，亦称脾约丸。本案所现大便硬、小便频之脾约便秘证特点，正合用麻子仁丸以治之。因其阴虚燥热津亏之征甚重，故合增液汤加味以加强疗效。增液汤出自《温病条辨》，由玄参、麦冬、生地黄三味药组成，原方所治大便秘结为热病耗损津液，阴亏液涸，不能濡润大肠，"无水舟停"所致。上二方加味合用，方中麻子仁性味甘，质润多脂，功能润肠通便；杏仁上肃肺气，下润大肠；白芍养血敛阴；生大黄、枳实、厚朴即小承气汤，轻下热结，除胃肠燥热；玄参苦咸而凉，滋阴润燥，壮水制火，启肾水以滋肠燥；生地黄甘苦而寒，清热养阴，壮水生津，以增玄参滋阴润燥之力；又肺与大肠相表里，故用甘寒之麦冬，滋养肺胃阴津以润肠燥；郁李仁、当归润肠通便；天花粉清热泻火生津；黄精益气养阴润燥；芦荟泻热通便。

因本案证属本虚标实，故组方用药扶正祛邪，标本兼顾，具有下不伤正、润而不腻、攻润相合之特点，以达润肠、通便、缓下之功，使燥热去，阴液复，则大便自调，体现了中医"治病必求其本"之宗旨。

二十、慢性结肠炎 / 脾虚肝郁，湿热内蕴证

邢某，女，44岁，农民，河南省开封市人。2018年8月23日初诊。

主诉：大便次数增多伴腹痛2年。

现病史：结肠镜检查提示慢性结肠炎。曾服用多种中、西药，多方求治，起效甚微。现症见：大便日行3～4次，质烂气秽，夹杂黏液脓血，伴腹痛肠鸣，泻

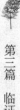

后痛减，遇情志不畅或进食辛辣油腻之品则泄泻加重。诊见面色少华，舌质淡，苔薄黄，脉细。此谓中医之泄泻，西医之慢性结肠炎。证属脾虚肝郁，兼湿热内蕴。治宜疏肝健脾为主，辅以清热利湿。方选痛泻要方加味。

处方：炒白术10g，炒白芍10g，炒陈皮10g，防风10g，生黄芪15g，炒党参15g，黄芩12g，黄连3g，蒲公英20g，马齿苋30g，煨木香6g，甘草6g。7剂。

嘱其畅情志，忌郁怒；忌食辛辣刺激及生冷油腻之品。

二诊（2018年8月30日）：服上方后，肠鸣、腹痛有所缓解，大便日行2~3次，质仍烂，黏液减少，脓血未见，舌苔渐净。此乃湿热渐去，在原方基础上加入炒薏苡仁30g、炒扁豆30g、乌药5g，以增健脾渗湿运中之功。7剂。

三诊（2018年9月6日）：服后肠鸣、腹痛基本消失，大便1~2次，基本成形，黏液脓血未见，病情稳定。后以健脾益气之法调理数月以善后。

按语：本案所患系中医之泄泻，西医之慢性结肠炎。脾属土，肝属木，木克土。本案乃由于土虚木乘，肝脾不和，脾运失常，湿热内蕴，损伤肠络所致，故见腹痛肠鸣泄泻，大便质烂气秽，夹杂黏液脓血，泻后痛减。遇情志不畅或进食辛辣油腻之品，则肝郁脾虚加重，故腹痛泄泻更甚。面色少华、舌质淡、苔薄黄、脉细，为脾虚、湿热内阻之征。治宜疏肝健脾为主，辅以清热利湿。方以痛泻要方加味。痛泻要方出自《景岳全书》引刘草窗方。痛泻要方主治之证的证候特点是痛与泻，痛泻之症由土虚木乘，肝脾不和，脾运失常所致。方中炒白术苦甘而温，补脾燥湿以治土虚，为君药。炒白芍酸寒，柔肝缓急止痛，与炒白术相配，于土中泻木，为臣药。炒陈皮辛苦而温，理气燥湿，醒脾和胃，为佐药。配伍少量防风，具升散之性，与术、芍相伍，辛能散肝郁，香能舒脾气，且有燥湿以助止泻之功，又为脾经引经之药，故兼具佐使之用。加生黄芪、炒党参益气健脾；加黄芩、黄连、蒲公英、马齿苋清利湿热；加煨木香理气止痛；加炒薏苡仁、炒扁豆、乌药以增健脾渗湿运中之功；加甘草补气，调和诸药。诸药相合，可以补脾胜湿清热而止泻，柔肝理气而止痛，使脾健肝柔，痛泻自止。本案通过五行的生克制化规律，调整脏腑功能之间的相互关系来立法处方，而使病愈。

二十一、慢性结肠炎／寒热虚实错杂证

马某，男，43岁，干部，北京市人。2018年10月3日初诊。

主诉：反复泄泻2年，少腹发凉、下坠半年。

现病史：患者平素饮食不节，嗜酒肥甘，于2年前始出现腹痛腹泻，大便呈黏液状，时带血，日7～8次。经结肠镜检查诊为"结肠炎"。经何华老师诊治，服用乌梅丸加减方，腹痛腹泻渐缓解。近半年来又觉少腹发凉、下坠，大便排解困难，色黑，畏寒。诊其舌质暗，苔灰厚，脉沉滞有力。此乃温热蕴结，损伤肠络，日久阳气受损，而致脾胃虚寒而湿热积滞未去之寒热虚实错杂证。若单纯温阳补虚，则易致湿热壅滞而重伤肠络；单纯清利湿热，则易损阳气而致滑脱不禁。故治宜酸收、温补、清热燥湿，以补虚泻实，寒温并用。方拟乌梅丸加减。

处方：乌梅10 g，黄芩10 g，制附子10 g（先煎），炮干姜10 g，炒僵蚕10 g，槐花30 g，白头翁30 g，甘草6 g。10剂。

嘱忌生冷辛辣油腻之品，忌饮酒；勿劳累。

二诊（2018年10月14日）：服上方后，少腹发凉、下坠较前减轻，畏寒减轻，大便仍不畅，色黑。舌质暗，苔灰稍厚，脉沉滞有力。继治以前法，以获显效。30剂。

三诊（2018年11月15日）：服前方后，少腹发凉、下坠、畏寒明显减轻，大便不畅有所缓解。诊其舌质暗，苔灰稍厚，脉沉滞有力。效不更方，继守前法。30剂。

药后诸症消失，苔转薄白，病获痊愈。

按语：本案所患系中医之泄泻、腹痛。因饮食不节，嗜酒肥甘，损伤脾胃，运化失职，致湿热内蕴，熏灼肠道，肠络受损，发为腹痛腹泻，泄下黏液血便。服用清热凉血燥湿、收涩止痉中药后，肠道湿热渐去，但因病久阳气受损，致脾胃虚寒，肠道失于温煦，且湿热积滞仍存，形成虚实寒热错杂证候。此时在原清利湿热之方中，加入附子、干姜之辛热药物，以温补脏气，治以酸收涩肠、温阳补虚、清热凉血燥湿诸法于一方，谨守病机，灵活施治，多法并用，而使疑难杂症获愈。

二十二、慢性结肠炎 / 脾虚泄泻证

周某，男，38岁，干部，河南省郑州市人。2019年5月7日初诊。

主诉：腹痛腹泻2年。

现病史：患者既往饮食不节，常食辛辣油腻之品，2年前始出现饭后半小时即腹痛，之后大便溏薄，伴食物残渣，平素腹胀满，纳呆，矢气多。曾用西药抗

生素治疗，不效。特求中医诊治。现症见：饭后半小时即腹痛，之后大便溏薄，伴食物残渣，平素腹胀满，纳呆，矢气多，口干多饮。诊其舌质偏红，苔薄白，脉沉无力。此谓中医之泄泻，西医之慢性结肠炎。乃脾胃虚弱，运化、传导失司，湿热内蕴所致。治用调和阴阳、健运脾胃、清利湿热之法。方拟山车汤（张磊老师经验方）合香连丸治之。

处方：生山楂15 g，炒山楂15 g，生车前子15 g（包煎），炒车前子15 g（包煎），黄连6 g，煨木香10 g。10剂。

嘱其忌食辛辣、生冷、油腻之品。

二诊（2019年5月21日）：服上方后，腹痛消失，腹泻偶尔发作，纳食稍增，腹胀减轻。诊其舌质偏红，苔薄白，脉沉无力。此湿热之邪渐去，治法改为益气健脾为主，方以六君子汤加味。

处方：党参10 g，黄芪15 g，炒白术10 g，制半夏10 g，茯苓10 g，泽泻10 g，陈皮3 g，羌活3 g，独活3 g，炙甘草6 g，生姜3片，大枣3枚（切开）。20剂。

三诊（2019年6月19日）：服前方后，腹痛、腹泻未再发作，纳食可，余无明显不适。守原方继服1周，以巩固疗效。

按语：本案所患系中医之脾虚泄泻证，乃饮食不节，过食辛辣油腻之品，损伤脾胃，湿热内蕴，运化、传导失司所致。治宜调和阴阳、健运脾胃、清利湿热之法。首以山车汤（张磊老师经验方）合香连丸治之。山车汤为张磊老师燮理法之常用方。方中生车前子甘寒滑利，性专降泄，渗湿止泻；炒车前子性缓。两者并用，偏于行有形之水液，清热利湿。生山楂味酸甘，性微温，健脾胃，消饮食，善去腥膻、油腻之积，行结气。《本草述钩元》云："楂以酸甘，待熟于深秋，是土得木之用，而木又受金之气者，夫木气至于金而气化，金气至于木而血化，皆不越于中土。此品虽未化金味，而已禀金气，故不独行结气，更化滞血也。气行血活，又何结聚、痰饮、痞满、吞酸之不治乎？"生山楂、炒山楂并用，消食化积，活血除滞，祛瘀生新，消大肠之积滞。上述二药配伍，妙在生熟并用，一柔一刚，一阴一阳，最具燮理之能。待湿热之邪渐去，治法改为益气健脾为主，方以六君子汤加味。方药于补益药中佐以小量陈皮、羌活、独活，取其宣畅气机、祛除湿滞、动静结合之意。对于阴阳、气血、脏腑功能失调等病证，张老常用燮理法治之。该法用药独特，左右逢源，为我们临证提供了一种有效的治疗方法。本案可见何华老师深得张磊国医大师之学术精髓。

第四章 肺病医案

一、感冒 / 表寒未解，入里化热证

汪某，男，18岁，职员，河南省郑州市人。2018年12月28日初诊。

主诉：发热4天。

现病史：患者于4天前受寒后突发高热，体温39.0 ℃以上，伴恶寒，头身疼痛，查血常规示白细胞11×10^9/L。西医诊断为感冒，经用抗生素、解热退烧药等西药治疗，热仍不退，遂来求治于中医。现症见：发热恶寒较重，头身疼痛，口渴，恶心，有时汗出。诊其面赤，舌质红，苔微黄，脉数。测体温39.5 ℃。此属感冒。乃外感风寒，表邪未解，入里化热所致。治宜解肌清热。方拟柴葛解肌汤辛凉解肌为主，兼清里热；加藿香、陈皮、生姜和胃止呕。

处方：柴胡12 g，葛根12 g，羌活12 g，白芷9 g，黄芩9 g，白芍6 g，桔梗3 g，生石膏30 g，藿香12 g，陈皮9 g，生甘草6 g，生姜9 g。3剂。

嘱其避风寒。

服上方1剂后，汗出热退。继服1剂病愈。

按语：本案所患系表寒未解、里热已盛之发热，乃外感风寒，表邪未解，入里化热所致。因感受风寒，寒邪束表，故恶寒较甚；邪入阳明，则身热甚、口渴、面赤、舌质红、苔微黄、脉数；恶心实乃干呕，为邪犯少阳之象。综观此病，为三阳经合病之候。治宜解肌清热之法。柴葛解肌汤之功用，如吴谦所云："此方得之葛根、白芷，解阳明正病之邪；羌活解太阳不尽之邪；柴胡解少阳初入之邪。佐膏、芩治诸经热，而专意在清阳明；佐芍药敛诸散药而不令过汗；桔梗载诸药上行三阳；甘草和诸药通调表里。"

由本案可见，中医治疗，贵在辨证，万不可以体温高、血象高，即盲目清热

解毒，若此，其疗效非但不好，甚或有冰伏表邪之弊。

二、慢性支气管炎 / 寒痰宿肺证

王某，男，50岁，干部，河南平顶山市人。2018年10月11日初诊。

主诉：反复咳嗽5年。

现病史：近5年来，每于冬、春季稍受凉即咳嗽，咯白黏痰，量多。西医诊断为"慢性支气管炎"，经西药间断治疗效果不著。现症见：咳嗽，咯白黏痰，量多，遇冬春季及受凉即诱发或加重，无胸闷、气短等，纳眠可，二便调。舌质暗红，舌体胖，苔白厚腻，脉沉有力。此属中医之咳嗽。乃因寒痰宿肺，浊邪内阻，每因外感风寒，引动而发。治宜温肺散寒，化痰涤浊。方用小青龙汤加减。

处方：桂枝10 g，茯苓10 g，五味子10 g，干姜10 g，细辛3 g，桑白皮10 g，海浮石30 g（先煎），桔梗15 g，冬瓜仁30 g，生薏苡仁30 g，杏仁10 g，苇根30 g，生甘草6 g。

嘱其慎风寒，勿劳累，忌食生冷、辛辣、油腻之品。

二诊（2018年11月18日）：服前药24剂，咳嗽明显减轻，诉"近5年来没有这样减轻过"。仍有少量白黏痰。诊其舌质红，偏暗，舌体偏胖，边有齿痕，苔后部厚腻黄，脉沉有力。此乃寒痰内阻兼有湿热。治宜温肺化寒，兼泻热涤浊。于前方加橘红、白前以加大化痰止咳之力。

处方：桂枝10 g，茯苓10 g，五味子10 g，干姜10 g，细辛3 g，桑白皮10 g，海浮石30 g（先煎），桔梗15 g，橘红10 g，白前10 g，冬瓜仁30 g，生薏苡仁30 g，杏仁10 g，苇根30 g，生甘草6 g。24剂。

1个月后随访，咳嗽痊愈。嘱其避风寒并常服六君子丸以防复发。

按语：本案系寒痰宿肺之咳嗽。乃因寒痰宿肺，浊邪内阻，每因外感风寒，引动而发。咳嗽，咯白黏痰、量多，遇冬春季及受凉即诱发或加重，为寒痰阻肺之征。治宜温肺散寒、化痰涤浊之法。方用小青龙汤温肺散寒，化痰蠲饮；无明显表证则去麻黄；去白芍以防药味滋腻。因本例为慢性咳嗽，痰湿内阻，久而不去，易于化热，内有郁热，则外易感寒，故又合用涤痰汤以利湿清热泄浊，改善体质，杜绝生痰之源。在此泻热之法属未病先防之治则。本案方用小青龙汤合涤痰汤加减，寒温并用，宣降并举。桂枝、生甘草辛甘化阳，既通阳又温阳；干姜伍桑白皮，相互佐制，避免偏热偏寒，辛温合清热之品可起到散热作用，苦寒而不伤阳。全方用药轻灵简当。

三、慢性支气管炎 / 痰热郁肺证

李某，女，73岁，工人，河南省洛阳市人。2018年8月18日初诊。

主诉：咳嗽、咯痰1年。

现病史：1年来，常咳嗽，咯白黏痰，遇冷或遇热时均易诱发咳嗽，伴纳呆，自汗。西医诊为"慢性支气管炎"。经用止咳化痰西药治疗，效果不佳。大便不畅，质地尚正常。舌质红略暗，苔略厚黄，有裂纹，脉细。X线胸片提示两肺纹理增粗。此属中医之咳嗽。乃痰热郁肺，气阴耗伤，肺失清肃所致。治宜涤浊法为主，即清肺化痰泄浊，佐以益气养阴。方用涤浊汤（张磊国医大师经验方）加减。

处方：苇根30 g，冬瓜仁30 g，生薏苡仁30 g，桃仁10 g，炙麻黄3 g，炒苏子3 g，杏仁10 g，白前10 g，桑白皮10 g，地骨皮10 g，知母10 g，北沙参15 g，天花粉10 g，赤芍10 g，橘红6 g，炒麦芽15 g，生甘草6 g。15剂。

嘱其慎风寒，勿劳累，忌食生冷、辛辣、油腻之品。

二诊（2018年9月3日）：服上方后，咳嗽、咯痰明显减轻，汗出减少，舌质红略暗，苔略厚，有裂纹，脉细。继守原方治疗。15剂。

三诊（2018年9月23日）：咳嗽基本消失，遇气温高时偶有干咳，仍纳差，饮食无味，头汗出，口干苦，喜冷饮，大便不畅，日一行，1天不解大便即感口干苦加重，身疲乏力，眠差，舌质暗红，苔白厚腻，舌底脉络迂曲，脉细。此乃痰食中阻，郁而化热。治宜消食化痰，清散郁热。方用保和丸加减。

处方：炒麦芽15 g，炒山楂15 g，炒神曲10 g，茯苓10 g，制半夏10 g，陈皮10 g，连翘10 g，炒莱菔子10 g，白蔻仁6 g（后下），决明子20 g，杏仁10 g，知母10 g，栀子10 g，藿香3 g（后下），草果3 g，生甘草3 g。15剂。

按语：本案乃痰热郁肺之咳嗽。患者1年来反复咳嗽、咯痰，多与痰湿黏滞难祛特点有关。结合临床征象，大便不畅，舌质红略暗，苔略厚黄，有纵裂，脉细，考虑痰浊瘀血内阻，化热伤阴，阴伤与痰浊并存，导致本病日久难愈。治疗以涤浊法祛除痰瘀实邪为主，兼养阴生津润燥，使化痰不伤阴，润燥不助痰。方用涤浊汤（张磊国医大师经验方）清肺化痰降浊；加杏仁、白前、桑白皮宣肺化痰止咳；加地骨皮、知母、北沙参、天花粉养阴益气，清肺热；加赤芍活血化瘀以疏通肺络；加橘红、炒麦芽健脾化痰，和胃消食。痰去热清，气阴得复，肺气宣降，则咳止。

后以纳差、口苦、乏力、大便干之痰食中阻化热证为主，又治以消食化痰、清散郁热之法，方用保和丸健脾和胃消食；加白蔻仁、藿香、草果芳香化浊；决明子、杏仁、知母、栀子宣肺润肠通便，病获愈。

久病咳嗽，多虚实夹杂，虚多气阴不足，实多痰瘀内阻。故治宜攻补兼施，且往往以祛邪为先，邪去再议补虚，以防补虚过早过多，助痰生热而加重病情。张磊教授对痰瘀内阻，兼有化热者多用涤浊法，荡涤肺中浊阻之邪，以安其清肃之所。肺之宣肃功能，以降为主，咳嗽、咯痰主要责之于肺失肃降，故治宜降肺气为主，而降中有升，在诸多降气药中（如杏仁10 g、白前10 g、炒苏子3 g等）加少量升宣药（炙麻黄3 g），升降并用，以利于肺气功能恢复。

四、过敏性鼻炎 / 清气不升，浊邪蒙窍证

李某，男，43岁，工人，河南省郑州市人。2018年12月5日初诊。

主诉：打喷嚏、流清涕、鼻痒反复发作6年。

现病史：近6年来，常出现发作性打喷嚏、流清涕、鼻痒，遇寒加重，西医诊为"过敏性鼻炎"，曾服用西替利嗪等西药抗过敏药，症状暂可缓解，但停药后病又复发。后在当地医院行鼻甲电烧灼术治疗，仍不效。伴饭后即大便，日2～5次，质尚正常。为解多年之苦，特来求治中医。现症见：发作性打喷嚏、流清涕、鼻痒，遇寒加重，伴饭后即大便，日2～5次，质尚正常。平素易感冒。诊其舌质淡红，苔薄白，脉沉细。此谓西医之过敏性鼻炎，中医之鼻鼽。乃中气亏虚，清阳不升，浊邪蒙窍所致。治宜补中益气，清透泄浊。方拟补中益气汤加减。

处方：党参10 g，黄芪30 g，当归6 g，炒白术10 g，陈皮10 g，升麻6 g，柴胡6 g，谷精草30 g，酒黄芩10 g，炒苍耳子15 g，炒山药30 g，炙甘草6 g。10剂。

嘱其勿劳累，慎风寒，适当进行体育锻炼。

二诊（2018年12月14日）：服上方后，打喷嚏、流清涕、鼻痒发作次数有所减少，大便减为日2～3次。诊其舌质淡红，苔薄白，脉沉细。此气虚稍复，继守前法。原方中加大党参用量以增补气之功；加辛夷、薄荷以辛散开窍。

处方：党参20 g，黄芪30 g，当归6 g，炒白术10 g，陈皮10 g，升麻6 g，柴胡

6 g，谷精草30 g，酒黄芩10 g，炒苍耳子15 g，辛夷10 g（包煎），薄荷6 g（后下），炒山药30 g，炙甘草6 g。20剂。

三诊（2019年1月4日）：服前方后，发作性打喷嚏、流清涕、鼻痒基本消失，偶于感冒时出现，大便日1～2次。诊其舌质淡红，苔薄白，脉沉细。此气虚渐复，浊邪渐除，效不更方，守原法治疗。20剂。

1个月后随访，诸症消失，病告痊愈。

按语：本案所患系清气不升、浊邪蒙窍之鼻鼽。乃由于禀赋虚弱，脾胃气虚，清阳不升，化源不足，母病及子，致肺气亏虚，卫外不固，复感外邪，肺气失宣，浊邪蒙窍，而发为打喷嚏、流清涕、鼻痒等症。脾虚失运，升降失司，则大便次数增多。舌质淡红、苔薄白、脉沉细为气虚之征。治宜补中益气、清透泄浊之法。方拟补中益气汤补中益气，升阳举陷。方中黄芪入脾、肺经，补中益气，升阳固表；党参、炙甘草、炒白术补气健脾；血为气之母，气虚日久，营血亦亏，故用当归养血和营，协参、芪以补气生血；陈皮理气和胃，使诸药补而不滞；升麻、柴胡升阳举陷，引药上行。加谷精草、酒黄芩、炒苍耳子以清凉透散，降浊开窍。加炒山药健脾益气固摄。二诊又加入辛夷、薄荷以辛散透窍。

本案非治鼻鼽之常法，其病因虽缘于中气亏虚，但治之并非单纯补虚，乃宗李东垣补中益气及吴鞠通"治上焦如羽，非轻不举"之旨，于中气虚弱证在使用补中益气汤之基础上，随证配伍，加用谷精草、酒黄芩、炒苍耳子、辛夷、薄荷清散透浊之品，使升提与清透二者相得益彰，使气虚得补，清阳得升，浊邪得降，清窍得养，而诸症自愈。

五、过敏性鼻炎／胆腑郁热证

张某，女，49岁，工人，山东省菏泽市人。2019年4月2日初诊。

主诉：间断性打喷嚏、流鼻涕5年余。

现病史：患者5年来每遇春季即发作打喷嚏，鼻流浊涕，色或白或黄，伴前额近眉处不适，颈项部多汗，在某医院诊断为过敏性鼻炎。曾用麻黄素滴鼻治疗，效果不佳，病情反复发作，终不得愈。现症见：每遇春季即发作打喷嚏，鼻流浊涕，色或白或黄，伴前额近眉处不适，颈项部多汗，平素睡眠多梦，急躁易怒，口苦，大便偏干。诊其舌质红，苔薄白，脉沉弦。此谓中医之鼻渊。乃素体肝胆热盛，复感风邪所致。然病程已久，不可急攻，宜小剂缓图，免伤胃气。治宜清泻肝胆，疏散风邪。方拟谷青汤（张磊国医大师经验方）加减。

处方：谷精草30 g，青葙子15 g，酒黄芩10 g，蔓荆子10 g，决明子10 g，薄荷10 g（后下），桑叶10 g，菊花10 g（后下），蝉蜕6 g，白芷10 g，玄参12 g，甘草6 g。12剂。

嘱其慎风寒，忌食辛辣油腻之品。

二诊（2019年4月16日）：服上方后，打喷嚏、流鼻涕稍减，口苦、大便干明显改善，诊其舌质红，苔薄白，脉沉弦。病势略减，仍以原方化裁续服，加辛夷10 g（包煎）、苍耳子6 g疏风散邪，上行头面，通利鼻窍。

复诊（2019年5月6日）：以上方加减治疗20天，打喷嚏、流鼻涕及前额近眉处不适基本消失，颈项部出汗明显减少，大便调，仍多梦，食后胃胀。守上方去决明子，加浮小麦、炒麦芽以养心安神，消食和胃，以冀根治。

处方：谷精草30 g，青葙子15 g，酒黄芩10 g，蔓荆子10 g，薄荷10 g（后下），桑叶10 g，菊花10 g（后下），蝉蜕6 g，辛夷10 g（包煎），白芷10 g，苍耳子6 g，浮小麦30 g，炒麦芽20 g，甘草6 g。15剂。

再诊：以上症状完全消除，嘱其将上方配制水丸，间断常服，并注意避风寒，忌食辛辣、油腻之品，以防复发。

按语：本案所患系胆腑郁热之鼻渊，西医诊为过敏性鼻炎。乃素体肝胆热盛，复感风邪所致。盖胆与鼻胆为中清之腑，其清气上通于脑。胆之经脉，曲折布于脑后。脑下通于颃，颃之下为鼻。胆之经气失和，胆经有热，可循经直犯鼻窍；或循经移热于脑，下犯颃与鼻窍，而致辛颏鼻渊。正如《素问·气厥论》所云："胆移热于脑，则辛颏鼻渊。鼻渊者，浊涕下不止也。"《济生方》亦曰："热留胆腑，邪移于脑，遂致鼻渊。"《医宗金鉴》谓："鼻渊内因胆经之热，移于脑髓，外因风寒，凝郁火邪而成。"头面为清阳之府，诸阳所聚，其位最高，鼻居面中，为阳中之阳，易受阳邪所伤。风为阳邪，其性轻扬向上，易袭阳位，火热亦为阳邪，其性升腾上炎，亦易伤人头面。可知鼻渊多由风热、胆经郁热上犯致病。郁热壅滞鼻窍气血，灼腐肌膜，化而为脓浊，则出现喷嚏、鼻塞涕浊。

《素问·四气调神大论》曰："春三月，此谓发陈，天地俱生，万物以荣……逆之则伤肝。"《素问·金匮真言论》亦云："东风生于春，病在肝，俞在颈项……故春气者，病在头。"春季春阳上升，病变常发生于肝胆经，表现为头部疾患，故该病遇春季而发。胆热内郁，迫津外泄，扰乱神明，故颈项多汗、口苦、梦多、急躁易怒。舌质红、脉沉弦，皆为胆经郁热之象。于春季来临或当季时期，多用轻清法治疗少阳风火、郁热而发之头目风疾。谷青汤方中药物性多寒凉，味多辛甘，质多轻清，多为风药，多入肝经。张磊教授认为人之头部疾患，热证多而寒证少，实证多而虚证少。用轻清法治之，轻以达病所，清以去其实，用风药以上达至巅。谷青汤中谷精草味甘、性平，归肝、胃经，疏散风热，明目退翳；青葙子味苦、微寒，入肝经，祛风热，清肝火，明目退翳。二药共为君药。薄荷、菊花、蝉蜕、蔓荆子疏散风热，清利头目，共为臣药。酒黄芩味苦、性寒，泻实火，除湿热，酒制后借上升发散之力上达高巅；决明子清肝明目，润肠通便。二者共同增强清泻之力为佐。甘草清热解毒，调和诸药为使。全方共达疏散风热、清利头目之功。加玄参养阴清热；桑叶、白芷疏散风热。因鼻为清窍，"以通为用"，故二诊加辛夷、苍耳子以疏风散邪，上行头面，芳香通窍，以获良效。

何华老师通过多年临床，体会谷青汤之运用，只要把握住风热郁火上干之病机，头部诸多疾病皆可治之，尤其在春季发生的头部疾患（春病在头）。本方无论邪气伤及新久均可变化应用。

六、鼻腔感染 / 肺经郁热证

孙某，男，36岁，教师，河南省焦作市人。2018年11月3日初诊。

主诉：鼻腔及鼻周溃烂、焮热疼痛1周。

现病史：时值阴历十月，气候较凉而燥，患者出现鼻腔及鼻周溃烂，红肿焮热疼痛，结黄痂，鼻内灼热，鼻咽干燥。曾在本单位保健科用西药抗生素治疗，无效，逐渐加重。遂求治于中医。现症见：鼻腔及鼻周溃烂，红肿焮热疼痛，结黄痂，鼻内灼热，鼻咽干燥。诊其舌质红，苔薄黄，脉稍数。此谓中医之鼻疮，西医之鼻腔感染。乃肺经郁热，熏灼鼻窍所致。治宜泻肺清热。方拟泻白散合银翘散加减。

处方：生桑白皮15 g，地骨皮15 g，黄芩9 g，连翘15 g，金银花9 g，竹叶9 g，桑叶9 g，生甘草6 g。5剂。

嘱其忌食辛辣、刺激之品，避风寒。

服上方3剂后，鼻红肿溃烂、焮热疼痛即消。服药5剂后以饮食调理善其后。

按语：本案所患系肺经郁热之鼻疮，西医之鼻腔感染。燥气通于肺，肺开窍于鼻，肺受燥气，蕴而化热，上干清窍，鼻被熏灼，故见溃烂、红肿焮热疼痛，而成斯疾。舌质红，苔薄黄，脉稍数，为肺经郁热所致。治宜泻肺清热之法。方拟泻白散合银翘散加减。方中生桑白皮泻肺以清郁热；辅以地骨皮泻肺中伏火；黄芩为肺经之药，配生桑白皮以增强泻肺火之力；金银花、连翘、桑叶、竹叶轻清而浮，以宣解上焦邪热，亦正合"治上焦如羽，非轻不举"之义；竹叶又清心利尿，使邪热由小便而出。患者服药2剂即愈。本案辨治精准，用药精简，收效甚速。

七、慢性额窦炎 / 正气亏虚，外感风邪证

陈某，女，42岁，工人，河南省南阳市人。2019年6月3日初诊。

主诉：发作性头痛5年余。

现病史：患者5年来遇受寒或感冒后易发作前额闷痛，头痛以前额为甚，连及眉棱，晨起较重，午后减轻。曾多方求治无效，终不得愈。现症见：前额闷痛，头痛以前额为甚，每遇受寒或感冒后易发作，晨起较重，午后减轻。伴短气自汗，平素恶风，易感冒。曾多方求治无效。诊其面色㿠白，舌质淡，苔薄白，脉虚软无力。鼻窦X线柯瓦氏位片示：双侧额窦黏膜增生，纹理粗糙，提示慢性炎性改变。此谓中医之头痛，西医之慢性额窦炎。乃素体气虚，复感风邪所致。治宜益气祛风，通络止痛。方以玉屏风散加味。

处方：黄芪30 g，防风10 g，白术15 g，细辛3 g，苍耳子10 g，辛夷10 g（包煎），薄荷10 g（后下），蔓荆子15 g，僵蚕15 g，川芎15 g，皂角刺15 g，甘草6 g。7剂。

嘱其慎风寒，勿劳累，忌食辛辣、油腻之品。

二诊（2019年6月10日）：服上方后，头痛、恶风稍减，面色㿠白，舌质淡，苔薄白，脉虚软无力。病势略减，仍以原方化裁续服，加细辛至5 g以增强祛风通络止痛作用。14剂。

三诊（2019年6月24日）：头痛基本消失，短气自汗、恶风减轻，面色㿠白，舌质淡，苔薄白，脉沉无力。效不更法，继守上方治疗。14剂。

经治30余天，诸症悉除，舌脉基本正常，复查鼻窦X线柯瓦氏位片恢复正常。随访半年无复发。

按语：本案所患系中医气虚、复感风邪之头痛，西医诊为慢性额窦炎。乃由

于邪气内伏，久则耗伤正气，导致卫外不固。伏邪招引，复加卫外不固，故病情反复发作，正气更虚，邪益痼结。正气不足，感受外邪，上扰清窍，鼻窍壅塞，脉络不通，则前额、眉棱骨闷痛；气虚，腠理疏松，肌表不固，故见短气自汗、恶风、易感冒；面色㿠白、舌质淡、苔薄白、脉虚软无力，均为气虚之征。治疗当扶正祛邪兼顾，治以益气祛风、通络止痛之法。方中玉屏风散补气实表；加辛夷、苍耳子、薄荷配合皂角刺解毒开窍，透邪外出，后者能引药上行，直达病所；加僵蚕、川芎、蔓荆子祛风通络止痛。本案虚实夹杂，故治以标本兼顾，痼疾缓取，坚持服药，邪渐去，正渐复，而病告痊愈。

八、肺癌 / 郁毒内结证

郑某，男，67岁，工人，河南省安阳市人。2019年4月30日初诊。

主诉：咳嗽、右胸疼痛1个月余。

现病史：2年前发现右甲状腺癌，在北京某医院行部分切除术。近2个月出现咳嗽，咯白色泡沫样痰，右胸疼痛，活动后胸闷，自汗多，黎明时恶寒。未予诊治。胸片示右侧胸腔积液。西医诊断为甲状腺癌肺转移。现症见：咳嗽，咯白色泡沫样痰，右胸疼痛，活动后胸闷，自汗多，黎明时恶寒。诊其舌质红，苔白厚，脉数大。此谓中医之肺癌。乃郁毒内结，肺失通调，水液内停，宣降失司所致。治宜涤浊解毒。方拟苇茎汤加味。

处方：苇根30 g，冬瓜仁30 g，生薏苡仁30 g，桃仁10 g，桔梗15 g，猪苓30 g，雄黄（冲）0.2 g，延胡索15 g，炒白芥子10 g，重楼10 g，生地黄30 g，茯苓15 g，生甘草10 g。15剂。

嘱其慎风寒，勿劳累，忌食辛辣、刺激、油腻之品。

二诊（2019年5月15日）：咳嗽无减轻，咯黄痰，痰中有血丝，胸痛加重，夜不能寐。诊其舌质红，苔白厚，脉数大。此乃肺中郁热明显，故应加重清肺之品，方拟新加苇茎汤（张磊国医大师经验方）加白花蛇舌草解毒抗癌；延胡索、生白芍止痛；海浮石化痰镇咳。

处方：苇根30 g，冬瓜仁30 g，生薏苡仁30 g，桃仁10 g，桑叶30 g，桑白皮10 g，地骨皮10 g，桔梗15 g，黄芩15 g，白花蛇舌草30 g，延胡索20 g，生白芍30 g，海浮石30 g（包煎），炒麦芽20 g，生甘草10 g。30剂。

三诊（2019年6月16日）：胸痛、咳嗽较前减轻，痰中已无血丝，食欲不振，乏力。诊其舌质红，苔黄厚腻，脉大。原方减清肺之品，加二陈汤、炒神曲等，以健脾化痰，消食和胃。

处方：苇根30 g，冬瓜仁30 g，生薏苡仁30 g，桃仁10 g，桔梗15 g，制半夏10 g，茯苓12 g，陈皮10 g，白蔻仁10 g，海浮石30 g（包煎），炒神曲10 g，猪苓30 g，延胡索10 g，生甘草6 g。30剂。

服上药后，胸痛、咳嗽基本缓解。随访半年，病情稳定。

按语：本案属中医之肺癌，属郁毒内结证。治宜涤浊解毒之法。方拟苇茎汤加味。患者咳嗽，咯白泡沫痰，右胸疼痛，活动后胸闷，自汗多，黎明时恶寒，是宏观症状。胸片示右胸腔积液，是微观之征。求其所因，乃甲状腺癌切除后，正气虚弱，邪毒侵肺，肺失宣降，通调失职，水津失布，停于胁下所致。邪毒痰饮皆浊邪之类，辨病应注意浊毒蕴肺，治疗应注意涤浊荡邪，勿失其宜。

九、肺源性心脏病 / 上盛下虚证

林某，男，78岁，干部，河南省驻马店市人。2018年10月23日初诊。

主诉：喘咳、胸闷20年，加重5天。

现病史：素有慢性支气管炎、肺气肿、肺心病病史，常有喘咳、胸闷。5天前因感寒及过劳致喘咳加重，胸部憋闷，痰多微黄，心悸气促，脘腹胀满，纳差，颜面及双下肢浮肿，畏寒肢冷。胸部X线片提示"慢性支气管炎合并肺气肿"。西医诊断：①肺源性心脏病。②肺气肿。③慢性支气管炎。经用西药抗生素等药物治疗不效，特来求诊。现症见：喘咳，胸部憋闷，痰多微黄，心悸气促，脘腹胀满，纳差，颜面及双下肢浮肿，畏寒肢冷。口唇发绀，舌质暗红，苔白腻，脉沉细数。听诊两肺呼吸音减弱，叩诊两肺呈过清音，心浊音界变窄，肝浊音界下降。此属中医之肺胀，乃上盛下虚证。治宜和中化痰，宣肺平喘，温阳利水。方用李鲤教授培土生金汤合葶苈大枣泻肺汤加减。

处方：陈皮12 g，半夏10 g，茯苓30 g，炒莱菔子15 g，焦山楂15 g，焦神曲12 g，桑白皮20 g，杏仁12 g，川贝母12 g，葶苈子20 g，当归12 g，红参10 g，五味子12 g，猪苓30 g，泽泻20 g，大枣5枚，甘草6 g。7剂。

嘱其慎风寒，勿劳累，忌生冷油腻之品。

二诊（2018年10月31日）：服上方后，喘咳、胸闷、心悸明显减轻，痰液减少，腹胀消失，食欲大开，仍有下肢浮肿。口唇发绀，舌质暗红，苔白腻，脉沉细稍数。原方继服，15剂，辅以赤小豆鲤鱼汤食疗，补脾益肾、消肿。

三诊（2018年11月16日）：面浮肢肿消失，喘咳缓解，余无不适，病告痊愈。

按语：本案乃上盛下虚之肺胀病。《金匮要略》云："咳而上气，此为肺胀。"肺属金，主清肃，外邪引动，肺气上逆则为喘咳。其病机为心肺脾肾俱病，肾元亏于下，痰浊壅于上，脾运失于中，五脏精气俱虚，阳气衰微，阴血不足，因虚而致痰浊瘀血停滞，水湿泛滥。针对此虚实相间、错综复杂之案例，何华老师宗周慎斋"诸病不愈，必寻到脾胃之中，方无一失"之义，统筹全局，抓住病机关键，从脾胃入手，治以和中化痰为主，佐宣肺平喘、温阳利水之法。脾运则能输布阳气，运化精微，灌溉四旁，化痰祛瘀，疏利水湿，俾气血煦濡，五脏得养，方能扭转颓势，权衡以平。何华老师深悟李鲤教授之学术宗旨，故方用李老培土生金汤以健脾肃肺化痰；合葶苈大枣泻肺汤泻肺逐饮平喘；加红参、当归、五味子温阳益气，化瘀通络；加猪苓、泽泻以利水。辅以赤小豆鲤鱼汤食疗补脾益肾、消肿。

培土生金汤为李鲤教授保和丸加减经验方，由保和丸加桑白皮、杏仁、黄芩、川贝母、当归组成。主旨在和中健脾以祛生痰之源，肃肺清热以达宣肺止咳之功。脾土得运，肺气得宣，闭塞得开，则痰自利而气自下，肃降复而喘自平。盖脾胃为生痰之源，肺为贮痰之器，脾胃健则痰源乏竭，肺得肃则宣降复常。如《灵枢·口问》所云："谷入于胃，胃气上注于肺。"该方以保和丸滋养化源，土旺则金生；加桑白皮、川贝母以泻肺化痰，黄芩清泻肺热，杏仁宣肺止咳，当归养血活血以疏通肺络，化源一开，娇脏得养，肺金清肃而正旺邪却。

第五章 肾病医案

一、泌尿系感染 / 气虚下陷证

李某，女，66岁，干部，河南省南阳市人。2019年5月16日初诊。

主诉：站立、劳累后小腹胀、便急尿频2个月余。

现病史：2个月前患感冒后出现尿频、尿急，被西医诊断为泌尿系感染，经用抗生素等治疗，效不佳。曾多方治疗，均罔效。现症见：站立、行走或劳累后即小腹胀，尿急尿频，伴身疲乏力，腰背酸困，头晕，目困不欲睁，口干喜饮，纳眠可。诊其舌质红，边有齿痕，苔白，脉细。此谓中医之气淋。属气虚下陷证。气虚气化无力，膀胱开阖失度，故尿频而无力，劳累后加重。然又有口干多饮、舌质红等，属尚有余热不尽。故治宜补气清热。方用黄芪甘草汤加减。

处方：生黄芪30 g，生甘草10 g，知母15 g，麦冬30 g，竹叶10 g。6剂。

嘱其勿劳累，忌食辛辣、刺激之品。

二诊（2019年5月23日）：服上方后，小腹已不胀，尿急、口干喜饮减轻，精神好转，仍有头晕、目困。诊其舌质红，苔薄白，脉细。效不更方，增养阴清热之品。

处方：生黄芪30 g，生甘草10 g，知母15 g，麦冬30 g，竹叶10 g，菊花10 g（后下），桑叶10 g，地骨皮10 g，生地黄10 g。10剂。

经治3周，诸症消失，病告痊愈。

按语：患者年近古稀，因患感冒导致淋证。据劳累或站久后小腹胀，尿急、尿频，故可诊断为气虚下陷，气化无力之气淋。口干多饮，舌红，为余热不尽、阴伤之象。故治宜补气清热之法。方以黄芪甘草汤补气升提；知母、麦冬、竹叶滋阴清热；合导赤、加知母泻君相之火而滋阴，亦澄其本源。在辨证之中要注意其"隐"，即隐有余热不尽之邪，若专主补气升提，恐余热难去，病情转迁延。加菊花清利头目，桑叶合地骨皮有泻白散之意，可清水之上源；加生地黄，合竹叶、甘草为导赤散之意，以清下焦余热。合导赤、泻白，意在澄源洁流。总之，治疗本证之着眼点在补其气，滋其阴，清其热。若专主清热，皆失其当。

二、肾病综合征／气血亏虚证

孙某，女，32岁，工人，河南省新郑市人。2019年4月13日初诊。

主诉：反复尿血半年。

现病史：患者近半年来反复尿血，伴有头晕乏力，纳呆等，在西医院被确诊为肾病综合征。用激素及抗感染治疗症状暂可缓解，停药后又复发。遂来求中医诊治。现症见：反复尿血，血色淡红，伴有头晕乏力，纳呆。诊其精神不振，面色苍白，舌质淡，苔薄白，脉沉迟。查体：无出血性皮疹，心肺正常，肝脾无肿大，右肾区叩击痛（＋）。实验室检查：肝肾功能正常。尿常规示：红细胞（＋＋＋），白细胞（＋＋），白蛋白（＋＋）。血常规示：白细胞总数 12×10^9/ L，血红蛋白90 g/L。中医诊断：尿血。西医诊断：肾病综合征。辨证为气血亏虚，以气虚为主。治宜益气养血，固摄止血。方以李东垣补中益气汤加味。

处方：生黄芪30 g，人参10 g，白术20 g，当归30 g，陈皮10 g，升麻6 g，柴胡6 g，小蓟30 g，白茅根30 g，仙鹤草10 g，五倍子10 g，芡实10 g，白花蛇舌草20 g，炒麦芽20 g，炙甘草6 g。15剂。

嘱其勿劳累，慎风寒，忌食辛辣、刺激之品。

二诊（2018年4月27日）：尿血减轻，余症均改善。诊其舌质淡，苔薄白，脉沉迟。复查尿常规示红细胞（＋），白细胞少量，白蛋白（＋）。效不更方，继服上方。15剂。

三诊（2019年5月13日）：尿血已止，精神好转。复查尿常规示红细胞、白细胞均消失，白蛋白（±）。血常规正常。

按语：本案所患系中医之尿血，西医之肾病综合征。乃中气亏虚，统血无力，血渗膀胱而致尿血。尿血日久不止，致血虚气微，故疾病迁延不愈。脾胃虚弱，运化无力，气血虚少，则头晕乏力、纳呆、尿血色淡。精神不振、面色苍白、舌质淡、苔薄白、脉沉迟，为气血两亏之征。本案气血亏虚，以气虚为主。治以益气养血，固摄止血。投以李东垣补中益气汤加味治疗，用补气之力，以资生血之源，方证相合。方用人参、生黄芪补气摄血；当归养血活血；陈皮、白术健脾统血；升麻、柴胡升举清阳；小蓟、白茅根、仙鹤草凉血止血；芡实、五倍子固涩止血；白花蛇舌草清热解毒，活血利尿，药理研究证实，其具有抗炎、增强机体免疫功能作用；炒麦芽健脾消食。诸药合用，标本兼治，而获良效。

三、慢性肾炎 / 肾虚肝旺证

薛某，男，64岁，无业人员，河南省驻马店市新蔡县人。2019年7月23日初诊。

主诉：眼睑、双下肢浮肿、记忆力减退1年余。

现病史：1年前患者无明显诱因出现眼睑、双下肢浮肿，记忆力减退，健忘，时有强哭强笑，饮食可，失眠，夜间入睡困难，小便正常，近日口服中药后腹泻。既往有高血压、脑梗死、高脂血症10年余，平素口服苯磺酸氨氯地平、培哚普利片，肾炎1年余，表现为泡沫尿多。BP 140/75 mmHg，舌质暗红，苔薄白，脉沉弦滑。2019年2月22日郑州大学第一附属医院颅脑磁共振示：双侧额叶、左侧颞叶、双侧侧脑室旁、双侧基底节区、左侧丘脑、脑桥、右侧小脑半球、胼胝体脑梗死，部分陈旧性病变；双侧额顶叶、双侧脑室旁白质脱髓鞘；老年性脑萎缩。中医诊断为水肿、中风，证属肾虚肝旺、血脉不畅。西医诊断：①慢性肾炎。②脑梗死。③高血压病。治宜平肝补肾，熄风化痰，活血通络。

处方：天麻10 g，钩藤30 g（后下），石决明30 g，龙骨30 g（先煎），牡蛎30 g（先煎），盐杜仲20 g，麸炒山药30 g，泽泻15 g，酒山茱萸12 g，地龙15 g，桑枝30 g，鸡血藤30 g，石菖蒲12 g，醋郁金15 g，炒酸枣仁30 g，茯苓15 g，茯神15 g，首乌藤30 g，制远志10 g，黄芪30 g，炒麦芽20 g，炒山楂15 g，甘草6 g，连翘10 g。15剂。

二诊（2019年8月8日）：仍失眠，水肿，强哭强笑，左下肢无力，脉沉弦，舌暗红，苔薄白，大便已正常。诊断及辨证同前。

处方：麸炒芡实50 g，天麻10 g，钩藤30 g（后下），石决明30 g，龙骨30 g（先煎），牡蛎30 g（先煎），盐杜仲20 g，麸炒山药30 g，黄芪30 g，泽泻12 g，酒山茱萸12 g，地龙15 g，石菖蒲12 g，醋郁金15 g，炒酸枣仁30 g，茯苓15 g，茯神15 g，首乌藤30 g，合欢皮20 g，制远志10 g，炒麦芽20 g，炒山楂15 g，连翘15 g，甘草 6 g。10剂。

三诊（2019年8月17日）：失眠减轻，水肿减轻，强哭强笑好转，左下肢无力改善，脉沉弦，舌暗红，苔薄白，大便已正常。诊断及辨证同前。

处方：麸炒芡实30 g，天麻10 g，钩藤30 g（后下），石决明30 g，龙骨30 g（先煎），牡蛎30 g（先煎），盐杜仲20 g，麸炒山药30 g，黄芪30 g，泽泻15 g，酒山茱萸12 g，地龙15 g，石菖蒲 12 g，醋郁金15 g，炒酸枣仁30 g，茯苓30 g，茯神15 g，首乌藤30 g，合欢皮20 g，制远志10 g，炒麦芽20 g，炒山楂15 g，连翘15 g，甘草 6 g，浮小麦30 g。30剂。

四诊（2019年10月3日）：失眠减轻，水肿明显减轻，强哭强笑，左下肢无力减轻，脉沉弦，舌暗红，苔薄白，大便已正常。诊断及辨证同前。

处方：天麻10 g，钩藤30 g（后下），石决明30 g，龙骨30 g（先煎），牡蛎30 g（先煎），盐杜仲20 g，麸炒山药30 g，黄芪30 g，泽泻15 g，酒山茱萸12 g，地龙15 g，石菖蒲 12 g，醋郁金15 g，炒酸枣仁30 g，茯苓30 g，茯神15 g，首乌藤30 g，合欢皮20 g，制远志10 g，炒麦芽20 g，炒山楂15 g，连翘15 g，甘草 6 g，浮小麦30 g。20剂。

按语：该患者病情相对复杂，由于高血压病、脑梗死，逐渐出现痴呆情况，又由于肾炎，出现小便不利、浮肿。根据患者的病情，辨证一方面属于肝阳上亢，痰瘀阻络，清窍不利、元神失养，出现头晕、痴呆、强哭强笑；一方面肾气不足，气化不利，出现小便不利及水肿，当然肾气不足本身包括肾精不足，也会出现髓海失养，导致痴呆出现。治疗上给予平肝补肾，熄风化痰，活血通络。方以天麻钩藤饮合六味地黄丸加减治疗，并加用健脾和胃之品，逐步调治，患者病情逐渐缓解。

四、慢性肾小球肾炎 / 脾阳虚衰证

李某，女，45岁，工人，河南省驻马店人。2018年9月7日初诊。

主诉：全身浮肿5个月余。

现病史：5个月前于发热、咽痛后始出现全身高度浮肿，查24小时尿蛋白定量5.16 g，西医诊断为慢性肾小球肾炎（肾病型）。曾在外院以激素、利尿剂等大量西药治疗近5个月，效果不著。现症见：全身浮肿，腰以下肿甚，伴脘腹胀闷，纳差乏力，小便短少。诊其面色无华，舌质暗淡，苔白滑，脉沉弱。此乃中

医之水肿，证属脾阳虚损，运化失职，土不制水。治宜健脾益气，温阳利水。方用培土制水汤加味。

处方：陈皮12g，半夏12g，茯苓30g，炒莱菔子15g，焦神曲12g，黄芪30g，党参15g，白术15g，猪苓30g，泽泻15g，车前子30g，砂仁10g，肉桂6g。21剂。

嘱其慎风寒；勿劳累；宜清淡饮食，忌生冷、油腻之品。

二诊（2018年9月28日）：服药3周后，水肿减退，纳食渐增，神疲乏力较前改善，舌质暗淡，苔白滑，脉沉弱。治疗配合活血通络法，以助化瘀行水之功。原方加用益母草30g、丹参20g、路路通15g。30剂。

以上方调治半年，临床症状消失，尿检正常。

按语：本案所患系脾阳虚衰之水肿病。乃脾阳虚损，运化失职，土不制水，水泛肌肤所致。《素问·至真要大论》云："诸湿肿满，皆属于脾。"肾主水，司二便，脾属土，主运化。若脾虚土不治水，水湿泛滥，肾阳受戕，开阖不利，则见水肿诸症，故治当培土以制水。治宜健脾益气、温阳利水之法。方用培土制水汤和中健脾，益气利水；砂仁和胃化湿；加肉桂引火归原；加益母草、丹参、路路通化瘀通络，助行水之功。

培土制水汤为李鲤教授寓补于消法保和丸加减经验方，由保和丸加黄芪、白术、猪苓、泽泻、车前子组成。该方中保和丸为主和中健脾；茯苓与白术、泽泻、猪苓合为四苓散，健脾淡渗利水，其性甚平；加车前子为利水专药；黄芪益气固摄。李老采用培土制水法加减治疗水肿，取脾旺清升、培土制水、阳运阴消之意。另因水蓄可病血，血结亦病水，故何华老师又在李老原方基础上加用活血通络药物，以祛瘀利水，水瘀同治，故有桴鼓之应。

第六章 妇科病医案

一、卵巢早衰 / 肝肾亏虚，冲任失养证

刘某，女，42岁，干部，河南省郑州市人。2018年11月1日初诊。

主诉：停经1年余。

现病史：患者已1年月经未至，曾被诊断为卵巢早衰（卵巢萎缩），使用黄体酮、己烯雌酚，行经3天，后一直闭经。现伴乏力，易感冒，左肩关节发凉，双手大拇指怕冷，心悸，时口干苦。以前行经时乳房胀痛，白带量多，色淡黄。曾在某医院先后两次B超检查均提示"双侧卵巢萎缩"，且逐渐加重。现症见：闭经，伴乏力，易感冒，左肩关节发凉，双大拇指怕冷，心悸，时口干苦，既往行经时乳房胀痛，白带量多，色淡黄。诊其舌质暗红，苔白腻微黄，脉弦。此谓中医之闭经，西医之卵巢早衰。乃肝肾亏虚，冲任失养所致。治宜疏肝养血，补肾固元。方用逍遥散加减。

处方：柴胡10 g，白芍10 g，当归10 g，茯苓12 g，炒白术10 g，薄荷（后下）3 g，制香附10 g，菟丝子20 g，续断10 g，炒杜仲10 g，紫石英15 g，肉桂6 g，炙甘草6 g。10剂。

嘱其勿劳累，慎风寒，畅情志。

二诊（2018年11月15日）：服上药5剂时，月经即行。现腰凉甚，右下肢空虚感，按压右腰空虚感减轻，急躁汗出，心悸气短。诊其舌质红，苔薄白，脉沉弱。此证以虚为主，以郁为辅。故改以养血、补肝肾为主，疏肝活血为辅。方拟桃红四物汤加味。

处方：熟地黄10 g，当归10 g，生白芍10 g，川芎6 g，桃仁10 g，红花10 g，菟丝子20 g，续断10 g，紫石英15 g，肉桂6 g，炒茴香10 g，制香附10 g，柴胡

10 g，麦冬15 g，炙甘草6 g。15剂。

三诊（2019年2月16日）：自觉腰部冷困不舒，右下肢空虚，左肩冷，项强困，近3个月月经正常。诊其舌质红，苔薄白，脉沉无力。守方微调。上方去川芎，加川牛膝、炒白术、茯苓以健脾祛湿，强壮腰膝。

处方：熟地黄10 g，当归10 g，生白芍10 g，桃仁10 g，红花10 g，菟丝子20 g，续断10 g，紫石英15 g，肉桂6 g，炒茴香10 g，制香附10 g，柴胡10 g，麦冬15 g，川牛膝10 g，炒白术10 g，茯苓10 g，炙甘草6 g，生姜3片。15剂。

按语：本案属肝肾亏虚、冲任失养之闭经，西医之卵巢早衰。为肝肾亏虚，精血乏源，冲任失养，肝失疏泄所致。因前有月经来时乳房胀痛，虽有肝肾亏虚为本，肝郁气滞为标，但此时肝郁气滞较为显著。故先以逍遥散加补肾之品，疏肝为主，养肝补肾为辅，肝气得疏，气机渐畅，故5剂而经至。二诊时，则证型发生变化，以虚为主，以郁为辅。所以改以养血补肝肾为主，疏肝活血为辅。法随证变，方随法依，治法有先后，用药有轻重，环环相扣，步步为营，药中其的。处处显现中医动态辨证之精华。

二、卵巢囊肿／脾肾亏虚，冲任失固证

赵某，女，21岁，学生，河南省郑州市人。2018年12月6日初诊。

主诉：月经淋漓不断2年余。

现病史：患者月经自初潮以来经常淋漓不断（每天都有），量时多时少，色暗，冬季病情加重，伴畏寒，膝关节以下凉，手心热，失眠多梦，纳差。B超检查提示：双侧卵巢增大，多囊性回声改变。曾用逍遥散等中药治疗，不效。现症见：月经淋漓不断，量时多时少，色暗，冬季病情加重，伴手心热，失眠多梦，纳差，畏寒，膝关节以下凉。诊其舌质淡红，有瘀斑，苔薄白，脉芤。此谓中医之漏证，西医之卵巢囊肿。证属脾肾亏虚，冲任失固。治宜固冲摄血，补肾健脾。方拟固冲汤合胶姜汤、四乌贼骨一藘茹丸加减。

处方：续断炭10 g，山茱萸15 g，茜草炭10 g，煅海螵蛸30 g，阿胶10 g（烊化），炮姜10 g，党参15 g。6剂。

嘱其勿劳累，慎风寒，忌食辛辣、刺激之品。

二诊（2018年12月13日）：服上药后月经已干净5天，服药期间常有欲大便感，大便日2次。腰酸，腹两侧胀，矢气多，纳差，白带稍多，色稍黄。诊其舌

质淡红，有瘀斑，苔薄白，脉芤。原方加炒山药30 g、盐杜仲10 g、炒麦芽20 g以健脾渗湿，消食和胃，并增强补肾作用。10剂。

三诊（2018年12月27日）：服上药8剂时，月经又至，色鲜红，量多，行经时两胁下有空虚感。诊其舌质淡红，有瘀斑，苔薄白，脉芤。为防血脱，以大量炭类药和温经收涩药温阳健脾、固冲止血。

处方：熟地黄炭30 g，荆芥炭10 g，制首乌30 g，茜草炭10 g，煅海螵蛸30 g，阿胶10 g（烊化），炮姜10 g，山茱萸10 g，党参10 g，小麦30 g，地榆炭30 g，乌梅炭10 g。6剂。

四诊（2019年1月4日）：服上药后月经已有明显周期，但周期仍较短，经色黑。双膝关节以下发凉，手心热，咽腔疼痛，面部痤疮，腹胀（下午为甚）。诊其舌质暗，边有瘀斑，苔黄，脉细。证属心脾两虚，兼有上焦郁热。方以归脾丸补益气血而固本，加栀子、黄芩、生地黄兼清郁热。

处方：炒白术10 g，生黄芪15 g，茯神10 g，党参10 g，远志10 g，炒酸枣仁20 g，龙眼肉10 g，制首乌10 g，木香6 g，栀子10 g，黄芩10 g，生地黄20 g，茜草炭10 g，煅海螵蛸30 g，炙甘草6 g。6剂。

随访2个月余，月经基本正常。嘱其继服中成药归脾丸，以巩固疗效。

按语：本案属中医之漏证，西医之卵巢囊肿。月经淋漓不断达2年之久，量时多时少，色暗，双下肢发凉，冬季病情加重，是其主要症状。辨证为脾肾亏虚，封藏不固，冲任失摄。治以固冲摄血、补肾健脾之法。方拟固冲汤合胶姜汤、四乌贼骨一藘茹丸加减。方中以续断炭、山茱萸补肝肾，党参、炮姜温阳健脾，茜草、煅海螵蛸固冲止血，阿胶补血止血。干姜与阿胶同用，即《金匮要略》中之胶姜汤，温润调血，"治妇人陷经，漏下黑不解者"。茜草与海螵蛸同用，为《素问·腹中论》四乌贼骨一藘茹丸之主要成分，治疗"血枯"，有补养精血、强健肝肾之功。而手心热、失眠是其兼症，由淋漓伤血所致，不可视为阴虚内热，骤投滋阴清热之品。此即辨证外之证，注意其杂之意也。后投以归脾丸加栀子、黄芩、生地黄是权宜变方也，不失其活。

三、慢性盆腔炎 / 湿热下注证

叶某，女，38岁，工人，河南省洛阳市人。2018年8月13日初诊。

主诉：带下量多、色黄而臭2年。

现病史：患者近2年来带下常淋漓不断，有时多如月经，色黄而臭，时如脓样，伴少腹腰部疼痛，五心烦热。西医诊为慢性盆腔炎，经用大量抗生素治疗，亦服用不少中药，均罔效。现症见：带下量多，有时多如月经，色黄而臭，时如脓样，伴少腹腰部疼痛，五心烦热。诊其舌暗红，苔黄腻，脉略数。此谓中医之带下病，西医诊为盆腔炎。乃脾湿生热，湿热下注所致。治宜清利湿热，解毒排脓。方用完带汤加减。

处方：炒白扁豆30 g，炒苍术30 g，太子参15 g，地骨皮30 g，滑石30 g，黄芩12 g，黄柏12 g，龙胆草5 g，连翘30 g，白芷9 g，蒲公英30 g，车前子12 g（包煎），甘草6 g。10剂。

嘱其忌食辛辣、刺激之品，勿劳累。

二诊（2018年8月24日）：服上方后，带下恢复正常，五心烦热消除，少腹腰部疼痛明显。诊其舌暗红，苔微黄，脉略数。效不更法。守上方继服6剂，以巩固疗效。

按语：本案所患系湿热下注之带下病，西医之慢性盆腔炎。乃脾湿生热，湿热下注，热毒内蕴，腐肌败血所致。故见带下量多，色黄而臭，时如脓样。湿毒下注，阻塞气机，不通则痛，则见少腹腰部疼痛、五心烦热。舌暗红，苔微黄，脉略数，为湿热瘀阻之征。治宜清利湿热、解毒排脓之法。方用完带汤加减治之。何华老师认为，黄带乃湿热为患，多因脾湿生热，湿热下注所致。此病辨证除脾湿外，尚不能忽视肝火之炽，肾火之炎。方中黄柏可清肾中之火；龙胆草可清肝中之火；白芷虽为辛温之味，但燥湿排脓是其所长，《神农本草经》谓其"主女人漏下赤白"，在此将本品伍于大队清热解毒药中甚为妥帖。

四、更年期综合征 / 阴虚火旺证

赵某，女，55岁，干部，河南省禹州市人。2019年5月7日初诊。

主诉：多汗6年。

现病史：患者6年前绝经后始出现自汗、盗汗，西医诊为更年期综合征，曾服用雌激素类〔替勃龙（利维爱）〕治疗，汗出缓解，但服药1年后发生子宫大出血，遂停药，之后汗出又复发。平素嗜食辛辣。现症见：自汗，盗汗，汗出如水洗，伴烘热，性急易怒，渴喜冷饮，夏季常喜卧凉地。诊其舌质偏红，苔薄白，脉细。此谓西医之更年期综合征，中医之汗证。乃肝肾阴虚，虚火内扰所致。治宜滋阴泻火，固表止汗，清心除烦。方拟当归六黄汤加减。

处方：熟地黄10 g，生地黄10 g，当归10 g，黄芩10 g，黄连6 g，黄柏10 g，黄芪30 g，浮小麦30 g，煅牡蛎30 g，水牛角30 g。7剂。

嘱其忌食辛辣之品，忌郁怒。

二诊（2019年5月14日）：服上方后，盗汗稍减轻，白日仍多汗，渴饮、烦热无明显改善。诊其舌质偏红，苔薄白，脉细。守上方加川牛膝10 g引火下行，加桑叶15 g清燥润肺，加地骨皮10 g入阴退虚火，以增强疗效。12剂。

三诊（2019年5月28日）：服前方后，盗汗明显减轻，白日仍多汗，喜冷饮、烦热有所改善。诊其舌质偏红，苔薄白，脉细。守上方加沙参、麦冬、五味子以益气养阴。

处方：熟地黄10 g，生地黄10 g，当归10 g，黄芩10 g，黄连6 g，黄柏10 g，黄芪30 g，浮小麦30 g，煅牡蛎30 g，水牛角30 g，川牛膝10 g，桑叶15 g，地骨皮10 g，沙参15 g，麦冬30 g，五味子10 g。12剂。

以上方加减治疗2个月，汗出复常，余症均明显减轻。

按语：本案所患系阴虚火旺之汗证，西医诊为更年期综合征。乃由于肝肾阴虚，虚火内扰，营阴不守，卫外不固，而发为多汗、烘热；虚火上炎，则心烦易怒；火耗阴津，乃渴欲凉饮、舌红、脉细。治宜滋阴泻火，固表止汗，清心除烦。方拟当归六黄汤加减治之。方中当归、生地黄、熟地黄育阴养血，培本以清内热，为主药；"三黄"泻火除烦，清热坚阴，为辅药；佐倍量黄芪，益气固表以止汗；加浮小麦、煅牡蛎滋阴泻火，固表止汗；水牛角清心除烦；川牛膝引火下行；桑叶清燥润肺；地骨皮入阴退虚火；生脉散益气养阴。综观全方配伍，一是养血育阴与泻火彻热并进，以使阴固则水能制火，热清则耗阴无由；二是益气固表与育阴泻火相配，乃为内外兼顾之方，以使营阴内守，卫外固密，于是内热、外汗可相应而愈。其立法遣方与单纯之滋阴清热、泻火清热、益气固表等均有不同。

五、产后尿潴留 / 阳气亏虚，决渎失权证

杨某，女，24岁，农民，河南省郑州市人。2018年11月13日初诊。

主诉：小便闭塞不通3天。

现病史：患者于2018年11月10日自然分娩，分娩后即出现尿闭，曾导尿2

次，但仍不能自行排尿，当时膀胱充盈膨胀平脐，尿常规：脓细胞（＋），红细胞（＋＋）。诊断为产后尿潴留。曾抗感染治疗，静脉滴注氨苄西林等西药，并热敷、针灸等，均疗效不佳，不能自行排尿。于是邀何华老师诊治。现症见：畏寒低热，动则自汗，不欲饮食，大便正常，小便闭塞不通，精神疲倦，语言无力，恶露未净，乳汁甚少。诊其舌质淡红，苔薄白，脉虚缓。此谓中医之产后小便不通，西医之产后尿潴留。治宜补气润肺，温阳利水为主。方以补中益气汤加减。

处方：生黄芪30 g，白术12 g，党参10 g，当归10 g，升麻5 g，柴胡5 g，肉桂3 g，苏叶10 g，车前子15 g（包煎），麦冬10 g，通草6 g，泽泻12 g，冬葵子12 g，炙甘草6 g。7剂。

嘱其勿劳累，慎风寒。

二诊（2018年11月20日）：服上方2剂后小便即逐渐通利，腹胀顿宽，虚汗减少，余症均减轻，唯小便后似有隐痛感。诊其舌质淡红，苔薄白，脉虚缓。此乃余热未清。前法既效，原方加瞿麦15 g、滑石15 g以清热利水。7剂。3剂后病愈。

按语：本案所患系中医之产后小便不通，西医之产后尿潴留。乃因元气不足，产时劳力伤气，失血过多，气随血耗，则阳气亦伤，三焦命火亦受其累，因而阴阳失调，关元结冷，传道失职，决渎失权，水道不通，湿郁化热。故见小便闭塞不通等症。阳气不足，肌表不固，气虚下陷，郁而化热，则畏寒低热、动则自汗、神疲声怯。气虚血少，摄血无力，化源不足，则恶露不净、乳汁少。舌质淡红、苔薄白、脉虚缓，为阳气亏虚之征。治宜补气润肺，温阳利水。方以补中益气汤加减。药用生黄芪、白术、党参补气行水兼能敛汗；肉桂味厚性升，能疏通百脉、宣导诸药而补下焦，入肝肾血分，为下行温补之品，补相火不足以引火归原；车前子味甘性寒，为行水泻热之品，能通气行水道；升麻、柴胡升举清阳，与肉桂、泽泻同用，寒温并投，升降兼施，引火归原而温阳利水；肉桂、苏叶、黄芪、党参与车前子同用，其收升上达下之效，亦取提壶揭盖之意；当归补血润肠，温中养营，和黄芪同用，又能补气血以敛汗；通草清热利尿；冬葵子润燥利窍下乳，行津液、利小便；麦冬养阴清热。待小便通利后，因余热未清，于原方加瞿麦、滑石以清热利水而病愈。本案治法切中病机，寒温并投，阴阳双调，升降兼施，相得益彰，阳气得补，膀胱气化复常，水道通调，水行热消，则尿闭自除。

六、功能性子宫出血 / 气虚不摄证

王某，女，34岁，工人，河南省新密市人。2019年5月6日初诊。

主诉：月经淋漓不断3个月余。

现病史：患者近3个月来月经淋漓不断，色黑暗有血块，少腹疼痛，血块下则痛减。曾多次妇科检查，诊断为功能性子宫出血。经静脉滴注头孢菌素，口服止血药物等，疗效不佳。现症见：月经淋漓不断，色黑暗有血块，少腹疼痛，血块下则痛减，伴精神不振，面色萎黄，畏寒怕冷。诊其舌质淡，苔薄白，脉沉细无力。此谓中医之崩漏，西医之功能性子宫出血。证属气虚不摄，血脉瘀阻。治宜补气摄血，化瘀止血。方用补中益气汤加减。

处方：黄芪30 g，人参10 g，白术20 g，陈皮10 g，当归30 g，升麻6 g，柴胡6 g，三七粉5 g（冲服），地榆炭10 g，杜仲炭10 g，炙甘草6 g。7剂。

嘱其勿劳累，畅情志，忌食辛辣、刺激及生冷之品。

二诊（2019年5月13日）：服上方5剂后，阴道出血止，精神好转，面色萎黄、畏寒怕冷减轻。诊其舌质淡，苔薄白，脉沉细无力。效不更法，继服原方。5剂。

三诊（2019年5月18日）：余症皆除而病愈。6个月后随访月经正常。

按语：本案所患系中医之崩漏，西医之功能性子宫出血。崩漏一病，其病因错综复杂，其病机总不外气虚不摄，血热妄行。气为血之帅，气行则血行，脾主统血，脾胃为气血生化之源。本案因气虚摄血、行血无力，而致经血淋漓不断、色黑暗有血块、少腹疼痛等症。气虚血少，形神失于温煦、濡养，则畏寒神倦、面色萎黄。舌质淡、苔薄白、脉沉细无力，为气血亏虚之征。治宜补气摄血，化瘀止血。方用补中益气汤补益脾胃中气，固摄止血。方中黄芪、人参、白术、炙甘草补中益气，摄血止血；当归养血通百脉；升麻、柴胡升提清阳而止血；陈皮理气行滞，使补而不滞。加地榆炭、三七粉、杜仲炭化瘀收涩，固精止血。气为血之帅，气行则血行，脾主统血，脾胃为气血生化之源。本案因气虚摄血、行血无力而发病。病机以中气虚为本，故治以补中益气、养血摄血、化瘀止血、引血归经而收效。此乃治病求本也。

七、皮下瘀斑 / 气虚血瘀兼有湿热证

朱某，女，37岁，河南郑州人，2018年9月7日初诊。

主诉：皮下瘀斑，月经色暗，血块多，少腹痛、凉2年余。

现病史：2年前左下肢外伤后皮下瘀斑，之后又出现双髋部瘀斑，不怕热，冬怕冷，活动则多汗，纳差，眠一般，二便调，舌质淡红，苔白腻，脉沉细无力。中医诊断为瘀斑，属气虚血瘀证。治宜补气活血。方以黄芪四物汤加减。

处方：黄芪30 g，当归10 g，赤芍15 g，川芎10 g，丹参15 g，鸡血藤30 g，桑枝30 g，醋延胡索15 g，乌药10 g，浮小麦30 g，陈皮10 g，竹茹12 g，茯苓15 g，炒莱菔子15 g，炒麦芽20 g，甘草6 g，连翘15 g。15剂。

二诊（2018年9月26日）：皮下瘀斑减少、色变淡，月经血块多，服药后皮肤痒，舌淡红稍暗，苔薄白，脉沉。

处方：黄芪30 g，当归10 g，赤芍15 g，川芎10 g，丹参15 g，鸡血藤30 g，桑枝30 g，醋延胡索15 g，藕节30 g，浮小麦30 g，陈皮10 g，竹茹12 g，茯苓15 g，炒莱菔子15 g，炒麦芽20 g，甘草6 g，连翘15 g。15剂。

三诊（2018年10月12日）：皮下瘀斑减少，月经血块多，耳鸣，脉沉滑，舌淡红，苔白。

处方：当归10 g，赤芍15 g，川芎10 g，丹参15 g，鸡血藤30 g，桑枝30 g，醋延胡索15 g，藕节30 g，浮小麦30 g，陈皮10 g，竹茹12 g，茯苓15 g，炒莱菔子15 g，炒麦芽20 g，甘草6 g，连翘15 g，三七粉3 g（冲服），钩藤15 g（后下）。15剂。

四诊（2018年10月29日）：皮肤痒、瘀斑减，服大黄蟅虫丸，现月经血块多，脉沉滑。

处方：黄芪20 g，当归10 g，赤芍20 g，川芎10 g，丹参20 g，鸡血藤30 g，桑枝30 g，醋延胡索15 g，浮小麦30 g，陈皮10 g，竹茹12 g，茯苓15 g，炒莱菔子15 g，炒麦芽20 g，甘草6 g，三七粉3 g（冲服）。15剂。

五诊（2018年12月5日）：瘀斑色变浅，呈片状，经量可，少腹痛，白带多、有异味，舌暗，体大，苔白，脉沉滑。

处方：黄芪30 g，当归10 g，赤芍15 g，川芎10 g，丹参15 g，鸡血藤30 g，桑枝30 g，醋延胡索15 g，浮小麦30 g，陈皮10 g，竹茹12 g，茯苓15 g，炒莱菔子15 g，炒麦芽20 g，三七粉3 g（冲服），蒲公英30 g，败酱草15 g，薏苡仁30 g，黄柏

15 g，甘草 6 g。15剂。

六诊（2019年2月19日）：准备年后行消炎后调换节育器，近期感气虚，舌暗，苔薄白，脉沉弦。

处方：麸炒薏苡仁30 g，黄柏10 g，盐杜仲20 g，续断20 g，蒲公英15 g，木香10 g，砂仁 6 g（后下），陈皮10 g，法半夏 12 g，茯苓20 g，麸炒白术15 g，丹参15 g，赤芍15 g，麸炒山药30 g，炒麦芽20 g，甘草 6 g，盐车前子30 g（包煎）。15剂。

按语：该患者月经失调兼见皮下瘀斑。皮下瘀斑是属于血证范畴，由于血热妄行或气虚不能摄血所致。结合该患者病情，发病前外伤史，皮下瘀斑，月经色暗、血块多，少腹痛凉，怕冷，脉沉细无力，辨证是气虚血瘀所致，故治疗上宜补气活血，以黄芪四物汤加减。经治疗后患者皮下瘀斑明显减轻。后患者由于妇科炎症来诊，表现为少腹痛、白带多，为湿热瘀阻所致，故以薏苡仁、蒲公英、败酱草、黄柏、盐杜仲、续断等清利湿热，固冲止带。

第七章 其他杂病医案

一、神经性耳鸣／肝气郁结，湿热内滞证

周某，男，43岁，干部，河南省安阳市人。2019年5月10日初诊。

主诉：耳鸣2年、加重1个月。

现病史：患者2年前因情志失遂，饮酒过量，出现耳鸣，时作时止，无恶心呕吐眩晕，辗转求治无效。近1个月病情加重来诊。现症见：耳鸣如潮，时轻时重，连绵不断，心烦失眠，听力渐减，情志抑郁，形体肥胖，面带青色，口苦纳呆，小便黄，大便不畅。诊其舌质淡红，边有齿痕，苔厚腻，脉弦滑而涩。查血压、心电图、腹部彩超、头颅CT与MRI、脑电地形图及TCD等均正常。西医诊断：神经性耳鸣。中医诊断：耳鸣。证属肝气郁结，湿热内滞。治以疏肝理气，除湿开窍。方以四逆散合温胆汤加减。

处方：柴胡10 g，枳实10 g，白芍15 g，半夏10 g，陈皮10 g，茯苓15 g，竹茹12 g，石菖蒲12 g，郁金15 g，磁石30 g，丹参30 g，炙甘草6 g，生姜3片，大枣3枚（切开）。7剂。

嘱其畅情志，戒烟酒，忌食肥甘厚味。

二诊（2019年5月17日）：服上方后，耳鸣如潮转间歇性发作，听力较前恢复，食纳可，口苦消失，但精神欠佳，心烦易怒。诊其舌质淡红，边有齿痕，苔厚微黄，脉弦滑而涩。守方加栀子、淡豆豉各10 g，以除内郁之火。7剂。

三诊（2019年5月24日）：耳鸣偶发，听力恢复，精神转佳，但夜眠差。诊其舌质淡红，苔薄黄，脉弦滑。守方加琥珀3 g（冲服）增强安神作用。7剂。

四诊（2019年5月31日）：诸症消失。为防其变，原方研末为散。每次6 g，温开水冲服，每日3次，服用1个月后停药。随访6个月未复发。

按语：本案所患系中医之耳鸣，西医之神经性耳鸣。乃由于情志不遂，嗜食肥甘酒滋厚味，致肝气郁结逆犯脾土，脾气亏虚，湿浊内滞，耳窍经隧受阻而发；又因辗转求治，日久不愈，情志更加不舒，肝气郁结日甚，湿滞化热，终致清窍被蒙，耳鸣缠绵，且听力减退。心烦失眠、口苦纳呆、形体肥胖、小便黄，为湿热内阻，心神被扰，脾失运化所致。肝主青色，肝郁气结，则情志抑郁、面带青色、大便不畅。舌质淡红、边有齿痕、苔厚腻、脉弦滑而涩，为肝郁、湿浊内蕴之征。《素问·调经论》云："五脏之道，皆出于经隧，以行气血。血气不和，百病乃变化而生，是故守经隧焉。"故治以疏肝理气，除湿行滞，利其耳窍之经隧。方以四逆散合温胆汤加味。其中四逆散调气疏肝，柔和经脉。方中柴胡入肝胆经升发阳气，疏肝解郁，透邪外出；半夏辛温，燥湿化痰，和胃止呕。二药为君药。白芍敛阴养血柔肝，与柴胡合用，以补养肝血，条达肝气，可使柴胡升散而无耗伤阴血之弊。竹茹甘而微寒，清热化痰，除烦止呕，半夏与竹茹相伍，一温一凉，化痰和胃，止呕除烦之功备。陈皮辛苦温，理气行滞，燥湿化痰。枳实理气解郁，泻热破结，与柴胡为伍，一升一降，加强舒畅气机之功，并奏升清降浊之效；与陈皮相合，亦为一温一凉，而理气化痰之力增；与白芍相配，又能理气和血，使气血调和。共为臣药。佐以茯苓，健脾渗湿，以杜生痰之源；石菖蒲、郁金以醒被蒙之窍；丹参养血活血；栀子、淡豆豉以除内郁之火；磁石、琥珀以安神定志；加生姜、大枣调和脾胃，且生姜兼制半夏毒性。以炙甘草为使，调和诸药。全方疏肝之郁结，除脾之湿热，解耳窍经隧之郁阻而收效。

二、脊髓炎 / 湿热浸淫证

王某，男，29岁，酒店经理，河南省郑州市人。2019年10月12日初诊。

主诉：下半身无力3个月余。

现病史：患者平素嗜食肥甘厚味，3个月前于过度劳累后患"感冒"出现低热，经治1天（用药不详），发热退，但出现右下肢软弱无力，并迅速波及对侧肢体和双上肢，进行性加重，无法站立，在西医院经脊髓MRI、肌电图、脑脊液检查等被诊断为"急性脊髓炎"。曾住院治疗1个月，并用激素治疗3个月，病情有所改善。现症见：下半身软弱无力，活动后胸闷，面部痤疮，形体肥胖。诊其舌质偏红，苔腻微黄，边有齿痕，脉沉滞。西医诊为脊髓炎，中医诊为痿病。证属湿热浸淫，筋脉失养。治以清利湿热，涤浊通络。方用四妙散合苇茎汤加减。

处方：炒苍术30 g，黄柏10 g，生薏苡仁30 g，冬瓜子30 g，川牛膝10 g，木瓜30 g，忍冬藤30 g。12剂。

嘱其忌食辛辣油腻之品，适当进行肢体功能训练，防感冒。

二诊（2019年10月28日）：服上方治疗2周后，下肢无力稍有改善，可抬离地面，面部痤疮减少，余症同前。诊其舌质偏红，苔腻微黄，边有齿痕，脉沉滞。效不更法，守上方加赤芍20 g、当归15 g、丝瓜络30 g，以化瘀通络。12剂。

三诊（2019年11月11日）：服前方后，诸症均减轻，下肢活动较前有力，诊其舌质偏红，苔稍腻，脉沉滞。此湿热明显消退，故加用党参、黄芪、二陈汤等，以益气健脾化痰。

处方：党参15 g，黄芪20 g，陈皮10 g，半夏12 g，茯苓30 g，炒苍术30 g，黄柏10 g，生薏苡仁30 g，冬瓜子30 g，川牛膝10 g，木瓜30 g，忍冬藤30 g，赤芍20 g，当归15 g，丝瓜络30 g。12剂。

以上方加减治疗半年后，患者康复。

按语：本病属中医"浊病"之"湿浊"范畴，乃由于饮食不节，过食肥甘，加之操劳过度，损伤脾胃，致脾虚失运，湿热内阻，浸淫筋脉，而发为痿病。活动后胸闷、面部痤疮、形体肥胖、舌质偏红、苔腻微黄、边有齿痕、脉沉滞，皆为湿热内盛之征。何华老师据《素问·汤液醪醴论》"平治于权衡，去宛陈莝……疏涤五脏"之旨，创立涤浊之法，治疗各类浊阻之证，疗效显著。本案用四妙散合苇茎汤加忍冬藤、木瓜以清利湿热、涤除浊邪；加赤芍、当归、丝瓜络，以化瘀通络；后期又配合党参、黄芪、二陈汤等益气健脾之品，以培护正气。何华老师认为，浊邪之产生，一方面为外邪内侵，使脏腑功能失调、减退所致；另一方面，浊邪产生之后，又将影响人体气机之条畅和气血津液之运行，成为致病因素，加重脏腑受损，耗伤正气。二者均可导致正气耗损。因此，治疗浊邪内阻，涤浊法为祛邪治标之法，培护正气乃是治本之策。且扶正尤以扶助脾胃之气为要，中焦脾胃之气得健，则运化、枢转功能正常，水精四布，五经并行，浊邪无以从生。本案紧扣病机，善抓本质，分期辨治，故取效甚佳。

三、肋间神经痛 / 肝络不畅证

汪某，男，24岁，职员，河南省郑州市人。2019年8月8日初诊。

主诉：左胁肋窜痛2个月余。

现病史：患者平素学习紧张，较少运动，常感左胁肋窜痛，精神紧张时加重。曾做腹部彩超、肝功能等检查无异常，被西医诊断为肋间神经痛。曾服甲钴胺等西药治疗，无效，特来求治于中医。现症见：左胁肋窜痛，精神紧张时加重。诊其舌质稍暗，苔薄白腻，脉弦。查体：肝脾无肿大。此谓中医之胁痛。乃痰气郁结，肝络不畅所致。治以利气祛痰，活血通络。方用通络饮治之。

处方：炒白芥子9 g，青皮9 g，木香9 g，桃仁9 g，红花9 g，当归9 g，橘络4.5 g，甘草6 g。6剂。

嘱其畅情志，劳逸适度。

服3剂后，胁痛消失。继服3剂，巩固疗效。

随访3个月未复发。

按语：本案所患系肝络不畅之胁痛，西医之肋间神经痛。胁为肝胆之分野，治亦不能离乎肝经。方中白芥子、青皮、木香为何华老师治气滞胁痛经验用药，并能行肝脉之滞，为方中之主药。白芥子辛散温通，利气祛痰。朱丹溪云："痰在胁下及皮里膜外，非白芥子莫能达。"木香气味芳香，善于升降诸气，泻肺气，疏肝气，和脾气，宣通上下，畅利三焦气滞，为行气止痛之常用药。李时珍《本草纲目》载："上焦气滞用之者，乃金郁则泄之也""中焦气滞宜之者，脾胃喜芳香也""下焦气滞者宜之，乃塞者通之也"。青皮辛温升散，苦辛酸烈，沉降下行，偏于疏肝胆气分，兼能消积化滞，消痈散结，善治肝气郁滞之胁肋胀痛、乳痈、结块等疾。三药联合，常用于治疗胸胁之疼痛、肋间神经痛等症，为何华老师临证常用之对药。当归、桃仁、红花养血活血。橘络理气通络。诸药合用，疏其气血，令其调达。

本案病较轻浅，药宜小方，既中于病，而又不过于病。

参考文献

[1] 何华. 张磊杂病证治思路与方法探析.中华中医药杂志，2012，27（1）：132-134.

[2] 何华. 张磊涤浊法在神经系疾病中的应用.中国中医基础医学杂志，2011，17（7）：768.

[3] 何华. 李鲤保和丸加味治疗痿证经验.中国中医基础医学杂志，2015，21（7）：891-893.

[4] 何华. 张磊处方之小量用药经验.中国实验方剂学杂志，2011，7（13）：298-299.

[5] 何华. 李鲤教授运用保和丸临床经验介绍.新中医，2009，41（5）：10-12.

[6] 何华. 李鲤教授寓补于消法在神经疾病中的应用.时珍国医国药，2007，18（3）：758-759.

[7] 何华. 眼部脑动脉硬化环与脑动脉硬化症的相关性研究.辽宁中医杂志，2010，37（11）：2178-2179.

[8] 何华. 益肾化浊祛瘀逐痰法治疗血管性痴呆临床观察.时珍国医国药，2011，22（5）：1197-1198.

[9] 何华. 李鲤菊麻通窍汤治疗原发性血管性头痛经验.时珍国医国药，2015，26（3）：713.

[10] 何华. 中风先兆丸对椎-基底动脉系短暂性脑缺血发作患者血流动力学的影响.陕西中医，2006，27（11）：1334-1335.

[11] 何华. 中风先兆丸治疗短暂性脑缺血发作疗效观察.辽宁中医杂志，2006，33（12）：1597.

[12] 李为民，何华，李鲤. 李鲤应用保和丸化裁治疗胃系疾病举隅.中国中医基础医学志，2013，19（3）：339-340.

[13] 李为民，何华，李鲤.李鲤应用保和丸化裁治疗椎基底动脉供血不足性眩晕经验.中国中医基础医学杂志，2015，21（9）：1181-1182.

[14] 李为民，何华，李鲤. 李鲤运用保和丸化裁治疗原发性高血压病眩晕经验.中国中医基础医学杂志，2015，21（4）：472-473.

[15] 何华. 益肾化浊祛瘀逐痰法防治血管性痴呆的临床研究.中国中医药信息杂志，2007，14（2）：60-61.

[16] 何华. 黄竹定眩丸治疗椎-基底动脉供血不足性眩晕临床观察.中国中医急症，

2007，16（6）：654.

［17］何华.李鲤教授寓补于消法与保和丸化裁临证治验.光明中医，2007，22（8）：21-23.

［18］何华.痰瘀与中风关系探析.中医研究，2007，20（9）：4-6.

［19］何华.李鲤教授保和丸化裁验案举隅.中医研究，2010，23（12）：56-57.

［20］何华.李鲤教授从脾（胃）论治心律失常的经验.中国中医药现代远程教育，2015，13（7）：21-23.

［21］何华.化痰逐瘀法为主治疗高脂血症55例临床观察.实用中西医结合杂志，1997，10（6）.

［22］何华.补肾活血化痰法治疗老年性痴呆初探.实用中西医结合杂志，1997，10（13）：1279.

［23］何华.中医药治疗血管性痴呆的临床研究进展.中国乡村医药杂志，2002，9（1）：36-37.

［24］何华.痰热清治疗急性脑卒中并发肺部感染疗效观察.中国中西医结合急救杂志，2007，14（5）：158.

［25］林晓宇，赵帅东，何华.何华教授从脾胃论治郁证.中国中医药现代远程教育，2015，13（21）：32-33.

［26］丁莹，何华.何华教授从脾胃论治不寐的经验.中国中医药现代远程教育，2017，15（10）：66-68.

［27］丁莹，李景瑜，何华.健脾化瘀法治疗原发性血小板增多症.中国中医药现代远程教育，2017，15（13）：120-121.

［28］岳莉莉，王伟民，何华.王松龄主任医师治疗阻塞性睡眠呼吸暂停低通气综合征临床经验.中国中医药现代远程教育，2016，14（8）：70-72.

［29］胡洋，何华.王松龄教授治疗多系统萎缩经验.中国中医药现代远程教育，2016，14（3）：72-74.

［30］韩晓磊，何华，李鲤.李鲤教授运用保和丸治疗高血压病的经验.中国中医药现代远程教育，2014，12（11）：23-24.

［31］李为民，汪坤，何华，等.养颜正容散、皂角膏外敷治疗周围性面瘫140例.中国中医药现代远程教育，2015，13（15）：22-23.

［32］关东升，李迎霞，何华.益肾化浊、祛瘀逐痰法论治血管性痴呆.中医研究，2013，26（8）.

［33］李景瑜，何华，吕书奇. 何华教授治疗虚劳的经验点滴.中医临床研究，2018，10
（22）.

［34］吕书奇，何华. 中医对失眠的诊治.中国中医药现代远程教育，2019，17（6）：92-
94.

［35］吕书奇，何华. 何华教授运脾和胃治疗失眠症经验总结.中国中医药现代远程教育，
2019，17（18）：45-47.

［36］何华. 从《内经》"治未病"思想探讨中风病的防治.陕西中医，2010，31（6）：
748-749.

［37］何华. 眩晕宁片治疗椎-基底动脉供血不足性眩晕临床观察.实用心脑肺血管病杂
志，2008，16（6）：35-36.

［38］李为民，何华. 李鲤教授治疗口中异味经验.中医学报，2013，28（2）：199-201.

［39］李为民，何华. 李鲤运用和谐养肝方药对治疗肝病经验.河南中医，2012，32
（4）：438-440.

中医名家临证验案系列

书名	定价
毛德西医论医案集	148.00元
赵法新小方验方应用实录	36.00元
乔振纲老中医治癌经验	59.80元
李鲤医案实录	36.00元
王付经方医案	38.00元
王寿亭中医临床80种	29.80元
王宏坤名老中医经验集萃	28.00元
李培旭肾病临证验方验案	39.80元
李培旭肾病临证辑要	45.00元
王立忠医论医案集	39.80元
茂林方药	48.00元
名老中医赵国岑临证医案选粹	45.00元

中原历代中医药名家文库·现当代卷系列

书名	定价
中原历代中医药名家文库·现当代卷：李振华	80.00元
中原历代中医药名家文库·现当代卷：张磊	80.00元
中原历代中医药名家文库·现当代卷：毛德西	80.00元
中原历代中医药名家文库·现当代卷：郑启仲	80.00元
中原历代中医药名家文库·现当代卷：郑绍周	80.00元